코로나19 바이러스
"친환경 99.9% 항균잉크 인쇄"
전격 도입

언제 끝날지 모를 코로나19 바이러스
99.9% 항균잉크(V-CLEAN99)를 도입하여 「안심도서」로
독자분들의 건강과 안전을 위해 노력하겠습니다.

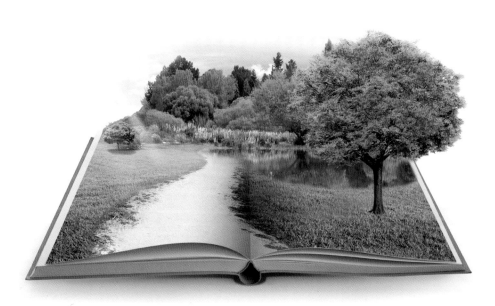

Clean Zone

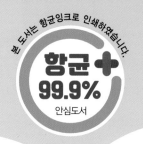

본 도서는 항균잉크로 인쇄하였습니다.

항균 ✚ 99.9%
안심도서

항균잉크(V-CLEAN99)의 특징

◉ 바이러스, 박테리아, 곰팡이 등에 항균효과가 있는 산화아연을 적용

◉ 산화아연은 한국의 식약처와 미국의 FDA에서 식품첨가물로 인증받아 **강력한 항균력**을 구현하는 소재

◉ 황색포도상구균과 대장균에 대한 테스트를 완료하여 **99.9%의 강력한 항균효과** 확인

◉ 잉크 내 중금속, 잔류성 오염물질 등 **유해 물질 저감**

TEST REPORT

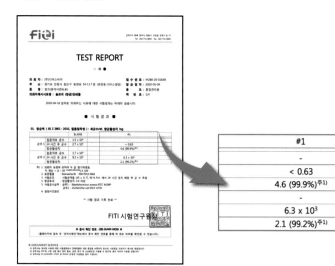

#1
-
< 0.63
4.6 (99.9%)[주1]
-
6.3 x 10^3
2.1 (99.2%)[주1]

Clean Zone

SD에듀
(주)시대고시기획

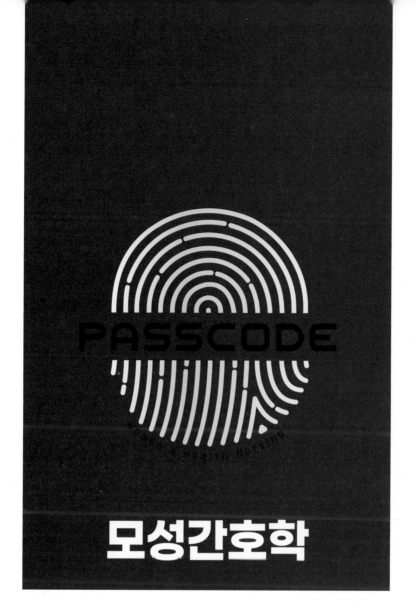

모성간호학

SD에듀
㈜시대고시기획

Always with you

사람이 길에서 우연하게 만나거나 함께 살아가는 것만이 인연은 아니라고 생각합니다.
책을 펴내는 출판사와 그 책을 읽는 독자의 만남도 소중한 인연입니다.
SD에듀는 항상 독자의 마음을 헤아리기 위해 노력하고 있습니다.
늘 독자와 함께하겠습니다.

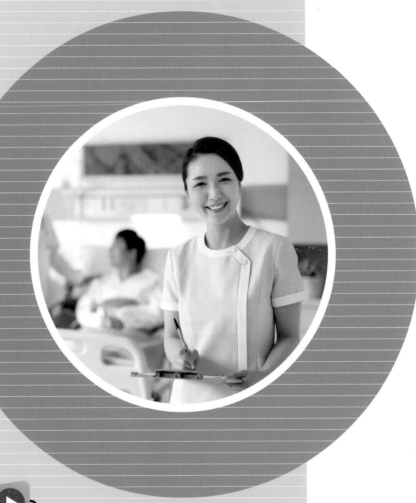

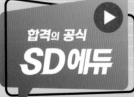

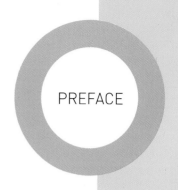

PREFACE

급속한 경제성장에 의한 국민소득의 증가와 건강보험제도의 도입으로 의료서비스에 대한 수요가 나날이 증가하고, 국민보건에 대한 관심이 증대됨에 따라 간호업무의 전문화 및 사회적 필요성이 지속적으로 확대되고 있습니다.

간호사는 간호대학에서 전문적 지식과 간호실무능력을 배양하여 국가시험을 치른 후 면허를 취득한 전문 의료인입니다. 간호사 국가시험은 임상에서 전문지식을 기반으로 효과적인 직무수행과 의사결정, 문제해결능력을 평가하는 마지막 관문이라고 할 수 있습니다.

최근 한국보건의료인국가시험원에서 제시한 문제유형은 단순 암기형은 배제하였으며, 검사결과나 질환 등을 해석해서 풀어내는 난이도 높은 문제, 사례형 문제, 여러 과목의 지식을 바탕으로 풀어야 하는 문제 등의 비율이 높아져 지엽적인 부분까지 꼼꼼히 공부해야 풀 수 있는 문제들이 출제되고 있습니다.

본 교재는 한국보건의료인국가시험원에서 정한 국가시험 출제 영역에 따라 최신 개정된 전공서적을 근거 자료로 최신 출제 경향과 최다 빈출 개념을 분석하여 정리한 개념서입니다.
기존 사설 교재의 오류를 최대한 반영하였고, 자주 출제되는 내용 중 헷갈리기 쉬운 내용을 출제유형문제로 제시하였으며, 지엽적인 출제 영역의 문제에 대처할 수 있도록 연관 개념과 심화내용을 수록하기 위해 최선을 다하였습니다.
방대한 분량과 바쁜 일정 속에서 효율적으로 국가시험을 준비하기 위해 애쓰시는 수험생들, 대학에서 치러지는 중간고사, 기말고사까지 대비할 수 있도록 편찬하였습니다.

미래의 간호사를 꿈꾸는 간호대학 학생들에게 이 책이 조금이라도 도움이 되기를 간절히 바라봅니다.
기나긴 여정의 마지막을 함께하는 마음으로 늘 최선을 다하겠습니다.
아울러 교재를 만드는 데 물심양면으로 도와준 남편에게, 그리고 시대고시 관계자분들, 항상 응원해 주신 양가 부모님께 고마움을 전합니다.

편저자 올림

시행처

한국보건의료인국가시험원

개요

간호사는 의사의 진료를 돕고 의사의 처방이나 규정된 간호기술에 따라 치료를 행하며, 의사 부재 시에는 비상조치를 취하기도 한다. 환자의 상태를 점검ᐧ기록하고 환자나 가족들에게 치료, 질병예방에 대해 설명해 주는 의료인을 말한다.

수행 직무

- 간호사는 간호 요구자에 대한 교육ᐧ상담 및 건강증진을 위한 활동의 기획과 수행, 그 밖의 대통령령으로 정하는 보건활동을 임무로 한다(의료법 제2조 제2항 제5호).
- 대통령령으로 정하는 보건활동이란 다음의 보건활동을 말한다(의료법 시행령 제2조).
  - 「농어촌 등 보건의료를 위한 특별조치법」 제19조에 따라 보건진료 전담공무원으로서 하는 보건활동
  - 「모자보건법」 제10조 제1항에 따른 모자보건전문가가 행하는 모자보건 활동
  - 「결핵예방법」 제18조에 따른 보건활동
  - 그 밖의 법령에 따라 간호사의 보건활동으로 정한 업무
- 모든 개인, 가정, 지역사회를 대상으로 건강의 회복, 질병의 예방, 건강의 유지와 그 증진에 필요한 지식, 기력, 의지와 자원을 갖추도록 직접 도와주고 간호대상자에게 직접 간호뿐만 아니라 교육, 설명, 지시, 조언, 감독, 지도 등의 중재적 활동을 수행한다(의료법 제2조 및 동법 시행령 제2조, 대한간호협회 간호표준).

응시 자격

- 평가인증기구의 인증을 받은 간호학을 전공하는 대학이나 전문대학(구제(舊制) 전문학교와 간호학교를 포함한다)을 졸업한 자
- 보건복지부장관이 인정하는 외국의 학교를 졸업하고 외국의 간호사 면허를 받은 자

시험 시간표

구 분	시험과목(문제수)	교시별 문제수	시험 형식	입장시간	시험시간
1교시	1. 성인간호학(70) 2. 모성간호학(35)	105	객관식	~ 08:30	09:00 ~ 10:35 (95분)
2교시	1. 아동간호학(35) 2. 지역사회간호학(35) 3. 정신간호학(35)	105	객관식	~ 10:55	11:05 ~ 12:40 (95분)
3교시	1. 간호관리학(35) 2. 기본간호학(30) 3. 보건의약관계법규(20)	85	객관식	~ 13:00	13:10 ~ 14:30 (80분)

※ 보건의약관계법규 : 감염병의 예방 및 관리에 관한 법률, 검역법, 국민건강보험법, 국민건강증진법, 마약류 관리에 관한 법률, 보건의료기본법, 응급의료에 관한 법률, 의료법, 지역보건법, 혈액관리법, 호스피스 · 완화의료 및 임종과정에 있는 환자의 연명의료결정에 관한 법률, 후천성면역결핍증 예방법과 그 시행령 및 시행규칙

시험 과목

- 시험과목 : 8과목
- 문제수 : 295문제
- 배점 : 1점 / 1문제
- 총점 : 295점
- 문제 형식 : 객관식 5지 선다형

합격 기준

- 전 과목 총점의 60% 이상, 매 과목 40% 이상 득점한 자를 합격자로 한다.
  ※ 과락 기준 : 정답 문항이 성인간호학 28문항, 모성간호학 · 아동간호학 · 지역사회간호학 · 정신간호학 · 간호관리학 14문항, 기본간호학 12문항, 보건의약관계법규 8문항 미만인 경우
- 응시자격이 없는 것으로 확인된 경우 합격자 발표 이후에도 합격이 취소된다.

GUIDE

구 분	일 정	비 고
응시원서 접수	• 2022년 10월경 • 국시원 홈페이지 [원서 접수] 메뉴 • 외국대학 졸업자로 응시자격 확인서류를 제출하여야 하는 자는 접수기간 내에 반드시 국시원 별관(2층 고객지원센터)에 방문하여 서류 확인 후 접수 가능함	• 응시수수료 : 90,000원 • 접수시간 : 해당 시험직종 접수 시작일 09:00부터 접수 마감일 18:00까지
시험 시행	• 2023년 1월경 • 국시원 홈페이지 – [시험안내] – [간호사] – [시험장소(필기/실기)] 메뉴	• 응시자 준비물 : 응시표, 신분증, 필기도구 지참(컴퓨터용 흑색 수성사인펜은 지급함) ※ 식수(생수)는 제공하지 않습니다.
최종합격자 발표	• 2023년 2월경 • 국시원 홈페이지 [합격자조회] 메뉴	휴대전화번호가 기입된 경우에 한하여 SMS 통보

※ 상기 시험일정은 시행처의 사정에 따라 변경될 수 있으니 한국보건의료인국가시험원 홈페이지(www.kuksiwon.or.kr)에서 확인하시기 바랍니다.

합격률

회 차	연 도	접수인원	응시인원	합격인원	합격률(%)
제62회	2022	24,367	24,175	23,362	96.6
제61회	2021	23,064	22,933	21,741	94.8
제60회	2020	22,586	22,432	21,582	96.2
제59회	2019	21,511	21,391	20,622	96.4
제58회	2018	20,870	20,731	19,927	96.1
제57회	2017	20,356	20,196	19,473	96.4
제56회	2016	18,755	18,655	17,505	93.8

CONTENTS

CONTENTS

1

여성건강의
이해

간호사 국가고시

모성간호학

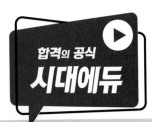

제 1 장

여성건강 개념

1 여성건강의 이해

(1) 여성건강의 의미

① 견 해

전통적인 관점	• 임신과 출산을 중심으로 한 모자 관리의 범주를 크게 벗어나지 못한 상태이다. • 여성은 수동적이고 의존적이며 결혼과 양육에 대한 책임에 순응할 것이 기대되었다. • 여성은 본래 연약하고 의학정보를 이해할 능력이 없으며, 자신의 신체에 대해 의사결정을 할 수 없고, 남성보다 타고난 능력이 낮다고 여겨 왔다. • 여성은 지식과 결단력이 부족해 도움이 필요한 존재이다. • 여성은 폐쇄적이며 사소한 것에 관심이 많고 감정적이다.
여성주의적 관점	• 여성은 건강하게 태어나며 능동적, 독립적, 책임감 있는 존재로 본다. • 여성은 힘과 결단력을 갖고 스스로 조절하는 존재이다. • 여성은 협조적이며 자기주장과 직업적 경쟁력을 가지며, 사회의 차별대우를 인식하고 의식개발과 함께 자가간호와 관리가 필요한 대상으로 본다.

② 개 념

　㉠ 여성의 일생을 통한 전 연령과정의 여성에게 건강관리를 제공하는 학문이다.

　㉡ 출산, 모성역할, 생식기계 건강문제뿐만 아니라 총체적인 인간으로서 여성과 가족의 건강유지, 증진 및 안녕을 관리하고 탐구하는 학문이다.

　㉢ 여성과 신생아, 배우자를 포함한 가족 전체의 건강관리에 관심을 가진다.

　㉣ 사춘기부터 폐경기 이후 각 생의 단계에서 영향을 받는 사회문화적 및 여러 요인에 의해 발생하는 신체, 정신, 사회문화적 건강문제를 가족중심과 여성중심 접근 방법으로 해결하는 학문이다.

　㉤ 여성건강간호사는 여성을 독립적이고 총체적인 인간으로 이해하고 대상자와 동반자관계로 대상자의 건강유지와 증진, 질병예방, 효과적인 건강문제 해결로 최적의 안녕상태를 유지하도록 돕는다.

③ 목 적

　㉠ 여성의 성 특성을 중심으로 생식기관, 생식작용, 출산과정, 모성역할뿐만 아니라 여성의 전 생애를 통한 건강유지·증진, 질병예방 및 회복과 관련된 그들의 편치 않음을 탐구하고 간호한다.

　㉡ 여성은 가족구성원의 핵심이므로 가족중심 접근방법을 적용하여 여성 개인뿐만 아니라 가족 전체의 건강을 도모한다.

　㉢ 여성의 건강을 여성의 입장에서 이해하는 여성중심 접근 방법으로, 여성이 자신의 건강 문제를 인식하고 지식을 습득하여 스스로 판단하고 조정하는 능력을 갖도록 돕는다.

ⓔ 협의의 목적 : 여성의 성 특성과 관련하여 사춘기부터 폐경기 이후의 여성이 가족, 사회문화적 맥락 내에서 마주하는 문제를 가족중심·여성중심적 접근 방법으로 건강을 관리한다.

④ 범위 : 여성의 생식기관을 포함한 생물학적인 특성, 사회문화적 지위와 역할에 따른 건강문제를 포함하여 정치, 경제, 법적 분야를 망라한다.

　ⓐ 생식건강(=여성건강) : 여성건강의 가장 초점이 되는 내용으로 월경주기, 임신, 분만, 산욕 등 생식건강과 관련되는 사회심리 행동적 문제, 성기능, 폐경기 여성의 호르몬 사용 문제, 불임 및 생식능력을 증가시키는 기계기술의 윤리적 문제, 스트레스 대처 능력 등이 포함된다.

　ⓑ 남성보다 여성에 많은 질병 : 유방암, 생식기 질환, 우울증, 기능장애, 생활 방식 및 경험과 관련된 질병이 포함된다.

　ⓒ 여성의 사망 원인이 되는 질병 : 유방암, 자궁암, 폐암, 심장질환, 면역결핍성 질환, 흡연, 음주, 약물남용, 성병의 증가와 새로운 사망 원인이 되는 질병을 포함된다.

　ⓓ 여성에게 더 위험한 건강 요인 : 남성보다 여성에게 더 나쁘게 작용하는 건강위험 요인을 말한다.
　　• 흡연 : 유방암, 난소암, 폐암, 저체중아 출산
　　• 음주 : 심장, 간에 남성보다 더 나쁘게 작용, 유방암, 태아 알코올증후군

　ⓔ 여성건강에 대한 사회적 영향 : 가부장적 성차별에서 초래되는 사회적 규범, 문화, 여성의 사회적 역할, 빈곤 등이 속한다.

　ⓕ 여성에 대한 폭력 : 남성에 의한 신체적·성적 폭력은 정신건강 문제(우울, 강박, 알코올, 약물남용)와 생식장애, 위장질환, 골절, 두통 등의 건강문제를 초래한다.

　ⓖ 여성과 건강관리 정책 : 여성건강은 국가의 전체적 발전의 통합된 한 부분으로 국가발전 정도에 따라 영향을 받는다.

⑤ 여성건강 간호학의 접근방법

가족중심간호	• 병원중심의 간호에 대비되는 개념으로 여성과 어린이의 신체적 안녕을 보호, 증진하는 것뿐만 아니라 가족의 정신·사회적 요구를 충족시켜 안전한 분만, 수준 높은 간호를 제공하는 것을 말한다. • 분만은 가족적인 사건이며, 자연적인 현상으로 생의 전환이라는 관점이다. • 가족은 사회화 등 독특하고 중요한 기능을 담당하는 곳으로 임신, 분만, 육아는 여성의 일이 아닌 가족 전체의 경험이자 과업이다. • 임산부, 가족, 신생아의 신체적, 사회심리적 요구를 충족시켜 질적인 간호를 제공한다(가족분만, 가정분만, 모자동실, 자연분만, 참여분만의 부활). • 기본원리 　– 출산가족을 지지하는 인간적인 환경 내에서 총체적이고 인간 중심적인 간호를 제공하는 것이다. 　– 출산은 가족생활에서 정상적이고 건강한 사건이다. 　– 출산은 가족 전체에 영향을 미치며, 새로운 가족관계 형성의 시작이다. 　– 가족은 충분한 정보와 전문적인 지지가 주어진다면 출산기 동안 자신들이 받고 싶은 간호를 스스로 결정할 능력이 있다. 　– 출산방법은 어머니, 아이, 가족을 위해 무엇이 가장 좋은 것인가를 근거로 결정한다.
여성중심간호	• 여성의 삶 전체를 고려하여 여성을 총체적인 존재로 인식하고 여성의 입장에서 건강문제를 해결하는 것이다. • 여성은 수동적이고 단순히 반응하는 존재가 아니라 스스로의 힘과 자기결정권으로 환경과 끊임없이 상호작용하며, 이를 통해 스스로 조정하고 결정할 수 있는 힘을 가진다. • 여성을 남성과 다른 성 특성을 지닌 여성으로 인식함으로써 간호학의 지식체 구성에 영향을 미치고 있다.

(2) 여성문제에 대한 이론적 접근

① 기본철학

    ㉠ 실존주의, 여성주의, 포스트 모던주의 철학을 근거로 여성의 입장에서 총체적으로 이해하고, 여성 스스로 자신의 건강상태를 알고 관리할 수 있는 능력을 갖게 하는 것이다.

    ㉡ 여성건강간호사는 여성과 동반자 관계에서 함께 나누고, 옹호하고, 지지하고, 제공하는 여성중심·가족중심 간호 접근방법을 적용하여 여성의 삶의 질을 향상시키는 역할을 한다.

② 철학적 배경

    ㉠ 실존주의

- 실존주의에서 주장하는 인본주의는 간호학 전반에 영향을 미쳐 간호학이 의학에서 독립하는 데 중요한 철학적 가치를 제공하였다(질병중심 → 인간중심).
- 여성을 총체적 인격체로서 능동적이고 독립적인 존재로 인식하였다.

    ㉡ 여성주의

- 여성건강간호학이 모성간호학에서 확대·발전하는데 가장 직접적인 영향을 미쳤다.
- 출산능력은 여성해방의 디딤돌이며, 여성 억압의 원인이 아닌 여성 고유의 창조적인 능력이고 특권이며, 인류문화를 존속시키는 가장 우선적인 존재 가치임을 인식한다.

    ㉢ 포스트 모던주의

- 탈근대주의, 해체주의라고도 한다.
- 주변적이고 소외 계층인 여성들에게 관심을 가져야 한다는 주장으로 여성건강간호학의 철학적 기저를 제공하였다.

③ 여성문제에 대한 공통적 관점

    ㉠ 여성 개인의 권리 획득이나 제도의 단편적인 개혁을 통한 기회의 평등으로 해결되는 문제가 아니라는 점이다.

    ㉡ 여성의 생물학적인 조건에서 직접 기인하지 않으며 남녀는 본질적으로 대립적인 존재가 아니라는 점이다.

    ㉢ 초역사적인 문제가 아니라 특정한 시대와 사회적인 조건에서 발생하는 역사적인 문제라는 점이다.

(3) 여성건강 간호사의 능력과 역할

① 능 력

    ㉠ 지적 기술 : 지식습득, 합리적 사고, 분석과정, 임상적 판단, 문제해결과 비판적 사고능력을 포함한다.

    ㉡ 기계기술 : 발전된 최신 기술을 알고 기계를 사용, 관리할 줄 알아야 한다.

    ㉢ 의사소통기술 : 대상자의 교육과 상담에 가장 많이 활용되고, 간호전문직의 발전을 위해 타 전문직과 효과적인 의사소통이 요구된다(차트, 보고서, 학술지, 각종 매체 활용).

    ㉣ 협력기술 : 건강관리팀 간의 대상자, 가족, 지역사회 요구를 충족시키기 위해 필요하다.

ⓜ 문화적 능력 : 국제화 사회에서 다양한 인종, 문화를 가진 대상자들의 문화적 차이를 인식하고 그들의 가치와 신념을 이해하는 것이다.
ⓗ 경제전문가 : 다학제적인 팀 일원으로서 경제적인 문제에 관심을 갖고 의사 결정에 참여하며, 불필요한 비용조절과 지불체계를 이해하고, 대상자의 경제적인 가능성을 중재한다.
ⓢ 직관력의 발달 : 과학적 합리성과 분석적 사고를 가지고 복합적인 상황에서 직관력을 발달시켜야 한다.

② 역 할
ㄱ 돌봄 제공자 : 충분한 지식과 숙련된 기술로 가족중심, 여성중심적 간호를 제공한다.
ㄴ 옹호자 : 여성이 자신의 건강관리를 선택하는 것을 지지하고 대안적인 정보를 제공한다.
ㄷ 교육자 : 여성 스스로 건강을 유지·증진할 수 있도록 자가간호(Self-care)와 자가검진(Self-examination) 교육을 실시한다.
ㄹ 연구자 : 연구를 통해 결과를 실무에 적용하여 간호실무의 향상·발전을 도모하고, 근거중심 간호를 제공한다.
ㅁ 의사소통자 : 목적적(Purposeful)이고, 목표지향적이며 초점에 맞춘 치료적 의사소통을 해야 한다(반응하기, 경청하기).
ㅂ 협력자 : 건강관리팀의 다른 구성원들과 협력이 요구되므로 지역사회와 요구되는 재정적 자원에 대해서도 알아야 한다.
ㅅ 관리자 : 여성과 가족을 교육하는데 많은 시간을 할애하고, 환자들의 건강관리 조정을 담당하며, 건강관리의 표준이 유지되도록 지속적으로 활동한다.
ㅇ 정치, 사회적 역할 : 여성의 요구에 적합한 건강관리 체계를 만들기 위해 간호단체, 여성단체에서 활동하고 나아가 정부기관에 진출하여 정책과정에 참여한다.

③ 여성건강간호사의 실무지침
ㄱ 건강 증진과 질병 예방 측면을 강조한다.
ㄴ 여성이 자신의 신체 기능을 잘 알고 문화 속에서 자신의 역할에 능숙하도록 돕는다.
ㄷ 한 개인의 건강은 가족체계, 사회체계 속에서 서로 상호작용하는 존재임을 인식한다.
ㄹ 모성이 가질 수 있는 비정상적인 증상에 대한 간호과정을 적용한다.

출제유형문제 최다빈출문제

가족중심간호에서 임신이 가족에게 갖는 특성으로 옳은 것은?

① 여성의 의사가 절대적으로 중요하다.
❷ 임신은 가족 모두의 경험으로 받아들인다.
③ 산부가 출산 과정을 혼자 이겨낼 수 있도록 지지해 준다.
④ 임신은 여성의 문제에 국한된다.
⑤ 출산은 가족의 삶에서 정상적이지 않은 사건이다.

해설
가족중심 접근방법에 의하면 가족은 사회화 등 독특하고 중요한 기능을 담당하는 곳으로 임신, 분만, 육아는 여성의 일이 아닌 가족 전체의 경험이자 과업으로 받아들인다.

2 여성건강과 간호

(1) 가족 중심 모성 · 여성건강간호의 관점

① 가족에 대한 관점

　㉠ 구조-기능적 이론 : 가족이 수행하는 역할과 행위로서 그 행동의 결과가 사회의 유지, 존속이나 가족구성원의 욕구충족에 어떤 영향을 주는가 하는 문제와 관련된 개념을 말한다.

　㉡ 발달이론
- 시간 개념을 바탕으로 한 인간의 내적 발달과정에서의 변화이며, 가족과정은 가족의 생애주기에서의 상호작용 중의 하나이다.
- 가족은 생애주기에 따라 발달과업과 역할기대가 변화하며 예측 가능한 생의 발달주기를 가진 것으로 본다. 따라서 가족사정은 가족의 자연사 혹은 각 발달단계에 따른 과업성취 분석에 바탕을 둔다.

　㉢ 상호작용이론
- 가족을 상호작용하는 인격체 단위로 보는 가장 유용한 이론의 하나이다.
- 가족과정은 역할 획득의 하나이며 개인은 그 역할에 맞는 태도와 행위를 갖는다.
- 상호작용 과정에서 중요한 측면은 의사소통이고, 모든 가족 행위는 가족 구성원의 다양한 역할 수행에서 비롯된다.

　㉣ 체계이론 : 가족은 사회구성원 중 가장 작은 단위인 하위체계이다.

② 가족의 정의, 기능, 형태

　㉠ 가족의 정의
- 가족은 결혼으로 맺어진 혈연관계, 또는 승인(양자결연)으로 이루어진 집단으로 한 세대 내에서 함께 살아간다.
- 가족 구성원들은 남편과 부인, 아버지와 어머니, 아들과 딸, 형제, 자매 등 가족의 사회적 역할자로서 상호교류하며 작용한다.
- 가족은 공동문화를 공유한다.

　㉡ 가족의 기능
- 생리적 기능 : 생식작용, 어린이 간호와 양육, 영양, 건강유지, 오락
- 경제적 기능 : 재정적 안전을 보장(수입 창출)
- 교육적 기능 : 가르치는 기술, 태도, 다른 기능과 관련된 지식
- 정신적 기능 : 인격의 자연 발달 증진, 정신적 방어 제공, 가족 이외의 사람과 관계 형성 능력을 증진시켜 주는 환경을 제공한다.
- 사회문화적 기능 : 어린이들의 사회화(행동, 전통, 언어, 과거의 사회적 관습 등과 관련된 가치의 전달 포함)

　㉢ 가족의 형태
- 핵가족 : 부부와 그들의 결혼하지 않은 자녀들이 동거하는 경우
- 확대가족 : 핵가족이 종적, 횡적으로 확대된 가족형태
- 편부모가족 : 별거, 이혼, 사별, 미혼모 등에 의해 형성

- 혼합가족 : 재혼한 부부와 그들의 자녀 그리고 전남편 또는 전처의 자녀들이 동거
- 공동가족 : 특수한 이념, 사회적 목적을 위해 조직, 일시적이거나 장기적이며 재산과 책임을 공유하면서 공동생활을 하는 집단(종교적 약속, 단일화된 목표, 공동관심사)

(2) 여성건강 관련 전문간호사 – 조산사

① 자격(의료법 제6조)

　㉠ 간호사 면허를 가지고 보건복지부장관이 인정하는 의료기관에서 1년간 조산수습과정을 마치고 국가가 실시하는 면허시험에 합격한 자

　㉡ 외국의 조산사 면허(보건복지부장관이 정하여 고시하는 인정기준에 해당하는 면허를 말한다)를 받은 자로 국가가 실시하는 면허시험에 합격한 자

② 업무 : 건강사정, 산전간호, 임부와 그 가족을 위한 교육과 상담, 정상분만의 분만개조, 신생아 간호, 산후 모아간호, 가족계획에 대한 정보 제공 및 시술이 포함된다.

출제유형문제 최다빈출문제

다음 중 가족에 대한 설명으로 맞지 않은 것은?

❶ 가족은 결혼으로 맺어진 혈연관계로 이루어진 집단만을 일컫는다.

② 가족구성원은 공동 문화를 공유한다.

③ 가족 구성원들은 상호교류하며 상호작용한다.

④ 자녀들의 사회화와 관련된 사회, 문화적 기능을 한다.

⑤ 가족구성원들은 한 세대 내에서 함께 살아간다.

해설

가족은 결혼으로 맺어진 혈연관계, 또는 양자결연으로 이루어진 집단을 말한다.

3 여성건강의 실태와 과제

(1) 생정통계의 이해

① 출 생

⊙ 조출생률 : 연앙인구 1,000명에 대한 1년간 총출생수

$$조출생률 = \frac{1년간\ 총출생아수}{연앙인구} \times 1,000$$

※ 연앙인구 : 그 해의 중앙일인 7월 1일의 인구를 이용한다.

ⓒ 출산율 : 15~49세 가임여성 1,000명에 대한 1년간 총출산수

$$출산율 = \frac{1년간\ 총출생아수}{특정기간의\ 15{\sim}49세\ 가임여성의\ 연앙인구} \times 1,000$$

ⓒ 합계출산율 : 여성이 가임기간(15~49세) 동안 낳을 것으로 예상되는 평균 출생아수로 가임여성의 연령별 출생률의 합

$$합계출산율 = \sum_{15}^{49} f(x),\ (f(x),\ x세\ 가임여성의\ 연령별\ 출생률)$$

ⓔ 모아비 : 가임여성(15~49세) 1,000명에 대한 0~4세까지의 영유아수의 비

$$모아비 = \frac{0{\sim}4세\ 인구}{15{\sim}49세\ 가임여성} \times 1,000$$

② 사 망

⊙ 조사망률 : 연앙인구 1,000명에 대한 1년간 총사망수

$$조사망률 = \frac{1년간\ 총사망자수}{연앙인구}$$

ⓒ 출생 전후기(주산기) 사망률 : 임신 28주 이상 사산아 및 생후 7일 미만의 신생아 사망수를 해당 연도의 총출생아수로 나눈 수치를 1,000분비로 표시하는 OECD기준 사용

$$출생\ 전후기(주산기)\ 사망률 = \frac{연간\ 출생\ 전후기\ 사망자수}{연간\ 총출생아수} \times 1,000$$

- 제I주산기 사망률 : 28주 이상의 태아사망 + 7일 미만의 신생아의 사망수를 해당 연도의 출생아수로 나눈 수치를 1,000분비로 표시한 것(UN, OECD)
- 제II주산기 사망률 : 임신 22주 이상의 태아사망 + 7일 미만 신생아 사망수를 해당 연도의 출생아수로 나눈 수치를 1,000분비로 표시한 것(WHO)

ⓒ 모성사망 : 임신과 관련된 원인으로 임신 중 또는 분만 후 42일 이내에 발생한 사망

- 모성사망비 : 임신 또는 분만 후 42일 이내에 발생한 여성 사망자수를 해당 연도의 출생아수로 나눈 수치를 100,000분비로 표시한 것

$$모성사망비(출생아\ 10만\ 명당) = \frac{모성\ 사망자수}{특정연도의\ 출생아수} \times 100,000$$

- 모성사망률 : 임신 또는 분만 후 42일 이내에 발생한 여성사망자수를 해당 연도의 가임기(15~49세) 여성의 연앙인구로 나눈 수치를 100,000분비로 표시한 것

$$모성사망률(가임기 \ 여성 \ 10만명당) = \frac{모성 \ 사망자수}{가임기(15\sim49세) \ 여성의 \ 연앙인구} \times 100,000$$

ㄹ 태아사망률 $= \dfrac{연간 \ 태아사망자수}{연간 \ 총출생아수} \times 1,000$

ㅁ 신생아 사망률 $= \dfrac{생후 \ 28일 \ 이내의 \ 사망자수}{연간 \ 출생아수} \times 1,000$

ㅂ 영아 사망률 $= \dfrac{생후 \ 1년 \ 미만의 \ 사망자수}{연간 \ 출생아수} \times 1,000$

③ **모성사망의 원인** : 출혈성 질환(1차적 원인), 고혈압성 질환, 감염

(2) 여성건강 관련 실태(현황)

여성건강의 현황을 확인하는 것은 여성건강 저해 요인을 이해하고 여성건강 관리의 방향 설정에 도움이 된다.

① **인구학적 특징** : 우리나라 여성인구는 전체 인구의 49.9%를 차지한다.

② **질환적 특성**

ㄱ 질환으로 인해 여성이 사망하는 원인은 주로 악성 신생물(1위), 심장질환, 뇌혈관질환, 폐렴 등의 순이다.

ㄴ 여성이 남성보다 높은 사망 원인은 고혈압성 질환(2.3배)과 뇌혈관질환(1.1배)이다.

③ **임신관련 특성**

ㄱ 최근의 우리나라 임부들은 거의 대부분 산전관리를 받으면서, 병·의원 등의 시설에서 분만하고 있다.

ㄴ 제왕절개 분만이 WHO의 권고치(5~15%)보다 매우 높다.

ㄷ 임신 중 전염성 감염 및 예방접종

ㄹ 모유수유 : 영아의 월령 증가와 함께 감소하는 양상을 보인다.

ㅁ 산후관리 : 최근에는 산전관리에 이은 산후관리에도 많은 주의를 기울이고 있다.

④ **생식기 관련 건강문제**

ㄱ 빈혈 및 월경곤란증

- 빈혈 : 쌀을 주식으로 하는 나라의 공통된 현상으로 감염에 대한 저항력 약화와 출혈로 인한 질병과 사망, 임산부 및 태아에게 상당한 부담을 준다.
- 월경곤란증 : 우리나라 여성 인구의 약 50~90% 정도 경험, 20대가 가장 심하다.

ㄴ 자궁적출술 : 매년 증가추세

ㄷ 피임 : 피임실천율은 증가추세

ㄹ 인공임신중절 : 적합하지 못한 피임으로 인공임신중절을 하는 것으로 추측된다.

ㅁ 10대 임신과 미혼모 : 사회경제적 어려움 동반, 편부모가정은 증가 추세이다.

⑤ 사회문화적 이슈

  ㉠ 흡연, 음주 : 2016년 여성의 현재 흡연율은 6.4%, 음주율은 48.9%로 다소 증가하였다.

  ㉡ 이혼율, 성폭력, 가정폭력

⑥ 경제활동 실태

  ㉠ 한국 여성들의 경제활동 참여율은 OECD국가와 비교할 때 하위권을 기록하고 있다.

  ㉡ 유급 육아휴직 제도 도입 이후 증가 추세에 있다.

⑦ 건강행위 실태

  ㉠ 주관적 건강 인지율 : 스스로 평가한 건강수준은 여성이 남성보다 낮은 수준이다.

  ㉡ 체중과 체중조절 : 여성이 자신이 지각한 체형을 과대평가하여 체중감소 시도가 흔하다.

  ㉢ 신체활동 : 사회적 연결이 있을 때 운동 빈도가 높다.

  ㉣ 건강책임 활동 : 건강검진 수진율이 남성보다 여성이 낮다.

  ㉤ 갱년기와 건강 : 외국 여성들보다 힘들게 경험하고, 삶의 질 저하를 동반한다.

  ㉥ 삶의 질 : 여성의 삶의 질 점수가 남성에 비해 낮다.

출제유형문제 최다빈출문제

여성건강과 관련된 생정통계에 대한 설명으로 옳지 않은 것은?

❶ 출산율은 여성 1,000명에 대한 1년간 총출산수이다.

② 조출생률은 인구 1,000명에 대한 1년간 총출생수를 의미한다.

③ 주산기사망률은 임신 28주 이상 태아사망과 생후 7일 미만의 신생아 사망으로 정의한다.

④ 모성사망률은 임신 중이나 출산 후에 사망한 여성을 말한다.

⑤ 합계 출산율은 여성 1명이 가임기간 동안 낳을 것으로 예상되는 평균 출생아수를 말한다.

해설
출산율은 15~49세 가임여성 1,000명에 대한 1년간 총출산수를 의미한다.

성 건강

1 성, 사랑, 결혼

(1) 성의 개념

① 생물학적 성(Sex) : 본질적 관점에서의 성, 생식구조나 성기구조에 따라 결정되는 것으로 이해할 수 있다.

② 성 정체성(Gender identity) : 사회, 문화, 심리적인 환경에 의해 학습되어진 후천적 성으로 생물학적 성이 남성과 여성의 정체성을 결정하는 것이 아님을 강조하기 위해 등장한 개념이다(자신의 성에 대해 갖는 느낌, 태도와 인식).

③ 성(Sexuality)

ㄱ 성적인 욕망들, 성적인 정체성 및 성적 실천을 통칭하는 것

ㄴ 성적 감정과 관계를 포괄하는 개념으로 볼 수 있고, 개인의 욕망을 창조, 조직화하고 표현하며 특정 방향을 향하게 하여 사회적 존재로서 젠더를 창조하는 정치적 영역이다.

(2) 성 건강의 정의(WHO)

① 성과 관련된 신체적 건강, 심리적 건강, 사회적 건강의 총체적 관점에서 성-생식과 관련된 신체적인 문제가 없다.

② 성에 대한 심리적 편안함을 느끼며, 성적 존재로서의 자부심과 성적 자율성을 행사할 수 있는 상태를 뜻한다.

(3) 성 발달과 적응

① 성 발달의 정의 : 남성이나 여성으로 태어나 어느 한쪽의 성적 존재로 성숙해 가면서 양육과 사회화에 의해 형성된 내면적인 성 정체감과 그에 근거하여 나타나는 감정, 마음, 태도, 생각 및 행동의 발달을 의미한다. 성 발달 단계별 성 정체감 형성과 발달 및 적응의 결과는 일생을 성적으로 건강하게 살 수 있게 하는 원동력이 된다.

② 성적 정체성(Sexual identity)의 정의

ㄱ 생물학적 요인, 생식·해부적 요인, 양육방식, 성장 과정의 경험 등에 의해 3세 정도에 형성되고 지속적으로 발달되는 성장발달의 요소이다.

ㄴ 자신의 성에 대해 갖는 느낌, 태도, 성적 인식, 이성, 동성관계를 유지시키는 인간관계 시작의 출발점이자 원동력이 되는 것이다.

ⓒ 자아정체감을 확립시키도록 돕는다.

ⓒ 타인의 인식을 통해 어떻게 존재하고 행동해야 하는지 학습을 통해 발달한다.

ⓒ 성 정체성의 인정은 성에 대한 책임, 자신의 감정, 경험을 이해하고 수용하는 것을 의미한다.

ⓒ 최근에는 남녀의 긍정적인 속성이 균형과 조화를 이루는 양성성을 지향하고 있다.

③ 사춘기 성 발달의 특징

ⓒ 신체생리적 발달

여 성	• 월경 시작 2~3년 전부터 젖 몽우리가 나타나고 유방과 유륜이 확대된다. • 다량의 에스트로겐 분비는 둔부와 가슴에 지방을 축적해 여성스러운 신체 윤곽을 드러낸다. • 유방 발달 후 치모가 출현(2년 후 겨드랑이 털이 자라기 시작)한다. • 신장은 사춘기와 함께 빠른 속도로 성장, 초경 후 3년 이내에 성인의 키에 도달한다. • 연골의 발달로 목소리가 약간 저음으로 변한다. • 피부 샘 발달로 체취도 변하고 여드름 같은 것이 생긴다. • 최종적으로 생리적 성숙의 신호인 초경이 나타난다(생식력 발생). • 무배란성이며 불규칙적이고 양이 많을 수 있고, 12~18개월 이후 정상 월경주기가 된다. • 체중은 성장의 시작과 초경 발생의 중요한 요소로 제시되어 왔다.
남 성	• FSH는 정자생성, LH는 남성호르몬(테스토스테론) 생산을 자극, 종의 발생을 유지하도록 돕는다. • 고환의 크기가 커지고, 13~17세경 성인 정도의 크기와 모양으로 커지고 정액이 생성되고 사출되면서 생식력이 생긴다. • 두덩털은 신체변화 중 가장 빠르게 나타나며, 여성보다 많다. • 신체 질량과 근력 증가, 신장은 13~15세에 급성장하여 20cm까지도 자란다.

ⓒ 사회심리적 발달

• 에릭슨(Erikson)은 사춘기 여아의 정체성 혼돈을 성숙위기로 정의하였다.

• 급격한 신체변화로 새로운 신체상을 인지하며, 또래와의 차이에 불안해하지만 이성과의 차이에 더 관심을 보인다.

• 정체성은 또래 집단의 문화적 가치에 의해 영향을 받는다.

• 초기 청소년(11~13세) : 독립성과 개별성이 발달하고, 자기중심적이며 부모의 권위와 신념에 도전하며 갈등을 느낀다.

• 중기 청소년(14~17세) : 또래의 인정이 주요 관심사, 책임감이나 성적 쾌락에 대한 논의, 피임 등의 의논은 거의 이루어지지 않는다.

• 후기 청소년기(17~21세) : 인격적 성숙, 지적 능력 구비, 적절한 직업을 개발하여 재정적 독립으로 자유와 자율성을 갖는 것이 성취과업이다.

(4) 성반응

① 단계 : 욕구 → 흥분기 → 고조기 → 절정기(오르가슴) → 해소(이완)기

② 남녀 성반응 주기

　　㉠ 남 성

　　　　• 절정기에 사정을 위해 강하게 수축하고, 해소기에 사정한 후 생리적 반응이 회복되지 않는다.

　　　　• 음낭은 1~2시간에 걸쳐 충혈이 제거된다.

　　㉡ 여 성

　　　　• 여성은 절정기에 강하고 율동적으로 3~12회 수축한다.

　　　　• 절정기 직후 무반응기가 없다.

　　　　• 주기는 흥분기, 고조기, 절정기, 해소기로 절정기는 쾌락의 절정을 의미한다.

③ 남성과 여성의 성생리 비교

남 성	여 성
• 17~18세에 강한 성욕을 느낀다. • 국소적 사정을 통해 성욕구 충족, 반사적 경향 • 사정의 욕구 > 접촉의 욕구	• 30대 후반에 강한 성욕을 느낀다. • 사랑표현의 정신적, 전신적, 감각적 방식으로 만족한다. • 음핵의 완해욕, 음경수용과 정액흡수의 흡수욕, 접촉의 욕구

출제유형문제 최다빈출문제

인간의 성반응 주기로 성적자극을 받을 때의 반응으로 옳지 않은 것은?

① 남성은 절정기에 사정을 위해 강하게 수축한다.

② 남성의 사정은 해소기 동안 사정하고 사정 직후 생리적 반응이 회복되지 않는다.

③ 음낭은 1~2시간에 걸쳐 충혈이 제거된다.

④ 여성은 절정기에 강하고 율동적으로 3~12회 수축한다.

❺ 여성은 절정기 직후 무반응기로 들어선다.

해설

여성은 절정기 직후에 무반응기가 없다. 성반응 주기는 흥분기, 고조기, 절정기, 해소기로 절정기는 쾌락의 절정을 의미한다.

② 사춘기 여성의 건강문제

(1) 초경의 의미와 태도

① 초경은 여성의 성(내부생식기) 성숙도를 나타내는 지표이다.

② 평균 13세경에 시작되나 민족, 경제수준, 환경과 문화권에 따라 다양하게 나타난다.

③ 우리나라 사춘기 여성의 초경은 평균 12세로 40년간 2년 이상 빨라졌다.

④ 불규칙적, 무통성, 무배란성인 경우가 많다.

⑤ 초경 전에 초경에 대한 적절한 준비와 교육을 하면 좀 더 긍정적인 경험으로 받아들일 수 있다.

⑥ 초경은 질병이 아니라 정상적인 생리적 변화라는 것을 교육한다.

(2) 성 발달 관련 건강문제

① 반음양 : 성샘과 내·외부 생식기가 일치하지 않을 때

　　㉠ 여성 가성 반음양 : 성샘은 여성, 바깥 생식기는 불분명하게 혼동

　　㉡ 남성 가성 반음양 : 성샘은 고환, 바깥 생식기는 불분명하거나 불완전한 남성화

　　㉢ 진성반음양 : 고환과 난소를 모두 가지고 있는 것(터너증후군, 클라인펠터증후군)

② 사춘기 조발증(성조숙증) : 6~7세 이전에 2차 성징이 발현되는 것

③ 사춘기 지연증 : 소인증의 흔한 원인, 뇌하수체-성샘-부신피질 계통의 발달이 늦어 2차 성징이 15세까지 나타나지 않는 것

(3) 여성의 성 발달 단계

구 분	내 용
1단계 청소년 전기	• 유방은 편평하고 유두만 융기되어 있다. • 가는 체모만 있다. • 여성 골반의 윤곽이 나타난다.
2단계	• 작은 언덕 모양으로 유방과 유두가 융기된다. • 유륜 지름이 커진다. • 음순을 따라 약간 착색되고 꼬여 있는 두덩털이 드문드문 나타난다.
3단계	• 성적 발달의 급성장기, 초경 • 유방과 유륜이 구분되지 않은 상태에서 점차 확대되고 융기된다. • 짙고 굵으며 더욱 꼬여 있는 두덩털이 두덩 결합 부위까지 분포된다.
4단계	• 유두과 유륜이 전출되어 유방의 높이가 위로 제2언덕을 형성하게 된다. • 유륜에 몽고메리선, 액와모가 나타난다. • 성인처럼 짙고 굵은 치모는 3단계보다 더 넓게 분포하나 성인만큼은 나타나지 않고, 대퇴부에도 나타나지 않는다.
5단계	• 성숙단계로 유두만 전출되고 유륜은 뒤로 들어가 유방의 전형적인 모양과 같다. • 치모는 성인과 거의 같아져 대퇴 안쪽에도 분포하게 된다. • 복부에는 나타나지 않은 상태이다.

(4) 식이 관련 건강문제

비만, 신경성 식욕부진, 신경성 폭식증 등

(5) 월경장애와 성 행태 변화

① 월경장애 : 부정 자궁출혈, 무월경, 월경곤란증 등

② 성 행태의 변화

ㄱ 성의 개방화는 청소년의 성 행태를 변화시켰고, 성경험, 임신, 유산, 성병 감염 등이 증가하였다.

ㄴ 첫 경험 시기는 14~15세로 63~77%가 피임을 하지 않는다.

ㄷ 십대 출산율 감소를 위해서는 전문적 청소년 프로그램을 통해 학교, 지역사회, 보건의료 시스템이 연결되는 지속적 건강관리체계의 구축이 필요하다.

출제유형문제 **최다빈출문제**

사춘기 여성의 내부생식기의 성숙도를 파악할 수 있는 확실한 지표는?

① 음 모
② 유방의 발달
❸ 초 경
④ 신체의 급격한 성장
⑤ 월경 시 통증

해설
초경은 여성의 성 성숙도를 나타내는 지표이다.

3 성교육 및 성상담

(1) 성교육

① 성교육의 개념
　　㉠ 여성과 남성의 성적 특징과 역할을 포함한 성에 관한 과학적 지식을 올바르게 지도하는 교육으로 성에 대한 건전한 시각, 의식, 사고, 감정 및 태도를 함양시키는 교육적 활동이다.
　　㉡ 광의 : 평생교육으로 자신의 정신적, 육체적 성장을 돕는 인격 완성을 위한 교육이자 남녀의 원만한 인간관계와 성에 대한 적응을 도모하는 교육이다.

② 성교육의 목표
　　㉠ 궁극적인 목표 : 대상자들에게 과학적이고 확실한 성지식과 바람직한 성가치관 확립, 책임 있는 성행동을 할 수 있도록 교육하여 행복한 삶을 영위하도록 한다.
　　㉡ 구체적인 목표
　　　• 자신과 이성을 올바르게 이해함으로써 스스로 자신의 문제를 객관적으로 판단하고 적응할 수 있는 능력을 키우는 것
　　　• 인간과 생명의 존엄성과 가치 및 성의 엄숙함을 자각하게 한다.
　　　• 바른 윤리관과 가치관으로 원숙한 인격형성을 성취하도록 돕는데 있다.
　　　• 개성 존중과 평등사상을 바탕으로 우리 사회에 필요한 여성과 남성을 키우는 것이다.
　　　• 청소년들에게 현재와 미래 사회의 주인으로써, 책임감과 연대의식을 갖고 사회 환경에 대처해 나가도록 지도하여 건강한 사회인이 되도록 돕는다.

③ 성교육의 내용
　　㉠ 대상자의 성장발달단계에 맞는 내용으로 자기존중감, 가치관, 가족관계, 친구관계, 성의식, 의사 소통기술 및 의사결정기술 등을 포함해야 한다.
　　㉡ 성에 관한 체계적인 지식과 사회적으로 인정받는 바람직한 성가치관을 가진 태도가 포함되어야 한다.

④ 성교육의 방법
　　㉠ 대상자들의 궁금해 하는 내용을 개방형의 설문지를 통해 미리 파악한다.
　　㉡ 구체적인 행동용어로 진술하는 것이 좋으며, 대상자에게 열린 마음과 태도를 취한다.
　　㉢ 대상자의 수준에 맞는 내용을 논리적인 체계보다는 주제나 문제 중심으로 구성한다.
　　㉣ 학습 집단은 가능하면 혼성집단으로 편성한다.
　　㉤ 성에 대한 지나친 흥미나 비하감을 갖도록 해서는 안 된다.
　　㉥ 성에 대한 조숙함 혹은 미숙함에 대해 열등감을 느끼지 않도록 한다.
　　㉦ 문제가 있는 대상자(예 성폭행)가 상처를 입지 않도록 한다.
　　㉧ 전문용어를 택하며 내용을 사실적, 직설적으로 설명한다.
　　㉨ 심화단계에서는 성에 대한 긍정적이고 확고한 가치관을 능동적으로 형성하도록 한다.

(2) 성상담

① 내담자로 하여금 성건강을 유지하기 위한 자신의 성적인 표현, 가치, 책임, 필요 행동들을 인지하고 이해하며 해결할 수 있도록 하는 상호작용 과정이다.

② 성교육을 포함하여 가치 분류, 내담자 자신의 태도 재평가, 이성관계의 문제, 자아 이미지, 성정체성, 성역할 등을 다루는 과정이다.

③ 종류 : 단순 정보제공 상담, 위로와 권면 상담, 발달 관련 문제, 위기 극복, 의뢰 상담

④ 성상담자의 유의사항

㉠ 비판적 감정 : 상황을 정직하게 말하지 않는 것처럼 느껴질 때, 판단하거나 비난하고 싶은 마음, 혐오감 등이 유발될 수 있는데 이러한 비판적 감정들은 상담자의 이전 경험에서 유발될 수 있다.

㉡ 양가감정 : 상담 시 내담자에게 지나치게 동정적이거나 관련인에게 화가 나지만 상담자들은 이 감정을 부인하는 감정이 발생된다.

㉢ 구원감정 : 상담자는 내담자보다도 자신이 문제를 더 효과적으로 이해하고 해결할 수 있는 것으로 느끼고 마치 재난자를 구조하는 태도를 취한다.

㉣ 주관적인 느낌 : 상담이 끝난 후 정서적으로 소진되는 느낌 혹은 내담자와의 동일시로 인하여 내담자들이 희생될 것을 염려하는 느낌 등에 사로잡힌다.

(3) 성문제 유형

① 성욕구장애

㉠ 성욕감퇴 : 성욕 억제장애, 성행위에 대한 욕구가 없거나 수준이 낮은 것

㉡ 성적 혐오 : 성행위를 지속적·반복적으로 혐오하거나 회피, 공포감을 표현

㉢ 성충동 과다 : 과다 성욕, 강박적 성행위, 조울장애, 성중독, 성도착증과 관련

② 성적 흥분 장애

㉠ 여성의 성적 흥분장애 : 노화, 질병, 약물, 출산, 폐경, 심리적 요인

㉡ 남성 발기장애

• 남성의 흥분장애로 성행위가 끝낼 때까지 발기가 되지 않거나, 발기가 유지되지 않는 반응이 지속적 혹은 반복적으로 나타나는 것이다.

• 심리, 정신, 사회적 요인들의 복합적 현상이다.

③ 극치감 장애

㉠ 여성 극치감 장애 : 정상적인 흥분기 후 일어나는 극치감이 없거나 반복적 극치감이 지연되는 경우(심인성 요인)

㉡ 남성 극치감 장애 : 적절한 흥분상태에도 사정이 지연되거나 결여되어 고조기에는 도달하지만 절정기에 도입하지 못하는 상태

㉢ 조루증 : 성기 삽입 전, 삽입 시, 삽입 직후 혹은 본인이 사정을 원하기 전에 사정하는 것

④ 통증장애

  ㉠ 성교 통증(성교곤란증) : 성교 전, 성교 중 느끼는 지속적, 반복적 통증으로 질염, 분만 시 회음절

    개, 약물, 성적 학대, 성적인 외상, 부부간의 의사소통 문제 등의 요인이 있다.

  ㉡ 질 경련증 : 질의 지속적 반복적 불수의적 경련성 수축으로 성교에 방해가 되거나 불가능하게

    한다.

출제유형문제 최다빈출문제

성교육의 목적으로 볼 수 없는 것은?

① 성에 대한 긍정적인 가치관을 함양시키는 것이다.

② 성에 대한 정확한 지식과 책임 있는 행동을 하기 위함이다.

❸ 청소년에게 피임법을 교육하는 것이다.

④ 책임 있는 성행동을 할 수 있도록 교육함으로써 행복한 삶을

  영위하도록 한다.

⑤ 인간존중을 기반으로 한다.

해설

청소년의 성교육은 새로운 세대로서의 책임감과 가정, 학교, 사회의 연대의식을 함양하기 위함이다.

4 사회 문화적 이슈

(1) 미혼모

법적으로 혼인관계가 아닌 남자와의 사이에서 임신을 하였거나 출산한 여성

① 미혼모 및 십대 임신의 실태

ㄱ 미혼모 및 십대 임신의 관련 요인 : 빈곤, 낮은 교육수준, 또래나 친구들의 영향, 다양한 성 파트너, 피임기구의 미사용, 결손가정, 낮은 자아존중감, 아동 초기 성적 학대

ㄴ 미혼모 및 십대 임신의 위험

신체적 문제	• 초기에 산전관리를 받지 못하며 흡연 중인 경우가 많다. • 임신 중 체중증가에 대한 부정적인 반응을 보인다. • 조산, 저출생 체중아, 아두골반불균형, 철결핍성 빈혈, 자간전증-자간증의 발생 위험이 높다. • 성매개성 질환(STD)의 발생률이 높다(헤르페스 바이러스, 매독, 임질, 클라미디아). • 음주와 약물남용
심리적 문제	• 임신 유지가 자신의 발달과업에 방해가 된다고 생각한다. • 임신에 대한 심리적 압박, 사회적 낙인에 대한 두려움, 수치심, 유산 선택 시 상실감, 후회, 원망, 죄책감 등 부정적 정서를 경험한다.
사회적 문제	• 이성에 대한 안정적인 관계 결핍, 사회경제적 능력 결핍, 장기간 부모에게 의존해야 하는 상황에 놓이게 된다. • 낮은 학력으로 인해 직업선택의 기회도 줄어든다.

② 미혼모 및 십대 임부의 간호

ㄱ 산전, 산후관리

ㄴ 학업 지속을 위한 방안을 설립한다.

ㄷ 임신의 수용을 돕고 불편감을 이해하고 신체적 변화에 적응하도록 돕는다.

ㄹ 가족의 효과적인 상호작용을 지지한다.

ㅁ 대상자의 비밀보장, 신뢰감 구축, 자아존중감을 가지도록 지지한다.

ㅂ 임신, 분만, 양육에 대한 교육을 실시한다.

ㅅ 임신 예방 교육(지역사회적 접근 및 여성과 남성들을 대상으로 한 교육)

(2) 성폭력

① 개념 : 성을 매개로 상대방의 동의 없이 피해자에게 가해지거나 강요하는 모든 신체적, 정신적, 언어적 폭력을 포괄한다(음란전화, 스토킹, 성추행, 성희롱, 성기노출, 강간미수 등).

② 성폭력의 영향

ㄱ 급성기 : 쇼크, 두려움, 불신, 부정반응을 나타낸다.

ㄴ 외부적응기 : 일상적인 생활로 잘 적응한 것처럼 보이나 부정과 억압에 의한 적응이다.

ㄷ 재조직기 : 억압감, 불안감과 강간에 대해 얘기하고 싶은 충동을 갖거나, 자아개념이 변하며 강간에 대한 감정이 해소되기도 한다.

ㄹ 통합과 회복기 : 안정을 찾고 타인에 대한 신뢰를 회복하고, 다른 피해자를 위한 지지자가 되기도 한다.

ⓜ 침묵반응 : 강간을 은폐한 여성은 지지체계를 활용하지 못하고, 사회적 수치심, 비난, 보복 등이 두려워 침묵을 지키게 된다.

③ 성폭력 피해자의 간호사정

  ㉠ 생명을 위협하는 손상이 있는지 사정한다.

  ㉡ 피해자의 행동을 통제할 수 있는 능력, 대처수준, 일관성을 사정한다.

  ㉢ 피해자의 우선순위를 사정한다.

    • 임신이나 질병의 예방만을 원하는지

    • 법적 증거자료 수집을 원하는지

    • 위 2가지 모두를 원하는지

  ㉣ 타박상, 찰과상이 있는지 전신검진을 하고, 근골격계나 연조직의 손상을 사정한다.

  ㉤ 피해자가 동의할 경우 증거물을 수집한다.

④ 성폭력 피해자의 간호

  ㉠ 성폭력 피해는 응급상황으로 간주하고 동반할 수 있는 간호사가 지정되어야 한다.

  ㉡ 치료하기 전 대상자가 샤워, 질 세척 등을 하지 않도록 하고 피해 당시 입었던 옷을 증거물로 보관한다(증거물 수집 시 피해자 동의 필수).

  ㉢ 함께 있어 주며 감정을 표현하도록 격려해 주고, 비판적인 태도를 취하지 않으며, 정서적으로 지지를 해 준다.

  ㉣ 피해자는 당황하고 집중하지 못하므로 반복적인 표현과 행위를 하도록 한다.

  ㉤ 성병예방 검사와 24~72시간 이내 응급피임약의 처방과 복용으로 원치 않는 임신을 예방한다 (2~3주 후 hCG 검사).

  ㉥ 검사와 상담 시 비밀이 보장되도록 특별히 마련된 조용하고 편안한 장소에서 중재가 이루어지도록 한다

  ㉦ 성폭력에 대한 세밀한 보고서를 작성한다.

    • 성폭력 발생 날짜, 시간, 장소, 위험요인, 신체적 힘, 무기사용 여부, 강요된 성행위

    • 성폭력 전 성경험 여부, 콘돔 사용 여부, 평소의 피임법, 마지막 성교일, 자의에 의한 마지막 성교일

    • 피해자의 능력이나 자원

  ㉧ 가족에게 외상 후 증후군에 대한 정보를 제공하고, 비슷한 경험을 가진 사람들의 모임, 성폭력 지원 단체를 소개해 준다.

  ㉨ 간호사정은 생명의 위협과 손상을 먼저 사정하고 자신의 치료에 참여할 수 있게 한다.

⑤ 성폭력 피해자 상담 시 간호사의 태도
  ㉠ 강간 생존자는 위기상태에 있다는 것을 인식한다.
  ㉡ 간호사의 가치, 태도, 신념은 제공하는 간호의 초점과 능력에 영향을 주므로 자신의 가치를 분명
    하고 명확히 해야 한다.
  ㉢ 자신의 이름을 알려 주고, 간호사와 상담자로서 자신을 소개한다.
  ㉣ 가능한 모든 방법으로 피해자를 돕기 위해 간호사가 있다는 것을 알게 한다.
  ㉤ 검사, 투약, 사회사업가의 질문 등 사전정보를 제공한다.
  ㉥ 피해자에게 혼자 두지 않을 것임을 설명하고, 혼자 있고 싶어 할 경우 존중해 준다.
  ㉦ 의사결정에 환자를 참여시키고, 적극적으로 청취를 한다.

(3) 가정폭력
  사적 친분관계에서 한 개인이 다른 개인을 완력으로 조정하고 그 관계를 유지하기 위해 사용하는 강압적
  인 행동 및 방법들의 패턴이다.
  ① 가정 폭력의 요인과 형태
    ㉠ 요인 : 사회, 문화, 정치, 정신적 요소들의 복잡하고 다양한 상호작용의 결과물로서 유년기 학대와
      구타의 경험, 가족 내 남성 우월주의, 결혼생활 중의 충돌, 실직, 낮은 사회·경제적 지위를
      가진 남성, 남성성의 과잉 등과 연관이 있다.
    ㉡ 형태 : 정신적 학대, 신체적 학대, 성적 학대, 폭력에 대한 위협
  ② 가정폭력에 대한 잘못된 통념
    ㉠ 가정폭력의 발생률은 낮다.
      → 실제 폭력 발생빈도보다 보고된 수치는 낮다.
    ㉡ 가정폭력은 사회경제적 수준이 낮은 계층의 문제이다.
      → 가정폭력은 중산층 가정에서도 발생하지만 피해자 여성의 숨기는 경향으로 인해 외부에 노출
        되지 않을 뿐이다.
    ㉢ 가정폭력을 당하는 여성은 피학적인 성향을 가지고 있다.
      → 여성이 취하는 태도는 더 이상의 폭력을 방지하기 위한 시도일 뿐이다.
    ㉣ 가정폭력을 당하는 여성은 남성을 자극한다.
      → 폭력에 대한 여성의 부적절한 대응은 폭력을 악화시키기도 하지만 근본적으로는 남성 자신의
        내적 무력감으로 인한 통제력 상실에 있다.
    ㉤ 술과 약물남용으로 폭력이 유발한다.
      → 술과 알코올은 남성의 통제력을 감소시켜 폭력행동을 증가시키는 요인이지 폭력의 근원적인
        유발 요인은 아니다.
    ㉥ 가정폭력은 일시적이다.
      → 가정폭력은 지속적이고 습관적이며 이는 자녀교육에 영향을 미쳐 자녀세대로 이어지기도
        한다.

    ⓐ 가정폭력 환경에 처한 여성과 남성은 변할 수 없다.

        → 심리사회적 학습이론에 따르면 관계회복과 이에 필요한 의사소통 및 자기표현, 기술 등을 학습, 발달시킴으로써 재사회화될 수 있다.

    ⓞ 가정폭력을 당한 여성은 충분히 그 상황을 떠날 수 있다.

        → 여성은 결혼과 가정에 대한 애착, 자녀에 대한 책임감으로 쉽게 떠날 수 없다.

    ⓩ 구타 당하는 여성은 임신을 하면 안전해질 것이다.

        → 구타는 임신 중 처음 일어날 수도 있고, 더욱 심해질 수도 있다.

③ 가정폭력 시 대처방법

    ㉠ 폭력발생 시 일단 그 상황을 피하고 112에 신고한다.

    ㉡ 가해자와의 격리요구 시 보호시설을 이용한다.

    ㉢ 상처에 대한 진단서와 날짜가 보이도록 사진을 찍어 둔다.

    ㉣ 1366에 도움을 요청하고 상담소, 쉼터의 전화번호를 메모해 둔다.

④ 가정폭력 피해여성 간호

    ㉠ 남성과 같이 방문했을 때에는 여성을 검사하는 동안 남성은 대기실에 기다리도록 한다.

    ㉡ 신뢰를 쌓는 동안 공포를 경감시키는 것은 죄책감, 수치심, 당혹감을 표현하게 하는데 도움이 된다.

    ㉢ 피해여성은 자신에 대한 통제능력을 재구축할 필요가 있다(동의 구하기, 가능한 선택권을 부여하는 것).

    ㉣ 모든 기록이 비밀 보장됨을 알려주고 여성이 자신의 상처와 가정상황에 대해 말하도록 격려한다.

    ㉤ 직접적으로 폭력문제를 얘기하는 것이 여성의 수치나 당혹감을 덜 느끼게 하는 방법이 된다.

    ㉥ 서두르지 말고 스스로 자신의 과거와 문제점을 다루도록 한다.

    ㉦ 가해자와 사랑-증오관계에 대한 대상자의 양가감정을 고려한다.

    ㉧ 폭력 피해 여성의 변화 및 성숙 가능성을 존중한다(변하고 성장하는 여성의 능력 존중).

    ㉨ 문제를 규명하고 해결하기 위한 현실적 상황을 지지해준다.

    ㉩ 자기비난이나 죄책감을 파악한 후 잘못된 인식을 바꾸도록 정보를 제공한다.

    ㉪ 간호사는 정서적지지, 의료처치 및 상담을 제공하고 지역사회에서 이용 가능한 서비스를 제공한다.

    ㉫ 여성 자신이 선택가능성과 자원을 인식하고 스스로 결정할 수 있도록 도와준다.

    ㉬ 잘못된 믿음을 바꿀 수 있는 정보를 제공한다.

    ㉭ 간호사는 옹호자로서 여성의 의사결정에 도움이 되는 정보를 제공하고 그들의 결정을 지지한다.

(4) 결혼 이주여성의 건강

① 다문화 간호 : 다양한 배경 속에 있는 개인, 가족, 그룹 및 지역사회의 특수한 문화 그리고 보편적인 문화, 간호 실무를 제공하기 위해 과학적이고 인간적인 지식 체계를 발달시키는 것이다.

② 결혼 이주여성의 문제

　㉠ 언어문제

　　• 의사소통 문제로 인한 부부 불화 및 자녀교육의 어려움

　　• 어머니와 아이의 상호작용 장애로 인지발달 지연

　　• 청소년의 경우 학교생활 부적응이 사회성 부족으로 확장

　㉡ 보건의료 문제

　　• 결혼 후 첫 임신까지 걸린 기간은 평균 6.6개월로 한국사회 적응 전에 임신하며, 임신과 출산에 대한 지식이 부족하다.

　　• 대부분 의료보장혜택을 받지 못한다.

　㉢ 가족구성원의 문제

　　• 가부장적 가족 문화에 대한 부적응으로 이혼 증가

　　• 외모 차이 및 언어문제로 청소년의 자아정체감 확립에 어려움이 있다.

　㉣ 문화갈등 : 재산과 지위에 대한 권리와 혈통이 남녀를 구별하지 않고 동등하게 계승되는 것(양변제)과 달리 한국의 가부장적 질서에 편입됨으로써 당황스러운 문화 충돌을 경험하게 된다.

　㉤ 인권문제 : 허위정보로 인한 결혼, 귀화 전까지 불안정한 신분, 성폭력, 가정폭력 등의 위험

③ 다문화가족 지원 프로그램 : 대부분 민간기구에서 지원 → 법률상담, 문화축제, 취업알선, 고충해결

출제유형문제 최다빈출문제

성폭력 피해자의 간호사정 시 가장 먼저 해야 할 일은 무엇인가?

① 성병검사

② 응급피임약의 처방 및 투약

③ 증거물채취와 보관

❹ 생명을 위협하는 손상의 정도

⑤ 경찰에 신고

해설

성폭력 피해자의 간호사정은 생명의 위협과 손상을 가장 먼저 사정한다.

제3장

건강사정

1 여성 생식기의 구조와 기능

(1) 외생식기

외부에서 볼 수 있는 외부생식기를 총칭하며, 외음(Vulva)이라고 한다.

불두덩(치구)	질 구
• 치골결합 상방에 위치하고 견고하고 부드러우며 외생식기 중 가장 위에 있다. • 지방조직이 발달되어 분만 중 상처나 파열로부터 보호하기 위해 풍부한 혈액을 공급받는다. • 사춘기 이후 구불구불한 치모가 자란다. • 기름샘과 땀샘이 있어 항상 약간 축축하다.	• 요도구 밑에 있는 큰 구멍으로 입구에는 처녀막이 있다.
대음순	**처녀막**
• 불두덩에서 회음부까지 양측, 앞뒤로 길게 뻗어 있는 두꺼운 주름, 좌우대칭 • 지방조직, 결합조직으로 이루어져 있고 외면에는 음모가 많다. • 남성의 음낭(Scrotum)에 해당되는 기관이다.	• 여성생식기의 외부와 내부를 구별하는 곳으로 질구에 자리 잡고 있다. • 얇은 점막의 지방질로 되어있으며, 형태는 원형이거나 초승달 모양의 구멍이며, 크기는 개인에 따라 다양하다. • 첫 성교, 기구, 탐폰 등에 의해 파열되고 분만으로 인해 거의 없어진다.
소음순	**바르톨린샘**
• 대음순 안쪽에 위치하며 지방조직과 점막으로 덮여 있다. • 상단부는 음핵포피로 싸여 있다. • 모낭이 없고 성적 흥분 시 붉어진다. • 질점막과 유사한 분홍색이고 조직은 신경, 혈관, 지방샘선, 탄력섬유가 풍부하다.	• 질의 양옆에 있는 2개의 분비기관 • 성적 자극 시 다량의 점액질 배출로 질 주위를 윤활하게 한다(알칼리성으로 정자에게 좋은 환경). • 임질 감염 시 임균의 은신처 및 화농의 온상이 된다.
음 핵	**요도구**
• 작은 발기성 조직으로 자극에 매우 민감하다. • 보통은 대음순에 덮여 있어 잘 보이지 않는다. • 혈관분포가 많고 혈액공급이 잘되어 흥분 시 2~3cm으로 발기된다. • 남성의 음경(Penis)에 해당하는 기관이다.	• 요도의 입구로 길이는 4~5cm이고, 남성의 요도보다 짧아 비뇨기계 감염이 잘된다.

(질)전정	스킨샘
• 좌우 소음순 사이의 함몰 부위로 위로는 음핵, 밑으로는 음순후연합부까지를 말한다. • 전정 내에는 질구, 요도구, 2개의 스킨샘과 2개의 바르톨린샘이 포함된다(6개의 구멍).	• 외요도구 외측 2개의 작은 분비샘이다.

음핵포피	음순소대
• 음핵 전방에서 음핵을 둘러싼 피부주름인 포피를 형성하고, 음핵 아래에서는 음핵소대를 형성한다. • 요도구로 잘못 알고 카테터를 삽입하면 불편감을 준다.	• 대음순과 소음순이 질구 중앙에서 만나는 얇고 납작한 가로 주름으로 약간 함몰되어 있다.

회 음

• 회음은 음순후연합부~항문까지의 삼각으로 된 근육체를 말한다.
• 회음근육체 : 항문올림근과 질, 항문, 요도를 둘러싼 두꺼운 근막으로 구성되어 있다.
• 항문올림근
  – 골반의 바닥을 구성하고, 직장, 요도, 질이 지나간다.
  – 골반구조를 지지하고 치골미골근(강화 시 요실금 예방), 장골미골근, 치골항문근 등 3쌍의 근육으로 이루어져 있다.
• 회음체 : 항문과 질 사이 올림근으로 망울해면체근, 회음표면횡근, 항문외조임근으로 구성되어 있다.
• 항문 올림근은 회음표면횡근과 더불어 골반저를 형성하고 있다(골반저근운동을 통해 강화).
• 혈액공급 : 내음부동맥(Internal pudendal artery)
• 신경 : 음부신경(Pudendal nerve)

(2) 내생식기

① 질(Vagina) : 외음에서 자궁까지 통하는 하나의 근육

ㄱ 구 조

- 길이 : 8~10cm(전벽까지 : 6~8cm, 후벽까지 : 7~10cm)
- 질의 전방 : 요도와 방광
- 질의 후방 : 직장
- 질의 상단 : 자궁경부
- 질의 하단 : 처녀막
- 질원개 : 경부가 질 상부에 삽입된 부분에 만들어진 공간으로 전·후질원개로 나누고 후질원개는 깊어 분비물이 고이기 쉬워 진단 시 중요한 자료가 된다.

ㄴ 기 능

- 질벽의 질점막주름(추벽, Rugae)은 중층편평 상피세포로 늘어날 수 있어 분만 시 산도의 역할을 한다.
- 자궁 분비물과 월경혈 배출통로이며, 성교기관이다.
- 샘(Gland)이 없어 자궁의 점막이나 경부의 분비물로 항상 습하다.
- 질에 있는 점액은 항상 산성(PH 4.0~5.0)으로 감염을 막는 역할을 한다. 이는 질내에 정상 질강 세균인 되데를라인간균(Doderlein's bacillus : 젖산균족)이 질 상피세포에서 나오는 글리코겐을 분해하여 젖산(Lactic acid)을 만듦으로써, 질 분비물을 산성으로 유지하기 때문이다.

② 자궁(Uterus)

㉠ 위치와 크기

- 자궁은 속이 빈 두꺼운 불수의근(Involuntary muscle)으로 임신산물을 수용하기 위해 팽창이 가능한 서양배 모양의 기관이다.
- 골반강 중앙에 위치하고 전방에는 방광, 후방에는 직장이 있다.
- 성인의 자궁 무게는 60g(만삭 : 1,100g), 길이 7.5~8cm, 너비 5cm, 두께 2.5cm로 자세는 전경, 전굴 상태로 질과 직각을 이루고 있다.
- 연령에 따른 자궁 크기 : 자궁을 전체로 나누어 유년기에는 체부 1/3, 경부 2/3, 성숙기에는 체부 2/3, 경부 1/3이 된다.

㉡ 기능 : 월경을 하고 수정란을 착상시켜 임신을 유지시키며, 태아를 자라게 하고, 분만 시 태아를 밀어낸다.

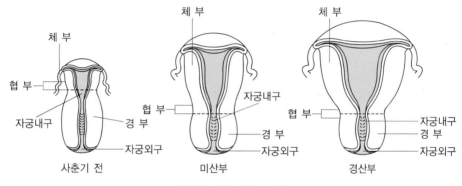

[연령에 따른 자궁 크기]

㉢ 구 조

자궁저부 (Fundus)		• 자궁의 상부와 난관이 부착된 곳의 사이로 상부에 둥글게 돌출된 가장 넓은 부분이다. • 근육의 치밀도가 가장 높아 자궁의 수축력을 측정한다.
자궁체부 (Corpus)		• 자궁내구(Internal os)를 중심으로 한 상부 • 주로 종횡근이나 사위근이다.
	외막 (장막층, 복막조직층)	• 바깥층, 양쪽으로 뻗쳐 있는 두 겹의 복막인 광인대가 자궁의 앞뒤를 싸고 있으며, 좌·우 양쪽에서 합쳐진다.

	근육층(자궁근층)	• 자궁두께의 7/8을 차지하고 3층으로 되어 있다.
		  – 외층 : 종행근, 분만 중 태아와 태반을 만출
		  – 중간층 : 사위근, 가장 두껍고 8자 모양의 교차된 근육 사이로 혈관이 지나 분만 후 수축하여 혈관을 지혈한다.
		  – 내층 : 윤상근, 자궁경부의 대부분을 차지하며 월경혈 역류 방지와 임신 중 내용물을 유지하며, 손상 시 자궁 경관 무력증(IIOC)을 유발한다.

	점막층(자궁내막)	• 자궁 가장 안쪽의 점막으로 많은 혈관이 분포한다.
		• 많은 혈관 분포로 월경주기에 따라 증식, 탈락과 괴사의 과정을 거친다.
		  – 기저층(재생층) : 알칼리성의 분비물을 생성하는 선이 있는 원주상씨소직으로 임신, 월경 시에도 유지되며 자궁내막 재생에 기여한다.
		  – 기능층(조밀층과 해면층) : 결합조직, 월경 시와 분만 시에 탈락한다.

자궁협부 (Isthmus)	• 체부와 경부가 연결되는 좁은 부분이다. • 임신 중 자궁 아래에 분절을 형성한다. • 분만 시 생리적 수축륜 형성
자궁경부 (Cervix)	• 주로 윤상근, 섬유성 결합조직과 탄력조직으로 구성 • 자궁내구(Internal os) : 자궁협부와 연결되는 부위 • 자궁외구(External os) : 경관 밑 질강에 열려 있는 부분 • 경관(Cervical canal) : 자궁내구 아래 질까지의 관처럼 된 부분 • 자궁경관내관(Endocervical canal) : 자궁 외구와 내구 사이에 위치, 분만 시 소실과 개대를 일으킨다. • 편평원주접합부(Squamocolumnar juntion) : 변형대라고도 하며, 원주섬모상피세포와 중층편평상 피세포가 접하는 부위로 자궁경부암 발생의 호발부위이다(도말검사부위).

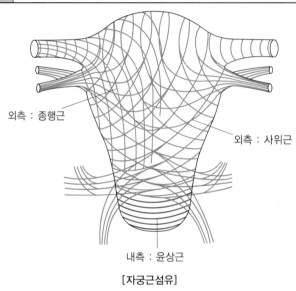

외측 : 종행근

외측 : 사위근

내측 : 윤상근

[자궁근섬유]

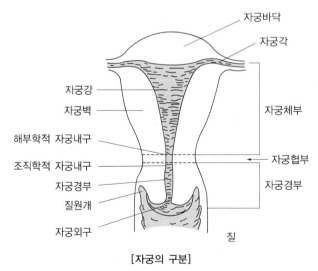

자궁바닥

자궁각

자궁강

자궁벽

해부학적 자궁내구

조직학적 자궁내구

자궁경부

질원개

자궁외구

자궁체부

자궁협부

자궁경부

질

[자궁의 구분]

ⓒ 인대 : 자궁, 난소, 난관은 인대에 의해 일정한 위치와 자세를 유지한다.

기인대 (Cardinal ligament)	• 자궁의 주된 인대로 원인대 아래에 위치하며 자궁동맥과 자궁정맥이 있다. • 자궁의 탈출을 방지하는 역할을 한다. • 임상적으로 요관에 인접하여 자궁 절제술 시 손상받기 쉽다.
광인대 (Broad ligament)	• 자궁체의 전후 양면과 경부 전체를 모두 덮고 있는 넓고 단단한 인대이다. • 지방조직, 자궁측방에서 난소 골반벽까지를 모두 둘러싼 인대이다. • 역할은 자궁, 난관, 난소를 정상위치에 놓이게 한다
원인대 (Round ligament)	• 자궁저부로부터 대음순까지 연결되어 있다. • 자궁을 지지하는 역할과 관계가 없고, 자궁의 전경유지와 임신 시 자궁을 전방으로 고정시킨다.
자궁천골인대 (Uterosacral ligament)	• 자궁경관 바로 위 후표면에 부착되어 자궁내구 위치에서 질원개를 지나 천골 전면에 걸쳐 위치한다. • 역할은 자궁의 탈출을 방지하고 자궁을 견인시켜 제 위치에 놓도록 한다.

ⓜ 혈액공급
  • 자궁의 혈액공급은 주로 내장골동맥의 큰 가지인 2개의 자궁동맥에 의해 이루어지며, 소량은 2개의 난소동맥에 의해 이루어진다.
  • 자궁동맥(Uterine a.) → 궁상동맥(Arcuate a.) → 방사동맥(Radial a.) → 나선동맥(Spiral a.)과 기저동맥(Basal a.)으로 나누어진다.

나선동맥	• 해면층과 조밀층(기능층)에 혈액공급 • 월경 시 호르몬의 영향으로 나선동맥이 꼬여 괴사되고 기능층과 함께 배출된다.
기저동맥	• 기저층의 혈액공급 • 호르몬의 영향을 받지 않고 기능층의 재발육 및 나선동맥과 조직을 재생한다.

ⓑ 신경지배
  • 주로 교감신경의 지배를 받고 부분적으로 뇌척수와 부교감신경의 지배도 받는다.
  • 교감신경계 : 자궁근육 수축과 혈관수축
  • 부교감신경계 : 자궁근육 수축작용 억제 및 혈관확장
  • 자궁 : T11~12, 경부와 질 : S2, 3, 4

③ 난관(Fallopian tube)
  ㉠ 위치와 모양
  • 근육으로 된 관으로 자궁의 간질부에서 양쪽으로 난소까지 뻗어 있다.
  • 원통모양의 길이 8~14cm 정도이고 내층은 윤상근, 외층은 종근, 겉은 복막으로 덮히고, 속은 점막으로 구성되어 있다.
  ㉡ 기 능
  • 섬모운동 : 난관점막 상피의 섬모
  • 연동운동 : 호르몬의 영향, 난자를 자궁으로 운반

ⓒ 구 조

간질부	• 자궁의 근층에 포함되어 있다.
협 부	• 지름 2~3mm로 가장 좁은 부위이다.
팽대부(55%)	• 지름 5~8mm로 가장 크고 수정이 이루어지는 곳이다(자궁 외 임신의 호발 부위).
채 부	• 깔때기 모양의 부위, 복강 내에서 자유롭게 운동하며 가장 긴 채부 하나는 난소를 향해 뻗어 있어 배란 시 난자를 끌어당긴다.

④ 난소(Ovary)

　　ⓐ 위치 및 모양 : 자궁 후면의 광인대 상부 양쪽에 각각 1개씩, 난관 뒤쪽에 위치한 기관으로 난소간막, 난소인대, 난소지지인대에 의해 부착된 진주 빛 아몬드 모양의 기관이며, 크기는 연령에 따라 다르나 폐경기에 현저히 작아진다.

　　ⓑ 기능과 구조

기 능		• 난포를 발육시켜 난자를 배출시킨다. • 내분비 작용을 한다(에스트로겐, 프로게스테론, 안드로겐 생성분비).
구 조	피질 (Cortex)	• 난소의 외피, 회백색(백막) • 피질의 결합조직세포와 섬유조직 사이에 발달단계가 다른 성숙난포와 난자가 들어 있다 　(원시난포, 성숙난포, 황체, 백체). • 태생기부터 40~50만 개의 원시난포가 있으며 사춘기에는 약 3만 개가 남아 있다. • 난포는 월경주기에 따라 하나씩 배출되므로 나이가 들수록 수가 줄어 든다.
	수질 (Medulla)	• 난소 내부층의 느슨한 결합조직으로 많은 혈관(동맥, 정맥), 림프관, 신경섬유와 비횡문근 　(Non-striated muscle)으로 이루어져 있다.

(3) 생식 관련 골반장기와 유방

① 방광(Bladder)

　　ⓐ 방광 위에 자궁이 수평으로 위치

　　ⓑ 팽만된 방광은 분만 중일 때는 골반강이 좁아져 분만 진행을 방해하고 분만 후에는 자궁의 수축을 방해하여 산후출혈을 유발시킬 수 있다.

　　ⓒ 임신 중 자궁이 방광을 압박하여 생기는 빈뇨, 분만 후 일시적 소변 정체나 잔뇨증이 초래될 수 있다.

② 요도(Urethra)

　　ⓐ 질전벽하의 1/2이 요도에 부착되어 있다.

　　ⓑ 분만 중에는 아두하강 시의 압박으로 소변 배설이 곤란할 수 있다.

③ 직장(Rectum)

　　ⓐ 자궁의 후벽에 인접한 골반장기이다.

　　ⓑ 임신 중 커진 자궁이 장을 압박하고 호르몬의 영향으로 장벽이 이완되어 변비의 원인이 되며, 변비의 악화와 복압의 증가로 치질이 초래되기도 한다.

④ 유방(Breast)

외부 구조		• 피부 : 젖샘의 주위로부터 젖무리까지 펼쳐진 부분 • 젖무리(유륜, Areola) : 유두 주위를 둘러싸고 있음, 핑크색 혹은 검붉은 장밋빛, 몽고메리 선이 있다. • 몽고메리 선(Montgomery's glands) : 증대된 지방샘으로 젖무리 사방에 흩어져 있으며, 임신 중에 현저하게 변한다. • 유두(Nipple) : 예민한 발기성 조직, 15~20개의 젖샘관이 개구
내부 구조	실질 (Parenchyma)	• 샘조직(Gland tissue)을 통한 유즙 배출 기전 : 선방세포에서 삼투압에 의해 유즙 생산 → 젖샘 소엽 → 젖샘엽 → 젖샘관 → 젖샘관동(유즙저장) → 유두 • 젖샘의 양이 유방의 크기나 강도를 조절한다.
	기질 (Stroma)	• 섬유성 쿠퍼 인대(Cooper's ligament) : 유방을 흉벽에 지지하며, 손상 시 유방이 늘어진다. • 지방층 : 젖샘조직 및 유관 보호

출제유형문제 최다빈출문제

1-1. 자궁경부에서 대음순까지 연결되어 전경을 유지하는 인대는 무엇인가?

❶ 원인대
② 기인대
③ 광인대
④ 횡인대
⑤ 자궁천골인대

해설
• 기인대 : 자궁탈출 방지를 위해 자궁내구 높이에서 양측 질원개를 지나 골반의 양측에 붙어 있는 인대
• 광인대 : 자궁체의 전후 양면과 경부 전체를 덮고 있으며, 자궁, 난관, 난소를 정상위치에 놓이도록 한다.
• 원인대 : 자궁의 전경을 유지, 기인대와 함께 자궁탈출을 방지한다.
• 자궁천골인대 : 자궁을 견인시킨다.

1-2. 자궁내막 조직 중 월경 후에도 그대로 남아 자궁내막의 재생이 이루어지는 내막층은?

① 해면층　　　　❷ 기저층
③ 조밀층　　　　④ 피포층
⑤ 기능층

해설
자궁내막의 조직은 기저층 조밀층 해면층으로 구성되어 있으며, 조밀층과 해면층은 기능층이라 하여 월경주기에 따라 탈락된다. 기저층은 월경 후에도 남아 있어 재생층이라고도 한다.

2 여성 생식생리와 호르몬

(1) 여성 생식생리

① 시상하부와 뇌하수체에서 분비되는 호르몬이 난소와 자궁에 주기적인 변화를 유발하여 시상하부-뇌하수체-난소 사이에 일정한 주기를 형성하게 된다.

② 혈중 뇌하수체호르몬과 난소호르몬의 주기적인 변화는 음성(억제) 및 양성(촉진) 되먹임기전(Negative & Positive feedback)에 의해 조절된다.

③ 기 전

ㄱ 시상하부는 성선자극호르몬분비호르몬(Gonadotropin-releasing hormone, GnRH)을 분비하여 뇌하수체전엽 세포를 자극하여 성선자극호르몬인 난포자극호르몬(FSH)과 황체형성호르몬(LH)을 분비시킨다.

ㄴ 분비된 FSH는 난포를 자극하여 성장시키며, 에스트로겐(난포호르몬)을 분비하게 한다.

ㄷ 에트스로겐의 급격한 상승으로 FSH는 억제되고, LH가 분비되어 배란이 일어난다.

ㄹ 난포는 배란 후 황체가 되어 프로게스테론(황체호르몬), 소량의 에스트로겐(난포호르몬)을 분비한다.

ㅁ 비임신 시 황체의 퇴화로 프로게스테론과 에스트로겐 수치가 낮아져 월경이 일어난다.

ㅂ 혈중의 낮은 프로게스테론과 에스트로겐 수치는 음성 되먹임기전에 의해 시상하부의 GnRH 분비를 자극하여 난소(월경)주기가 시작된다.

(2) 난소의 주기

① 특 징

ㄱ 월경시작 첫날부터 다음 월경 첫날까지를 1주기로 보통 28일, 개인차가 있다.

ㄴ 난소호르몬의 영향을 받아서 이루어진다.

ㄷ 원시난포가 발육난포, 성숙난포, 배란, 황체, 백체의 과정을 거쳐 주기적으로 반복되어 일어나는 성숙과정이며, 시상하부-뇌하수체-난소축의 영향을 받아 주기적으로 변화된다.

② 난포기(Follicular phase)

ㄱ 원시난포가 성숙하여 배란 직전 상태의 성숙난포가 되는 시기로 에스트로겐의 양이 증가한다.

ㄴ 사춘기 전의 난포는 피질의 심층에서 발견되며 난소 표면에서는 볼 수가 없다.

ㄷ 사춘기가 되면 매 28일 동안 수 mm에서 10~15mm 크기의 여러 개의 투명한 난포가 난소의 표면에서 발견된다.

ㄹ 원시난포(출생 시 40~50만 개 존재) → 성장난포(난포상피가 증식하여 과립막 형성) → 성숙난포(그라피안난포)의 단계를 걸쳐 발달한다.

ㅁ 성숙난포(그라피안 난포)는 난자와 난포액으로 구성되어 있고 배란을 가능하게 하며, 배란 후 황체 형성 역할과 난포의 위축을 돕는다.

③ 배란기(Ovulation phase)

　㉠ 배란은 성숙난포가 직경이 10~15mm로 커지면 난소의 표면에 도달하여 불쑥 융기하게 되고, 그 부위가 혈액순환장애로 괴사변성을 가져와 난자가 난포액에 싸여 복강 내로 배출되는 것이다.

　㉡ 배란 시기는 월경주기(28일) 14일에 이루어지고 2개의 난소에서 반드시 교대로 이루어진다고 할 수는 없다.

　㉢ 배란의 징후와 검사

배란통	배란되는 순간 소량의 출혈이 복막을 자극하여 느끼는 것이다.
기초체온곡선	• 가장 신빙성 있는 것으로 배란기의 징후로, 난포기 때는 저온이고 배란 후 황체기에는 고온이며, 배란기에는 저온에서 고온으로 변화한다. • 체온은 프로게스테론의 영향으로 0.2~0.3℃ 정도 상승한다.
호르몬검사	소변에 성선자극호르몬, 프레그난디올 및 에스트로겐의 함량이 상승한다.
자궁내막검사	자궁내막 생검을 하여 황체호르몬 변화로 내막이 분비기로 되어 있는지 확인한다.
자궁경관 점액검사	• 경관점액의 점성도 변화. 즉, 맑고 양도 많아지고 끊어지지 않을 정도의 탄력 있는 견사성을 보이며, 정자가 이 점액을 타고 자궁으로 이동하게 된다. • 에스트로겐 영향으로 점액을 슬라이드에 말린 후 보면 분지 혹은 양치모양의 결정체(양치엽상)를 볼 수 있다. • 질강의 pH(약알칼리성)와 세포의 변화도 볼 수 있다.

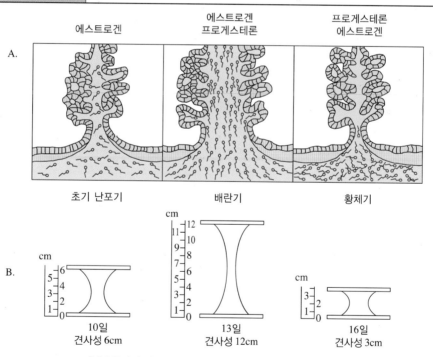

[난소주기에 따른 경관점액의 변화(A)와 견사성 정도(B)]

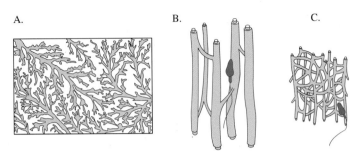

A : 에스트로겐 영향하에서의 경관점액의 양치엽상(ferning)
B : 견사성의 증가로 정자 통과를 용이하게 함(arborization)
C : 프로게스테론 영향하에서의 경관점액은 정자 통과가 어려움

[현미경으로 관찰한 경관점액의 결정체 모양]

④ 황체기(Luteal phase)

　㉠ 배란 후 바로 시작되고 월경의 시작과 더불어 끝나며 12~14일간 지속된다.

　㉡ 배란 후 난자와 난포액 및 과립막의 일부가 떨어져 나간 빈자리는 쭈글쭈글해지며 혈액이 고여
　　황체가 되고 성숙하여 밝은 황색으로 착색이 되는 시기이다.

　㉢ 임신이 되면 황체는 프로게스테론을 분비하여 수정란의 착상을 돕고, 태반이 완성되는 12주까지
　　기능이 최고조에 도달한다.

　㉣ 태반이 형성되면 태반에서 프로게스테론이 분비되므로 황체는 소량의 프로게스테론을 분비하여
　　임신을 유지시킨다.

　㉤ 착상되지 않으면 퇴화되고 호르몬의 수준도 저하되는데 이를 월경황체라고 한다.

　㉥ 퇴화된 회백색의 황체를 백체(Corpus albicans)라고 하며, 간질에 의해 분리되고 흡수되어 결합
　　조직의 흔적만 남는다.

(3) 난소호르몬

① 난포(여성)호르몬(에스트로겐, Estrogen)

　㉠ 에스트론(Estrone, E_1), 에스트라디올(Estradiol, E_2), 에스트리올(Estriol, E_3) 3종류가 있으나
　　약리작용이 비슷하며 모두 에스트로겐으로 쓰인다.

　㉡ 난소의 난포막세포(Theca Cell)에서 분비되며 지용성 및 약한 수용성 호르몬이다.

　㉢ 임부는 태반에서 분비되며, 월경주기의 13일째 가장 많이 분비되고 3일째 가장 낮다.

② 황체호르몬(프로게스테론, Progesterone)

　㉠ 배란 후 황체에서 분비, 수정란의 착상과 임신 유지를 위한 모성호르몬이다.

　㉡ 월경주기 20~21일째(배란 후 7~8일째) 가장 많이 분비되고 월경 전 2일간은 저하된다(임신
　　시 증가).

③ 기 능

난포호르몬 (Estrogen)	• 자궁 : 자궁내막 비후, 자궁근층 비대, 혈액공급 증대, 증식기의 자궁내막 형성, 월경 후 자궁내막 회복 • 경관 : 점액분비와 pH 증가, 점성도 저하, 견사성 증가, 양치엽상의 결정체 형성 • 질강 : 질상피 각질화를 초래한다. • 난관 : 난관운동성을 촉진하여 난자를 운반하는 역할을 한다. • 유방 : 유선엽 폐포를 발달, 비후시킨다. • 뇌하수체 : 난포자극호르몬(FSH) 분비 억제, 황체화 호르몬(LH)의 생성을 촉진시킨다.
황체호르몬 (Progesterone)	• 자궁내막 : 수정란 착상과 임신유지가 주역할, 자궁내막의 선이 프로게스테론에 의해 나선모양으로 꼬이면서 혈액공급과 선(Gland) 분비가 증가된다. • 임신 지속 : 글리코겐 축적으로 착상에 적당한 영양상태 형성, 난자 보호 작용 • 자궁의 운동성 : 자궁의 운동성과 옥시토신 분비를 억제하여 자궁근층의 이완을 초래한다. • 난관 : 운동성이 적은 황체기에 자궁강 내로 수정란을 운반한다. • 자궁경관 : 점액의 양 감소, 점성도 상승과 백혈구를 증가시켜 정자의 이동을 억제하고, 견사성 감소와 양치엽상의 결정체가 소실된다. • 질강 : 질상피 각질화 세포수 증가 • 유방 : 유즙을 분비하는 선방세포 및 젖샘소엽 발달에 영향을 준다(에스트로겐 : 젖샘관에 영향). • 체온 : 기초체온 상승 • 난포자극호르몬(FSH)의 분비를 촉진하고 간질세포자극호르몬(ICSH) 분비를 억제한다.

(4) 뇌하수체 성선자극호르몬

① 난포자극호르몬(Follicle stimulating hormone, FSH)

㉠ 8~9세부터 여아의 혈액과 소변에 분비되기 시작하여 사춘기에 최고조에 이른다.

㉡ 뇌하수체 전엽에서 분비되며 난소의 크기를 키우고 난포를 성장시키며 난소에서 에스트로겐 분비를 촉진한다.

② 황체화호르몬(Luteinizing hormone, LH)

㉠ 뇌하수체 전엽에서 분비되며 에스트로겐이 고농도에 이르렀을 때 분비가 항진되어 배란을 유발시킨다.

㉡ 배란 후 황체형성을 유발하며, 형성된 황체에서 에스트로겐과 프로게스테론 분비를 촉진시킨다.

(5) 자궁내막주기와 월경

① 증식기(Proliferative phase)

㉠ 기능층의 성장으로 자궁내막이 비후되는 시기

㉡ 월경주기 5~14일까지

㉢ 난포 성장으로 에스트로겐 분비가 증가한다.

㉣ 혈관분포 증가

② 분비기(Secretory phase)

㉠ 배란에서 월경 3일 전까지

㉡ 자궁내막이 기저층(가장 하층), 골해면질층(중간층), 조밀질층(상층)으로 완연히 구별되는 시기이다.

ⓒ 배란 후 프로게스테론의 영향을 받는다.

ⓔ 수분이 많아지고 글리코겐(Glycogen)이 풍부해져 수정란 착상에 이상적인 환경을 조성한다(내막의 두께 5~6mm).

ⓜ 자궁내막의 두께에 비해 소동맥의 빠른 성장으로 선(Gland)과 동맥이 꼬인다.

③ 월경전기(허혈기, Ischemic phase)

ⓖ 월경 전 마지막 3일

ⓛ 황체의 퇴화로 에스트로겐, 프로게스테론 분비 감소

ⓒ 분비선과 소동맥관의 위축으로 기능층(해면층, 조밀층)의 빈혈상태 초래

④ 월경기(Menstrual phase)

ⓖ 월경주기 첫 5일

ⓛ 월경 시 출혈은 나선형 동맥의 파열에 의해 유발되고, 나선형 동맥이 다시 수축하면 월경이 멎게 된다.

ⓒ 월경 중에는 기능층(해면층, 조밀층)이 떨어지고, 기저층만 남게 된다.

ⓔ 월경 후에는 골해면질층과 조밀질층이 다시 정리된다.

(6) 월경의 임상적 양상

① 월경은 약 4주 간격을 두고 자궁내막에서 주기적으로 흐르는 생리적인 출혈로 배란으로 인한 호르몬의 변화에 따라 일어나는 현상이다.

② 월경량은 15세의 연령층에서는 적고 30대 여성은 많으며, 또한 빈혈인 여성에게 많다.

③ 월경량은 보통 30mL이며 많은 경우 60~70mL이다.

④ 증 상

ⓖ 월경 중에 통증이 있는 것은 비정상이다.

ⓛ 둔부의 무거운 느낌, 빈뇨, 변비, 경미한 불안정을 들 수 있다.

⑤ 특 성

ⓖ 정맥혈과 같이 검붉은색이며 섬유용해성 효소가 있어 응고가 안 된다.

ⓛ 혈구의 분해작용에 의한 것과 음부 기름샘에서 증가된 분비물이 혼합되어 냄새가 난다.

ⓒ 혈구, 경관 점액, 괴사된 조직 및 질 점액, 세균이 혼합되어 있다.

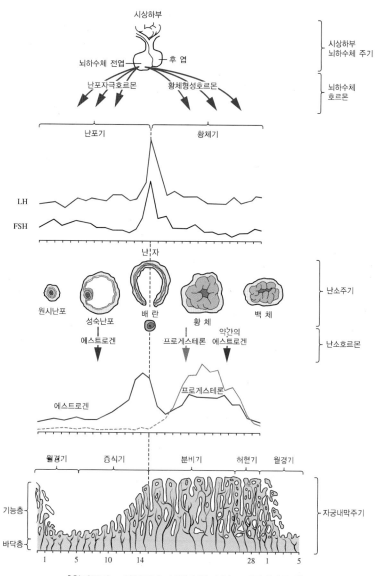

[월경주기 : 시상하부, 뇌하수체, 난소, 자궁내막주기]

출제유형문제 최다빈출문제

질점액의 견사성이 10cm까지 늘어나는 것은 난소의 주기성 변화 중 어느 시기에 해당되는가?

① 황체기
❷ 배란기
③ 분비기
④ 난포기
⑤ 월경 전

해설
• 에스트로겐은 경관점액의 점도를 묽게 만들어 견사성이 증가한다.
• 배란기에 에스트로겐의 농도가 가장 높아지므로 질점액의 견사성이 10cm까지도 늘어나는 것은 배란기에 해당한다.

3 남성 생식기

(1) 외생식기

① 불두덩(Mons pubis)

㉠ 배꼽부터 항문까지 다이아몬드 모양을 하고 있다.

㉡ 구불구불한 치모가 있다.

② 음경(Penis)

㉠ 구성 : 2개의 음경해면체와 1개의 요도해면체

㉡ 발기성 조직, 요도와 정액의 통로(성교 및 배뇨 기능)

㉢ 여성의 음핵에 해당한다.

③ 음낭(Scrotum)

㉠ 주름진 주머니 구조로 중격에 의해 두 개로 나뉘며 각각에 고환, 부고환, 정관을 포함한다.

㉡ 피부에 피지선, 땀샘, 음모가 분포한다.

㉢ 온도에 민감하여 평활근의 수축과 이완을 통해 고환의 최적 온도를 유지한다.

㉣ 조이는 바지, 더운 곳에 장기간 앉아 있으면 고환의 운동력이 떨어져 정자형성 및 불임 문제를 초래할 수 있다.

(2) 내생식기

① 고환(Testes)

㉠ 구 조

• 한 쌍이 음낭 내에 위치하며, 이동성이 있고 유연하다.

• 정자의 생성 및 활력 유지를 위해 복강 내 온도보다 $1.8 \sim 2.2°C$ 정도 낮게 유지된다.

㉡ 내분비기능

• 간질세포(Leydig's cell) : 테스토스테론(Testosterone) 분비

• 세르톨리세포(Sertoli cell) : 인히빈(Inhibin) 분비 → 정자 성숙 촉진

㉢ 정자발생 기능

• 고환 내 조정세포에서 FSH와 테스토스테론의 작용으로 정자 생산

• 정자발생에 필요한 기간은 74 ± 4일 정도이다.

② 부고환(Epididymis)

㉠ 정자의 성숙과 저장기능을 한다.

㉡ 정자는 부고환을 통과할 때 정자의 형태, 화학성, 운동성, 수정 능력, 투과력, 표면 특성, 항원성 및 비중 등에 변화를 가져온다.

③ 기 타

전립샘액	• 우윳빛 알칼리성 액체(pH 7.5)분비로 질 내 산성 분비물을 중화한다(정자 보호 및 운동성 증가). • 사정된 전체 정액의 30%를 차지한다.
정 낭	• 정액의 60%가 분비된다. • 사정 시 반 고형형태로 과당을 함유하고, 여러 종류의 프로스타글란딘도 함유하고 있다.
구요도샘(쿠퍼샘)	• 성적 자극 → 점조도 높은 알칼리성 액체 분비 → 요도 내 산성화 중화, 윤활제 역할
정로(배출관)	• 정자가 체외로 배출되는 관 • 세정관, 부고환, 정관, 사정관, 요도로 구성되며, 그 길이는 6~8m 정도이다.

다음 중 정자의 성숙과 저장을 담당하는 기관은?

❶ 부고환
② 전립샘
③ 정 낭
④ 쿠퍼샘
⑤ 정 로

해설
전립샘, 정낭, 쿠퍼샘은 남성의 부속성선으로 정액의 주성분이며, 정로는 정자가 체외로 배출되는 관이다.

4 건강력과 유방 건강사정

(1) 건강력

① 면담 시 고려사항

㉠ 지적 기술 : 여성의 기본욕구, 생식기계의 해부와 생리, 성장과 발달, 성특성과 관련된 기초적인 병리 및 여성건강과 관련된 다양한 사회, 경제, 문화, 종교에 대한 이해가 필요하다.

㉡ 의사소통 기술 : 면담에 필요한 자료수집 기술 및 수용적 태도, 비밀유지, 언어적 비언어적 의사소통 기술이 필요하다.

② 건강력 사정요소

㉠ 현재력 : 월경력, 질 분비물, 비뇨기 증상, 피임력, 성생활

㉡ 산과력 : 임신경험, 임신성당뇨, 고혈압, 모유수유 유무, 불임인 경우 대처법

㉢ 과거병력 : 자궁, 생식기관이상, 성병, 결핵, 암, 심부전, 혈전증, 색전증, 성파트너의 생식기 궤양, 음경 분비물 등 감염 증상 유무

㉣ 가족력 : 가족의 질병 및 가족기능 사정

㉤ 연령에 따른 특성 : 사춘기, 성인기, 임신기, 갱년기 등 특성별 사정

㉥ 건강관리 양상 : 영양, 스트레스와 위험요인, 적절한 활동량, 직업, 정기검진 등

㉦ 역할 및 관계양상

(2) 유방 검진

① 유방검진 절차

㉠ 시 기

• 사춘기 이후 : 매달 월경 후 1주일 내에 시행(유방조직이 부드러워 검사에 적합)

• 폐경기 이후 : 매달 같은 날짜에 시행, 연 1회 정기검진

㉡ 시 진

• 대상자를 앉히고 팔을 양 옆으로 내린 후 관찰한다.

• 사정 내용

– 양쪽 유방의 윤곽, 크기의 대칭성 : 양쪽 유방의 크기가 약간 다른 것은 정상소견이다.

– 혹이나 움푹 들어간 곳, 납작한 곳 등의 외형을 관찰한다.

– 피부를 겉으로 보아 색깔, 두께, 부종 유무, 정맥혈관 형태 등을 관찰한다.

– 유두의 색소 침착, 분비물, 자극에 대한 반응(돌출, 함몰)여부를 관찰한다.

㉢ 촉 진

• 대상자를 눕히고 검사하는 쪽의 어깨에 베개를 고인 후 팔을 머리 위로 올리고 촉진한다.

• 유방 밑, 유방 주위, 젖무리(유륜) 순서로 검사한다.

• 유방근육의 경도와 신축성을 확인한다.

• 유방의 병변 및 압통을 확인한다.

• 유두의 탄력성 및 분비물을 확인한다.

- 소결절 촉진 시 자세히 기록한다.
  - 유두를 중심으로 좌우, 상하를 수직과 수평으로 4등분하여 부위를 시계방향으로 표시, 유두로부터 거리를 cm로 표시(직경을 cm로 표시)
  - 모양, 경도, 압통유무를 기록
  - 주위조직에 침범된 범위 기술
  - 피부와 기저조직 사이의 이동성을 설명한다.

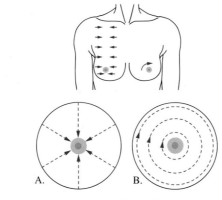

[유방 촉진방향]

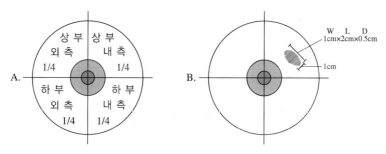

[유방의 병변기록]

② 유방암 자가진단
  ㉠ 적합한 시기
   - 사춘기 이후부터는 매달 시행하는데 월경이 규칙적일 때는 월경 후 2~7일, 폐경이 된 경우는 매월 일정한 날을 정해 자가진단일로 하는 것이 편리하다.
   - 유방 촬영술(Mammography) : 35~40세는 2~3년에 1회씩, 50세 이상은 1년에 1회씩 검진받도록 한다.
  ㉡ 방 법
   - 선 자세의 촉진은 2, 3, 4번째 손가락으로 12시와 6시 방향, 시계방향으로 촉진하고 유두 부위로 모아서 모양을 관찰한다.
   - 누워서 오른쪽 어깨 아래에 베개를 고인 후 오른팔을 머리 뒤에 놓고 왼손으로 오른쪽 유방을 촉진한다.
   - 유방 주위를 둥글게 움직이고 세로 방향으로 움직이며 촉진, 가장자리에서 중심을 향해 촉진한다.

- 엄지와 검지로 유두를 눌러 분비물을 확인한다.
- 같은 방법으로 왼쪽 유방도 검진한다.
- 유방 자가검진 후 거울을 보고 서서 유방의 피부주름, 유두의 변화, 발적, 부종 외형상의 변화를 시진한다.
- 샤워하는 동안 유방 자가검진이 가능하다.
- 유방과 겨드랑이, 쇄골, 유방 위쪽, 어깨까지 검진이 필요하다.

ⓒ 전문의와 상담해야 하는 경우
- 유방의 크기가 평소보다 커져 있는 경우
- 한쪽 유방이 평소보다 늘어져 있는 경우
- 유두의 피부가 변한 경우
- 평소와 달리 윗팔이 부어 있는 경우
- 유방의 피부가 오렌지 껍질 같은 경우
- 평소와 다르게 유두가 들어가 있는 경우
- 유두에서 분비물이 나오는 경우
- 비정상적인 덩어리가 만져지는 경우

출제유형문제 최다빈출문제

유방암 검진에 대한 내용으로 옳지 않은 것은?

❶ 검진 시기는 사춘기 이후부터 매월 일정한 날을 정해 시행한다.
② 샤워하는 동안 유방의 자가검진이 가능하다.
③ 한쪽 유방의 크기가 약간 다른 것은 정상소견이다.
④ 유방과 겨드랑이, 쇄골, 유방 위쪽, 어깨까지 검진이 필요하다.
⑤ 40대 이상은 1년에 한번 전문의 검진이 필요하다.

해설
사춘기 이후부터 매달 시행하는데 월경이 규칙적일 때는 월경 후 2~7일, 폐경이 된 경우는 매월 일정한 날을 정해 자가진단일로 하는 것이 편리하다.

5 **생식기 검진**

(1) 유의사항

① 순서 : 복부관찰 → 외생식기 검진 → 질경검사 → 검사물 채취 → 양손진찰법

② 적절한 장비를 사용하여 시진, 촉진, 타진, 청진을 하되 검사결과를 설명하고 해석한다.

③ 검진 절차 및 정보제공

    ㉠ 불편할 수 있다는 정보를 제공하고 감정을 표현하도록 격려한다.

    ㉡ 성 경험이 없는 여성의 경우 질 대신 항문검사를 실시한다(처녀막 보호).

    ㉢ 간호사가 곁에서 지지자 역할을 한다.

④ 편안한 환경 및 프라이버시 유지 : 복식호흡, 선명한 조명기구 사용, 개인별로 알맞은 크기의 질경, 검진부위만 노출 등

⑤ 질 분비물 검사에 영향을 미치므로 24시간 이내 질 세척 여부 및 월경 여부를 확인한다.

⑥ 생식기 검사 전 방광을 비우고, 무균법을 사용한다.

⑦ 진찰자의 손과 질경은 따뜻하게 하고, 대퇴 안쪽을 먼저 접촉해 놀라지 않도록 한다.

⑧ **자세** : 쇄석위(Lithotomy position)

(2) 외생식기

① 시 진

치 모		양과 양상으로 성숙도를 파악하며, 숱이 많고 대퇴 상부 안쪽에 나타난다.
음 순	대음순	• 대칭을 이룬다. – 미산부 : 대음순이 중앙에서 만난다. – 경산부 : 음순이 벌어지고 약간 쭈그러든다.
	소음순	짙은 분홍색이며 축축하고 대칭이다.
음 핵		음핵 비대 시 남성화 경향을 의심할 수 있다.
요 도		별모양 또는 길쭉하며 중앙선에 위치한다.
질 구		세로로 길쭉하며 중앙선에 위치한다.
항 문		둔부를 벌려 치질이나 다른 병소 관찰, 회음절개부위의 반흔을 확인한다.

② 촉 진

외 음	• 소음순, 음핵, 요도개구부, 질구의 병소 의심 시 검진한다. • 기동제한으로 쇄석위를 취하지 못할 경우 반 좌측위를 취하게 한 후 검진한다.
요도와 스킨샘	오른쪽 검지를 질내에 4~5cm 삽입하고 요도를 안에서 바깥쪽으로 눌러 분비물이 있으면 균을 배양한다(단, 과정 중 통증이 없어야 함).
바르톨린샘	• 음순부종 의심 시 검지를 질강 후부까지 삽입 후 5시와 7시 방향으로 촉진하고 분비물이 있으면 균을 배양한다. • 종창 : 급·만성 감염 • 급성 바르톨린샘 : 종창, 경화, 농성분비물, 홍반 • 만성 바르톨린샘 : 무통성 낭종

③ 골반근육의 지지 정도 사정

  ㉠ 한쪽 손의 검지와 장지로 음순을 벌리고 다른 쪽 손의 검지, 장지를 질 안으로 넣은 후 대상자에게 아래로 힘을 주도록 한다.

  ㉡ 정상 : 질 벽의 팽윤(Bulging)이나 요실금이 없다.

  ㉢ 비정상

    • 질 벽 팽윤 : 방광류, 직장류, 경한 자궁탈출 시 아래로 힘을 줄 때만 나타난다.

    • 복압성 요실금 : 아래로 힘을 줄 때 소변이 흐른다.

    • 성적 만족도 감소 : 탄력성 감소 및 소실

④ 비정상 소견 결과 해석

  ㉠ 17세까지 치모나 유방의 발달 지연 : 사춘기 지연, 가족력, 만성질환, 시상하부, 뇌하수체 전엽이나 난소 이상

  ㉡ 남성 치모 양상 : 남성적인 특성 발현

  ㉢ 치모 기저부에 유충 : 표피박리, 소양증, 작고 붉은 반점상의 구진이 있으면 음모슬증(사면발이증)

  ㉣ 염증, 궤양, 분비물, 부종, 결절

  ㉤ 맥류, 피지낭종, 노랗고 단단하며 압통이 없는 1cm 크기의 다발성 결절

  ㉥ 촉진 시 압통, 결절, 열감, 염증 등

(3) 내생식기

① 질경검사

  ㉠ 크기에 맞는 질경 선택, 소독된 장갑을 착용한다.

  ㉡ 질경은 따뜻하게 하여 사용한다(근육긴장으로 불편감을 주므로).

  ㉢ 윤활제 사용 : 정균작용으로 검사 결과에 영향을 미치기 때문에 피한다(물 사용).

  ㉣ 검사의 목적과 방법을 설명한다.

질경을 사선으로 삽입	• 질경을 다루지 않는 손의 검지와 중지를 질구에 넣고 가볍게 회음부 쪽으로 눌러서 벌린다. • 다른 손의 시지와 장지로 질경의 날을 모아잡고, 엄지로 나사를 잡아 질경을 닫은 상태에서 45° 아래쪽 방향으로 삽입한다.
질경을 후질원개 방향으로 삽입	감각이 예민한 질 전벽과 요도를 건드리지 않도록 질 후벽 쪽으로 힘을 가하며 사선으로 삽입한다(음순과 치모 끼임 주의).
자궁경부 찾기	질경을 삽입한 후 질 안에 넣었던 손가락을 빼고, 질 후벽 쪽으로 압력을 가한 채 질경의 날이 수평이 되도록 회전한다.
후질원개 관찰	질경이 완전히 들어간 후, 경부가 보이도록 질경을 벌린다.
경부시진	자궁경부가 가운데에서 보이면 나사로 고정시킨다.

② 경관시진 : 자궁경부, 경부 입구의 색깔, 위치, 열상, 궤양, 결절, 종양, 출혈, 분비물 관찰

③ 경관 도말 및 배양

  ㉠ 자궁경부암 진단에 사용

    • 검사물 채취 24시간 전에는 질 세척, 성교, 질정 삽입을 제한하며, 월경기를 피해 검사한다.

    • 자궁경관 내부 채취(Pap smear) : 면봉 끝을 식염수로 적셔 경관속에서 360°로 채취하며 도말 후 문지르지 말고 슬라이드에 펴서 고정제를 뿌린 후 건조시킨다.

- 자궁경관 외부 채취 : 긴 설압자로 편평세포, 원주세포 접합부에 360°로 채취 후 도말한다.
- 질강후부 채취 : 후질원개 부위에서 면봉이나 설압자로 채취 후 도말한다.
- 최근에는 전체를 회전해서 1회 검사하며, 별도로 후질원개는 검사하지 않는다.

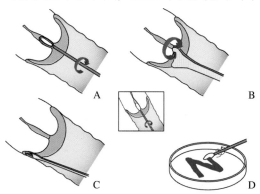

A. 자궁경관 내부채취
B. 자궁경관 외부채취
C. 질강후부 채취
D. 배 양

[자궁경관과 질 도말 및 배양]

ⓒ 임균배양

- Pap smear 전에 검사물 채취 → 필요한 분비물이 제거되어 검사결과가 음성으로 나올 수 있다.
- 그 외 요도, 바르톨린샘, 스킨선, 항문, 인두에서 채취, 배지는 실내온도를 유지한다.
- 결과 해석

1기	2기	3기	4기	5기
정 상	염증으로 인한 이상 세포 출현	유핵세포의 비정상적인 변화	암으로 의심되는 세포상 출현	침윤암으로 시사할 만한 세포상

④ **질벽 시진**

ⓐ 질경을 빼면서 관찰, 질벽은 분홍색으로 주름이 깊고 촉촉하고 부드럽다.

ⓒ 색깔, 염증, 분비물, 궤양, 종양 등을 시진한다.

⑤ **양손검진**

ⓐ 질경 사용 후 질과 경관, 자궁 및 난소, 난관 등의 부속기와 직장을 두 손 사이에서 촉진한다.

ⓒ 한 손 검지와 중지는 질강에, 다른 한 손은 치골결합과 제와 사이의 복부에 놓고 진찰한다.

ⓒ 항문과 방광 상태, 자궁의 크기, 압통, 종양 여부를 확인한다.

ⓔ 자궁경부는 통증 없이 어느 정도 움직일 수 있으며 직경은 3~5mm 정도이다.

ⓜ 난소는 정상적으로 크기가 3~4cm 이하이고 난관은 정상인 경우 만져지지 않는다.

⑥ **직장질 검진**

ⓐ 새 장갑에 윤활제를 바른 후 검지는 질강, 중지는 항문에 넣고 밑으로 힘을 주게 하여 항문조임근을 이완시킨다.

ⓒ 자궁경부 후면의 경부의 크기, 표면 특성, 이동성을 관찰한다.

ⓒ 직장과 질 누공 및 자궁후굴을 관찰한다.

ⓔ 대변이 묻을 경우 잠혈을 확인한다.

ⓜ 비정상 소견

- 자궁후굴 : 직장벽에서 자궁이 촉진된다.
- 발적, 폐경 전 창백, 백반증
- 폐경 후 3~5년 : 난소의 위축으로 촉진되지 않는다. 촉진될 경우 난소종양이 의심된다.
- 경부를 움직일 때 통증 : 골반염증성 질환
- 자궁이 만져지지 않는 경우 : 검지는 질강에 둔 채 중지를 직장에 넣고 진찰한다.

⑦ 항문검진

㉠ 골반의 질병을 평가할 때 반드시 시행한다.

㉡ 삽입 전 항문주위를 문질러 항문조임근을 이완시킨다.

㉢ 질, 직장벽의 종양, 폴립, 누공, 손상 등을 확인한다.

㉣ 성경험이 없는 경우 처녀막 보호를 위해 항문검진을 시행한다.

출제유형문제 최다빈출문제

5-1. 골반근육의 탄력성을 사정하는 방법으로 옳은 것은?

❶ 검지와 중지를 질 내로 넣고 아래로 힘을 주도록 한다.
② 검지를 질 내에 넣어 상측으로 촉진한다.
③ 중지를 질 내로 넣어 상외측으로 촉진한다.
④ 검지와 중지를 넣어 돌려본다.
⑤ 검지와 중지를 넣어 상외측으로 촉진한다.

해설
골반근육의 탄력성은 검지와 중지를 질 내로 넣고 아래로 힘을 주게 함으로써 알 수 있다.

5-2. 질경 검진 시 경부를 검진할 때 관찰해야 하는 것은?

가. 출 혈	나. 결절성
다. 종 양	라. 분비물

① 가, 나
② 가, 나, 라
③ 다, 라
④ 나, 다, 라
❺ 가, 나, 다, 라

해설
경관 시진 시 색깔, 위치, 열상, 궤양, 결절성, 종양, 출혈, 분비물 등을 관찰해야 한다.

생애전환기 문제

간호사 국가고시

모성간호학

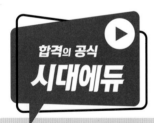

월경문제 간호

제 **1** 장

1 무월경(Amenorrhea)

(1) 월경의 정의

① 자궁내막의 기능층(해면층, 치밀층)이 분해되어 탈락된 조직이 혈액과 함께 배출되는 현상으로, 월경의 시작은 자궁내막의 기능층에 있던 나선동맥의 꼬임으로 혈관이 괴사 후 파열된 결과이다.

② 월경은 질환이 아닌 생리적 반응으로 시작시기, 주기, 양, 증상에서 개인차가 있다.

(2) 종 류

① 원발성 무월경(Primary amenorrhea)

   ㉠ 정 의

- 이차 성징 발현 없이 13세까지 초경이 없는 경우
- 이차 성징 발현과 관계없이 15세까지 초경이 없는 경우

   ㉡ 원 인

- 해부학적 장애
- 성선자극호르몬 농도가 저하된 난소부전증 : 중추신경계종양, 뇌하수체 기능저하, 성선자극호르몬분비호르몬(GnRH) 결핍의 칼만증후군
- 성선자극호르몬 농도가 상승된 난소부전증 : 터너증후군, FSH결핍 불감성 난소증후군
- 만성 무배란 증후군(다낭성 난소증후군)
- 중추신경계종양, 시상하부/뇌하수체기능 저하

② 속발성 무월경(Secondary amenorrhea)

   ㉠ 정 의

- 정상적인 월경주기가 3번 지나도록 월경이 없는 경우
- 정상 월경이 있었던 여성이 6개월 이상 월경이 없는 경우

안심Touch

ⓛ 원인과 관련 질환

원 인	관련 질환
조기폐경	40세 이하
시상하부-뇌하수체의 기능적, 기질적 결함	고(저)프로락틴 혈증, 시상하부 GnRH결핍, 뇌하수체 종양, 시한(Sheehan's Syndrome)증후군
부적절한 피드백	다낭성 난소증후군, 성호르몬 치료, 비만, 안드로겐 과다분비, 호르몬 분비성 난소종양
내분비·대사장애	부신질환, 갑상샘 질환, 성장호르몬 과다 분비
외상 및 수술	자궁경부의 협착, 자궁강내 유착, 골반장기 절제술
기 타	기후와 활동의 변화 및 신경성 충격, 급·만성 정서적 긴장

③ 생리적 무월경 : 초경 전, 자연 폐경, 임신여성(16~45세)에서 가장 흔한 일

④ 무배란성 무월경 : 수유기, 사춘기, 갱년기에도 시상하부-뇌하수체-난소축 장애로 나타난다.

(3) 간호과정

① 치료적 중재는 원인 규명이 중요하다(임신 가능성 有 → hCG 검사 필요).

② **치료법** : 배란유도, 호르몬 대체요법, 성선제거술 및 원인요인에 대한 특이치료법

출제유형문제 최다빈출문제

생리적 무월경에 해당되는 것은?

① 처녀막 폐쇄

② 난소부전증

❸ 임 신

④ 성선자극호르몬 상승

⑤ 중추신경계종양

해설
생리적 무월경은 기질적인 병변 없이 생리를 하지 않는 것으로 자연폐경과 임신여성에서 흔한 일이다.

2 비정상 자궁출혈(Abnormal uterine bleeding)

(1) 정의 : 정상적인 월경의 양상을 벗어난 경우를 일괄하여 말한다.

종 류	정 의
월경과다(Menorrhagia)	• 주기는 규칙적이나 출혈기간이 보통보다 긴 경우 • 월경이 7~8일 이상 지속되며 실혈이 80~100mL 이상 과다한 월경
부정 자궁출혈(Metrorrhagia)	월경기간이 아닌 때에 점상 또는 다량의 비정상적인 자궁출혈
빈발월경(Polymenorrhea)	21일 이하의 간격으로 빈번하고 규칙적 혹은 불규칙적인 월경. 난포기 또는 황체기 단축으로 발생
희발월경(Oligomenorrhea)	35~40일 이상의 간격으로 불규칙한 월경
과다월경(Hypermenorrhea)	주기도 규칙적이고 출혈기간은 보통이면서 출혈만 과다한 월경
과소월경(Hypomenorrhea)	주기는 규칙적이나 출혈기간이 1~2일로 짧고 양이 적은 월경
월경 간 출혈 (Intermenstrual bleeding)	규칙적인 월경주기와 주기 사이에 오며 양이 많지 않은 출혈
기능성 자궁출혈 (Dysfunctional uterine bleeding)	기질적 병변과 관계없이 내분비장애에 의한 자궁내막주기 변화로 발생되는 비정상 자궁출혈로 무배란성 자궁출혈의 90%를 차지하고 초경 직후 폐경 전기에 흔히 발생한다.

(2) 종 류

① 월경과다(Menorrhagia)

　㉠ 원 인

　　• 호르몬의 부적절한 자극 : 경구피임약 복용

　　• 자궁 내 장치(IUD)의 자궁내막 자극

　　• 기질적 병소 : 자궁경관염, 자궁내막염, 골반감염, 자궁근종, 폴립

　　• 비만 : 일차적으로 무배란을 초래하고 후에는 월경과다를 초래한다.

　㉡ 치 료

　　• 젊은 여성의 경우 지나친 혈액 손실이 없는 경우 특별한 치료법이 없다.

　　• 갱년기 : 암이나 병리적 상태 의심

　　• 충분한 영양 섭취 : 단백질, 칼슘, 비타민 C, 비타민 K, 철분 섭취

　　• 경구피임약 : 3~6개월 복용, 과다월경 조절, 월경주기 회복

　　• 소파수술 : 필요할 때마다 반복 시행

　　• 자궁절제술 : 다른 치료에 반응하지 않거나 호르몬 치료가 금기인 40세 이상 여성에서 출혈이 심할 경우 고려

　　• 자궁내막 생검 : 갱년기 여성(자궁내막암 여부 확인)

　　• 자궁내 장치(IUD) : 제거 및 경구 피임약으로 변경

② 과소월경(Hypomenorrhea)

　㉠ 원 인

　　• 내분비 기능 장애

　　• 경구 피임약 복용

　　• 자궁경부 협착

　　• 심한 체중감소, 식욕부진, 단백질 결핍, 약물 복용 등

　㉡ 치 료

　　• 골반검사, 배란검사 : 원인규명

　　• 경구 피임약 중단 : 경구 피임약 복용이 원인일 때

　　• 경관확대 : 경관협착이 원인일 때

　　• 영양개선 : 체중감소가 원인일 때

③ 부정자궁출혈(Metrorrhagia)

　㉠ 원 인

　　• 혈중 에스트로겐 농도 저하 : 점상출혈(여성의 25%가 경험)

　　• 생식기의 기질적 병소

　　　- 자궁내막암 초기

　　　- 만성경관염으로 경부에 미란과 폴립이 있을 때

　　　- 자궁 외 임신

　　　- 분만 후 태반조각의 잔여

　　　- 자궁내 장치(IUD)

　㉡ 치 료

　　• 점상출혈 : 배란 전, 후 에스트로겐 치료

　　• 경구 피임약 사용

　　• 질염이 있는 경우 치료

④ 기능성 자궁출혈(Dysfunctional uterine bleeding)

　㉠ 원 인

　　• 시상하부-뇌하수체-난소축의 장애

　　• 내인성, 외인성 스테로이드 호르몬의 영향

　　• 자궁내막 위축성 출혈, 호르몬 대체요법에 의한 의인성 출혈, 생식기 병소, 갑상샘 기능 이상, 간기능 장애, 각종 만성 질환 및 대사성 질환, 영양장애, 스트레스 및 불안 등의 정신적 요인, 향정신성 약물 등

　　• 출혈 양상 : 월경과다, 월경과소, 부정자궁 출혈 등

　㉡ 치 료

　　• 사춘기 : 일정기간 관찰 후 황체호르몬의 주기적 투여나 경구피임제(에스트로겐-황체호르몬 복합제제) 투여

　　• 심한 출혈이 있는 경우 : 안정, 저혈량성 쇼크 예방을 위한 처치, 흡인소파술로 지혈 도모

　　• 자궁내막 증식증 : 강력한 프로게스테론제제 치료

- 생식연령기 여성 : 출혈양상이 불규칙하지만 양이 많지 않다면 주기적으로 진찰받으면서 관찰한다.
- 클로미펜 : 지속적으로 배란되지 않는 여성이 임신을 원할 경우
- 저용량 경구피임제 : 임신을 원치 않을 경우 출혈의 재발 예방, 주기적 월경유도, 배란억제
- 전자궁절제술 : 고령, 임신을 원하지 않으면서 보존적 치료가 부적절하거나 재발우려 시 고려

출제유형문제 최다빈출문제

자궁내 기질적 병변 없이 내분비장애로 인한 자궁내막주기 변화로 발생하는 출혈은?

① 월경과다
② 과소월경
③ 부정 자궁출혈
❹ 기능성 자궁출혈
⑤ 배란출혈

해설
기질적 병변과 관계없이 내분비장애에 의한 자궁내막주기의 변화로 발생되는 비정상 자궁출혈로 월경과다, 과소월경 부정자궁 출혈 등의 양상을 보인다.

3 월경전증후군(Premenstrual syndrome, PMS)

(1) 정 의
① 월경과 관련된 정서장애로 일상생활에 지장을 줄 정도의 신체적, 정서적, 행동적으로 복합된 증후군
② 월경 전 2~10일(배란 후 황체기)에 나타났다가 월경 시작 직전이나 월경 직후 소실

(2) 원 인
① 불명확, 연구 중
② 내분비설, 체액저류설, 내재성 엔돌핀설, 비타민 B_6 결핍설 등

(3) 증 상
① **신체 증상** : 가스 팽만, 유방 팽만감과 통증, 골반통, 체중 증가, 배변 장애, 현기증, 두통
② **정서적 증상** : 집중력 장애, 정서적 불안정, 우울증, 기면, 식욕 변화, 성욕 감퇴, 공격적·파괴적 충동, 자살기도 등

(4) 간호과정
① 설명과 정보를 제공, 치료하면 극복할 수 있는 문제임을 인식시킨다(월경일지).
② 상담과 심리적 지지로 스트레스를 감소시킨다.
③ 충분한 수면(낮잠 또는 이완요법)
④ 부종과 체중증가 예방 식이요법
　　㉠ 규칙적인 식사
　　㉡ 저염식 섭취, 소량씩 자주 섭취
　　㉢ 비타민 B 복합군 섭취, 녹황색 야채, 과일
　　㉣ 정제된 설탕이 많이 든 음식, 짠 음식, 알코올, 육류, 카페인 섭취 제한
⑤ 적절하고 규칙적인 운동
⑥ **심할 경우 대증 요법 실시** : 비타민 B_6 복용, 저염식 및 고단백식이, 이뇨제 투여
⑦ **정서장애** : 정신과 상담이나 우울, 두통 완화를 위한 약물요법, 그 외 경구피임약, 다나졸, GnRH Analogue 등의 호르몬요법

출제유형문제 최다빈출문제

월경 전 며칠 동안 일어나며 월경이 가까워지면 나타나는 긴장 증상은?

① 월경곤란증　　　　❷ 월경전증후군
③ 월경과다　　　　　④ 희발월경
⑤ 월경곤란증

해설
월경전증후군은 월경과 관련된 정서장애로 일상생활에 지장을 줄 정도의 신체적, 정서적, 행동적으로 복합된 증후군이다.

4 월경곤란증(Dysmenorrhea)

(1) 원발성 월경곤란증(Primary dysmenorrhea)

① 정의 : 골반의 기질적인 병변 없이 통증을 동반한 월경통

② 발생 시기 : 초경 시작 후 6~12개월 이내

③ 원 인

ㄱ 프로스타글란딘의 과도한 합성으로 평활근 수축 촉진

ㄴ 자궁협부 긴장도 증가 : 월경혈 유출 장애

ㄷ 자궁내막 동맥의 경련 : 자궁근 경련 유발

ㄹ 정신적 인자 : 불안증, 신경질적 소질

④ 증상 및 징후

ㄱ 오심, 구토, 설사가 동반되기도 한다.

ㄴ 천골 쪽 통증 동반 혹은 허벅지 쪽으로 방사통이 있다(산통과 유사).

⑤ 간호과정

ㄱ 월경생리에 대한 이해 돕기

ㄴ 국소온열요법(더운물 주머니, 더운물 샤워)

ㄷ 복부마사지

ㄹ 적당한 운동 및 충분한 수면

ㅁ 스트레스 관리, 안정

ㅂ 식사 요법 : 카페인과 염분 섭취 제한, 고단백, 비타민 B_1, 비타민 E, 마그네슘, 칼륨, 칼슘

ㅅ 약물 치료 : 비스테로이드 소염진통제(NSAIDs), 프로스타글란딘 합성 억제제(COX-2), 경구 피임약 등을 통한 통증조절

(2) 속발성 월경곤란증(Secondary dysmenorrhea)

① 정의 : 골반의 기질적인 병변에 의한 통증을 동반한 월경통

② 발생 시기

ㄱ 무배란성 월경 주기를 가진 여성

ㄴ 초경 2년 후

③ 원 인

ㄱ 자궁근종(1위)

ㄴ 자궁선근증(2위)

ㄷ 자궁 내 피임장치(IUD)

ㄹ 자궁내막염

ㅁ 만성 골반 염증성 질환

ㅂ 난소낭종과 난소종양이 있을 때 골반 내 울혈이 초래되어 나타난다.

안심Touch

④ 증상 및 징후

　　㉠ 통증이 생리 시작 1~2주 전에 발생하여 생리가 끝난 후 며칠 동안 지속될 수 있다.

　　㉡ 초경 이후 수년이 지난 뒤 발생하며 다양한 연령층에서 나타난다.

⑤ 간호과정

　　㉠ NSAIDs나 경구 피임약으로 통증이 감소되는 경우는 드물다.

　　㉡ 나이와 원인에 따라 치료한다.

출제유형문제 최다빈출문제

속발성 월경곤란증의 개념으로 옳은 것은?

❶ 통증을 동반한 월경

② 월경 시 정서장애를 동반하는 경우

③ 월경기간이 긴 경우

④ 월경 배출로의 기능적 이상

⑤ 초경 시작 직후 발병하는 것

해설

속발성 월경곤란증은 기질적인 병변과 통증을 동반한 월경을 일컫는다.

제 **2** 장

갱년기 간호

1 완(폐)경과 건강관리

(1) 갱년기와 폐경의 의미

① 갱년기 : 난소기능의 쇠퇴로 여성호르몬 분비의 급격한 감소로 생식기계 기능변화가 오는 시기부터 완경을 지나 다시 안정을 찾을 때까지의 기간
② 폐경 : 난소의 기능이 상실되어 에스트로겐의 분비가 없어지고 임신할 수 없는 상태, 즉 노년기로 가는 과도기

(2) 폐경의 종류

① 생리적 폐경 : 50세 전후에 자연적, 점진적인 생리적 감퇴현상이 일어나 월경이 끝나는 것
② 조기 폐경 : 40세 이전에 월경이 끝나는 것
③ 인공 폐경 : 난소기능의 영구적 기능감퇴(난소적출, 방사선치료, 자궁적출)로 월경이 유발되지 않는 것

(3) 난소 및 호르몬의 변화

구 분	기 전
폐경 이행기	• 난소의 크기와 무게, 난포수 감소 • 에스트로겐과 인히빈 분비 저하 • 인히빈의 시상하부-뇌하수체에 대한 음성 되먹임 기전 약화 • 난포자극호르몬(FSH)와 황체형성호르몬(LH) 상승 　※ LH보다 FSH 증가가 더욱 현저하다(FSH : 30~40배, LH : 2~3배 증가). • 상승된 FSH에 의해 난포기가 짧아짐에 따라 월경주기 단축(23~25일형) • FSH 증가가 난소를 자극하여 에스트라디올(E_2)은 정상 수준 유지 • 난포가 완전 고갈됨에 따라 에스트라디올 급격히 감소 → LH surge 유발 안 됨 → 배란 중단 또는 불규칙 → 황체기 단축 • 배란성과 무배란성 월경 혼재 → 불규칙하지만 생식생리 상태로 임신 가능
폐 경	• 배란 중단 • 최종 월경 후 1년 동안 월경이 없으면 완전한 폐경으로 간주
폐경 후	• 난소에서 LH에 의해 테스토스테론과 최소한의 에스트론(E_1), 에스트라디올(E_2)을 분비 • 에스트로겐의 수치는 생식기능에는 부족하나 에스트로겐 의존 장기(Estrogen-dependent organ)를 유지하는데 충분하다. • 에스트로겐의 대부분은 E_1이며, E_2의 2~4배

안심Touch

(4) 신체적 변화

① 혈관운동계 변화

㉠ 원인 : 말초 혈관이 갑자기 확장되었다가 수축되는 자율신경계 부조화에 의한 것

㉡ 증 상

- 안면홍조
  - 에스트로겐 감소로 모세혈관이 불규칙하게 확장되어 가슴 상부와 목에 갑자기 뜨거운 기운이 느껴지고, 피부가 붉게 달아오르면서 얼굴, 머리, 팔로 열이 퍼지며 땀이 나는 현상이다(폐경기의 가장 특징적인 증상).
  - 호르몬 분비 이상으로 시상하부의 체온조절중추가 자극을 받아서 체온조절 Set point나 Neutral zone이 감소되어 발생한다.
  - 유발인자는 주위 자극이나 변화로 초인종, 전화벨 소리, 더운 커피나 차(카페인), 자극적인 음식, 밀집된 환경, 더운 장소 등이다.
- 기타 : 발한, 야한(밤에 홍조와 발한이 일어나는 현상), 무딘 감각, 수족냉증, 심계항진, 두통, 졸도, 현기증 등

㉢ 치료 및 간호

- 에스트로겐 요법이 가장 효과적이다.
- 유발인자를 피하고 유산소 운동을 권장한다.

② 골관절계 변화

㉠ 원 인

- 에스트로겐 결핍 → 골형성 억제, 골흡수 촉진 → 골소실 가속화
- 혈중 칼슘 농도 저하 → 뼈에서 칼슘 유출 → 골밀도 저하
- 관절에서는 연골세포 증식의 감소와 분해 증가로 관절 연골 손상 위험도가 증가한다.

㉡ 증 상

- 골 절
- 골허약증 : 골량이 골다공증보다는 덜 감소된 경우
- 골다공증 : 골밀도가 골절이 일어나는 수준까지 감소된 경우
- 관절통, 근육통

㉢ 골다공증 위험인자

변화시킬 수 없는 요인	변화 또는 조절가능한 요인	내과적 문제
• 나 이 • 여 성 • 조기폐경 • 골다공증 및 골절의 과거력 • 가족력 • 백인 및 아시아인	• 낮은 골량 • 마른 체격, 저체중 • 흡 연 • 앉아서 일하는 직업 • 칼슘/비타민 D 섭취 부족 • 심한 음주자, 과다한 단백질, 카페인 섭취 • 에스트로겐 결핍 • 스테로이드, 정신신경안정제, 갑상샘 약물 복용자 • 난소를 절제한 여성 • 골 질환자	• 갑상샘 기능 항진증 • 부갑상샘 기능 항진증 • 만성 신장 질환 • 제1형 당뇨병 • 쿠싱증후군 • 류머티스 관절염 • 장기간 스테로이드 복용

③ 심혈관계 변화

　㉠ 원 인

　　• 고밀도 지질단백-콜레스테롤(HDL-C) 감소, 저밀도 지질단백-콜레스테롤(LDL-C) 증가

　　• 에스트로겐 결핍으로 항동맥경화 작용과 혈관 확장 작용의 감소

　㉡ 증 상

　　• 관상동맥 질환 : 심근경색, 협심증

　　• 심혈관성 고혈압

　　• 동맥경화성 질환

④ 요로생식계 변화

　㉠ 원 인

　　• 에스트로겐 결핍으로 골반 내 혈류량 감소는 골반 내 장기의 허혈 상태를 초래하여 비뇨생식기 계가 위축된다.

　　• 질과 요도의 pH 증가(알칼리성)로 질내 감염과 요도염의 위험성이 증가한다.

　㉡ 증 상

　　• 주된 변화는 위축과 요실금이며, 폐경 후 3~4년에 걸쳐 서서히 나타난다.

　　• 위축성 질염 : 에스트로겐 질 크림을 사용하여 부부관계를 유도한다.

　　• 복합성 또는 절박성 요실금, 빈뇨, 배뇨 시 작열감

　　• 성교통 : 호르몬 부족으로 성욕감소와 성교통을 경험한다.

　　• 외음소양증

　　• 자궁탈출의 위험성 증가

⑤ 기 타

피부와 체모	• 진피와 표피가 위축된다. • 한선과 피지선의 분비 저하로 땀 분비가 감소되어 피부가 건조하다. • 탄력성 저하로 피부 주름이 생긴다. • 모낭의 변화로 탈모, 겨드랑이, 음모의 모발이 감소한다. • 피부 감각이 둔화된다.
유 방	• 폐경 이행기 호르몬 불균형으로 황체기 때와 유사한 유방통을 경험한다. • 유선의 위축으로 유방과 유두가 작아지고, 근탄력성과 긴장도가 저하된다.
피로감	• 폐경 이행기에 있는 여성이 흔히 호소하는 현상이다.

(5) 사회심리적 변화

① 두통, 기억력 감퇴, 집중력과 판단력의 저하, 긴장과 초조, 신경과민, 불면, 무기력, 의욕상실, 침체된 기분 등이 나타난다.

② 소외감, 고독감, 내향성의 증가와 부부생활의 재적응기를 맞이한다.

③ 자아전념, 자아도취의 시기로 자신의 생을 되돌아보고 평가 및 재창조하는 시기이다.

④ 에스트로겐 결핍으로 성반응에 영향을 주기도 하나 폐경으로 인해 월경의 불편감과 임신의 우려에서 벗어나 성적 만족감을 느낄 수 있다.

(6) 갱년기 여성의 건강관리

① 정보제공 및 지지체계 구축

  ㉠ 정보 제공 : 폐경은 성숙의 지표이며, 노쇠를 초래하는 병적 상태가 아니라 자연발달과정에 있는
   생리 과정임과 동시에 폐경 과정과 이에 따른 신체, 사회심리적 변화와 반응, 폐경과 관련하여
   발생할 수 있는 문제점과 그 대처방안을 교육한다.

  ㉡ 지지체계 구축 : 심리정신적 지지를 위한 간호중재(여가활동, 사회적 역할 변화 시도)

② 좋은 생활습관

  ㉠ 규칙적 생활리듬을 유지한다.

  ㉡ 스트레스에 긍정적으로 대처할 수 있다.

  ㉢ 정기검진을 통한 폐경기 증상 완화, 심혈관계 질환의 위험요인과 각종 암을 조기 발견하여 치료할
   수 있다.

③ 운동과 휴식

  ㉠ 운동은 일주일에 3~5일간, 한번에 30분 이상 한다.

  ㉡ 골반저근훈련(Pelvic floor muscle exercise) : 긴장성 요실금 예방

  ㉢ 체중부하가 있는 유산소운동(산책, 조깅) 등 적절한 운동을 통해 심폐기능 증진과 근육 강화,
   골소실 속도를 지연시킬 수 있다.

  ㉣ 수영은 관절통 완화에는 도움이 되나 골다공증 예방 효과는 미미하다.

④ 영 양

  ㉠ 식물성 에스트로겐 섭취 : 콩류, 두부, 녹황색 야채

  ㉡ 칼슘, 섭취 : 골다공증 예방

  ㉢ 비타민과 미네랄 섭취

  ㉣ 항산화제가 풍부한 음식 섭취 : 식물성 기름, 엽산, 비타민 E

  ㉤ 물을 많이 마시고, 카페인, 탄산음료 및 술을 제한한다.

  ㉥ 붕소가 많이 든 음식 섭취 : 자두, 딸기, 양배추, 아스파라거스, 샐러리

  ㉦ 섬유질을 하루에 20~30g 이상 섭취한다.

  ㉧ 지방을 하루 열량에 20~25% 이하로 제한한다.

  ㉨ 음식 양을 줄이고 저녁 8시 이후에 소식한다.

⑤ 성생활

  ㉠ 성기능 변화에 대한 교육

  ㉡ 최종 월경 후 1년간 피임

  ㉢ 성교 시 불편감 완화 : 규칙적인 성생활, 수용성 질 윤활제 사용, 온수 목욕 권장

⑥ 호르몬 대체요법

  ㉠ 적응증

   • 홍조, 질 위축, 요로 증상 등의 폐경 증상

   • 골다공증 위험요인

   • 심혈관계 질환 위험요인

   • 정신적 긴장증(불안, 초조, 불면증 등)

   ⓛ 에스트로겐 보충요법으로 폐경증상(안면홍조, 골다공증, 심혈관질환 등) 완화, 골 소실 예방
   ⓒ 부작용 : 질 출혈(가장 흔함), 오심, 구토, 유방 민감성, 우울, 예민, 체중 증가
   ⓡ 절대적 금기증
    • 유방암, 자궁내막암
    • 진단되지 않은 생식기 출혈
    • 관상동맥 질환, 뇌혈관 질환, 혈전색전증
    • 활동성 간 또는 담낭 질환

출제유형문제 최다빈출문제

폐경기 여성의 신체, 심리적 변화로 틀린 것은?

❶ 폐경으로 인한 성적 만족감 저하
② 질의 pH 변화로 요도감염의 이환
③ 에스트로겐 결핍으로 골흡수의 촉진
④ 고독감과 내향성 증가
⑤ 안면홍조

해설
에스트로겐 결핍으로 성반응에 영향을 주기도 하나, 폐경으로 인해 월경의 불편감과 임신의 우려에서 벗어나 성적 만족감을 느낄 수 있다.

MEMO

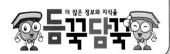

생식기
건강문제

간호사 국가고시

모성간호학

제 **1** 장

생식기 종양간호

1 외음과 질의 종양

(1) 외음의 양성종양

① 바르톨린관 낭종 : 바르톨린샘에 발생한 낭종

② 고형성 종양

   ⊙ 섬유종 및 지방종 : 음순의 지방조직에서 드물게 발생한다.

     • 증상 : 성장속도가 느리고 육경을 잘 형성하여 종양이 커짐에 따라 육경이 길어진다.

     • 치료 : 국소마취 후 육경 절제

   ⓒ 첨형 콘딜로마(Condyloma acuminatum) : 외음 유두종의 흔한 형태이며, 2차 매독성 병소인 편평 콘딜로마(Condyloma latum)와 감별을 요한다.

     • 원인 : 바이러스 감염이며 성적 접촉이 주된 원인이다.

     • 증 상

      – 다양한 크기의 사마귀 모양

      – 임신 중 현저하게 증식한다.

      – 드물게 악성종양으로 발달한다.

     • 치 료

작은 병소	• 벤조인 팅크(Benzoin tincture)에 20% Podophylline을 혼합한 용액을 국소적으로 도포한다. • 재발을 방지하기 위해 트리코모나스나 진균 등 동반된 감염 치료가 중요하다. • 경구피임약에 의한 질내 산도 변화는 첨형 콘딜로마의 재발과 성장을 촉진시키는 경우가 있다.
큰 병소	• 전기소작 또는 외과적 절제술 • 5-FU 연고를 병용하면 더 효과적이다.

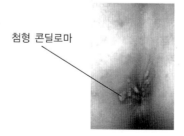

첨형 콘딜로마

[첨형 콘딜로마]

   ⓒ 혈관종(Hemangioma) : 선천성 혈관종은 대부분 성장하면서 점차 소실된다.

안심Touch

③ 파제트병(Paget's disease)

　㉠ 폐경 전후 여성에서 발생하며 외음 상피내종양의 일종으로 재발이 흔하다.

　㉡ 증상 : 가려움증과 외음부 궤양 동반

　㉢ 치료 : 광범위 국소절제술을 요하며 국소적 재발이 흔하므로 지속적인 추적검사를 한다.

(2) 외음암(Carcinoma of the vulva)

① 정 의

　㉠ 주로 노인에서 발병하며 60대가 발생률이 가장 높다.

　㉡ 음핵을 포함하여 광범위하게 발생한다(2/3는 대음순에서 발생).

　㉢ 음순의 외측면에 발생하는 경우가 많다.

② 증 상

　㉠ 종괴, 통증성 궤양, 분비물, 외음 자극감, 배뇨장애, 출혈 등

　㉡ 오래 지속되는 소양증

　㉢ 궤양과 침윤이 퍼짐에 따라 통증이 증가된다.

③ 간호중재

　㉠ 치료에 앞서 예방이 중요하다.

　㉡ 전구증상(외음의 비후성, 육아성, 또는 자극성 병변)의 치료가 예방이다.

　㉢ 치료 : 광범위 국소절제술

　　• 침윤 전 : 외음절제술을 하고 제거한 조직을 검사하여 침윤 여부를 판정한다.

　　• 침윤 : 근치 외음절제술, 서혜부, 대퇴부 림프절제술을 광범위하게 시행한다.

　　• 림프절 전이 : 외음절제술 후 방사선 요법 병행한다.

(3) 질의 종양(질암, Carcinoma of the vagina)

① 편평상피세포암이 85% 차지한다.

② 수년에 걸쳐 서서히 진행하며 대부분 무증상이다.

③ 80%가 전이성이며 주로 자궁경부와 자궁내막으로부터 전이된다.

④ 치료 : 방사선 치료 외에 자궁절제술 및 골반 림프절제술을 동반한 질의 상층부 절제술

출제유형문제 최다빈출문제

첨형 콘딜로마는 2차 매독성 병소인 편평 콘딜로마와 감별을 요한다. 첨형 콘딜로마에 대한 치료적 관리로 옳지 않은 것은?

❶ 페니실린에 97% 정도 효과를 보인다.
② 큰 병소는 5-FU 연고를 외과적 절제와 병용하면 더 효과적이다.
③ 재발예방을 위해 트리코모나스 등 동반된 감염을 치료하는 것이 관건이다.
④ 약물도포로 인한 화상예방을 위해 도포 후 몇 시간 내에 닦아준다.
⑤ 경구피임약이 질내 산도를 변화시켜 첨형 콘딜로마의 성장을 촉진시키는 경우가 있다.

해설

작은 병소는 벤조인 팅크(Benzoin tincture)에 20% Podophylline을 혼합한 용액을 국소적으로 도포한다.
큰 병소는 전기소작 또는 외과적 절제가 필요하며 5-FU 연고를 병용하면 더 효과적이다.

2 자궁 양성종양

(1) 자궁근종(Myoma)

① 정 의

⊙ 자궁에서 발생하는 종양 중 가장 흔한 유형으로 평활근세포에서 발생하는 종양(평활근종)이다.

ⓛ 35세 이상의 여성 중 약 20~40%에서 발생한다.

② 원인 : 원인은 확실하지 않으나 에스트로겐의 자극에 의해 성장하여 가임기 동안은 빠르게 성장하지만 폐경기에는 크기가 작아지거나 소멸할 수도 있다.

③ 분 류

점막하 근종 (Submucosal myoma)	• 자궁내막 바로 아래, 5% • 작은 크기로도 출혈되기 쉽고, 육종변성의 위험이 높고 육경을 형성하여 경부나 질 내로 이탈되기도 한다.
근층내 근종 (Intramural myoma)	• 자궁근육층에 발생, 대부분을 차지한다. • 크기가 크고 다발성일 때 자궁이 비대해지고, 결절이 뚜렷해지고 견고해진다.
장막하 근종 (Subserosal myoma)	• 복막 바로 아래 • 난소종양으로 오진하는 경우가 있다. • 임신 시 동반되면 다량의 복강 내에 출혈이 발생한다.

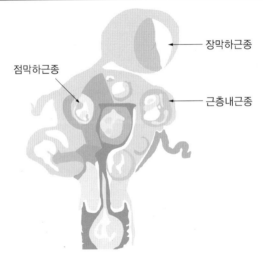

[자궁근종의 발생 부위와 종류]

④ **증상** : 대부분 무증상이나 25%에서 증상 발생

주관적 증상	특 성
이물촉지	하복부에서 덩어리 촉지, 하복부 팽만감
이상 자궁출혈	월경과다, 부정자궁출혈, 부정과다출혈(특히, 점막하근종의 부정과다출혈)
만성 골반통	하복부 중압감, 월경곤란증 및 성교통
압박감	빈뇨, 배뇨곤란, 변비, 배변통, 하지부종, 정맥류, 신경간(nerve trunk) 압박 시 등이나 하지 방사통
월경에 미치는 영향	월경과다, 월경기간이 길어짐, 월경통
이차성 변성	• 초자화 : 이차변성 중 가장 흔하다. • 낭포화 • 석회화 • 감염과 화농 • 괴사 : 임산부에서 가장 흔하다. • 지방화와 육종화

⑤ **근종과 임신과의 관계**

㉠ 자궁근종은 생식기능에 방해를 주어 불임을 유발하거나 임신 1기 유산의 원인이 된다.

㉡ 적색변성 : 임신 2기 괴사성 변성의 일종으로 근종에 혈액순환장애가 초래되어 발생

㉢ 임신 3기와 분만 시 출혈, 자궁무력증, 드물게 산도의 기계적 폐쇄를 초래한다.

㉣ 점막하근종 : 착상방해, 초기유산을 유발하고 크기가 클 경우 태아의 자궁 내 성장지연과 분만 3기에 태반박리를 방해하여 산후출혈을 유발한다.

⑥ **치료 및 간호**

㉠ 고식적 요법 : 근종의 크기가 작고 증상이 없을 경우 6개월마다 정기검진을 받으며 관찰

㉡ 호르몬 요법 : 성선자극호르몬방출호르몬 활성제(GnRH agonist)로 저에스트로겐 현상을 유발하여 크기를 감소시키는 방법이다.

㉢ 외과적 요법 : 근종 절제술, 레이저수술, 자궁 절제술

• 호르몬이나 다른 보존적 치료에 반응하지 않아 비정상적 출혈로 빈혈이 생긴 경우

• 만성적인 심한 생리통, 성교통, 아랫배 통증이 있을 때

• 자궁 크기가 매우 커서 압박 증상이 나타날 때(크기가 임신 12주 이상)

• 불임인 여성에서 자궁근종이 유일한 비정상적 소견일 때

(2) 자궁경부상피내 종양(Cervical intraepithelial neoplasia, CIN)

① 발생과정

ㄱ 초경 시 자궁경부가 성장하면서 내자궁경의 원주상피가 외자궁구로 외번되어 질의 산성에 노출된다.

ㄴ 산성 환경에 노출된 원주상피세포가 편평상피로 치환되는 화생(Metaplasia)과정이 일어난다.

ㄷ 화생이 일어나는 자궁경부의 편평원주상피세포 접합부가 바로 변형대이다.

ㄹ 생리적인 화생과정은 종양 유발 위험요인에 의해 암으로 변화되는데 특히, 편평원주상피세포 접합부의 화생세포가 비정형 또는 이형성 상피세포로 변형된다.

ㅁ 폐경기 이후는 화생과정이 적어 이형상피증의 변형이 적다.

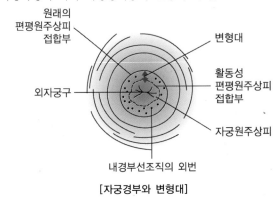

[자궁경부와 변형대]

② 위험요인 : 인유두종바이러스(Human papilloma virus, HPV) 16, 18, 31

③ 진행 단계 : 전암단계에서 침윤암까지 이행하는데 7~20년 정도 소요

CIN I	경증 이형증, 상피층 하부 1/3이 유사핵분열과 미성숙세포로 변형된 경우
CIN II	중등도 이형증, 상피의 2/3까지 유사핵분열과 미성숙세포로 변형된 경우
CIN III	중증 이형증과 상피내암 포함, 유사분열과 미성숙세포가 상피층의 상부 1/3 이상 또는 상피세포의 전체가 변형되었으나 표면에는 성숙세포가 존재하는 경우
CIS (Carcinoma in situ)	암과 형태학적으로 구별할 수 없는 미분화된 이상세포가 전체를 대체하였으나 림프선 침윤이 없는 경우

④ 증상 : 상피 내에 국한된 변화이므로 증상과 징후는 특징적인 것이 거의 없다.

⑤ 예방백신 : 백신이 권장되는 나이는 9~26세이다. 이미 감염된 여성에서는 바이러스 방어를 하지 않는다. 백신이 정기적인 자궁경부암 선별검사를 대체할 수 없으며, 접종 후에도 자궁경부세포진검사지침에 따라 검사를 받아야 한다.

⑥ 간호과정

　㉠ 진행이 느려 조기진단이 가능하기 때문에 선별진단검사 시행이 중요하다.

[검사종류 및 적응증]

검사 종류	적응증
자궁경부세포진 검사(Pap smear)	침윤 전, 초기 암의 조기발견
실러 검사(Schiller test)	• Pap smear에서 양성으로 조직 생검이 필요할 때 • 암이 의심되는 병소부위 결정 • 질 확대경을 이용할 수 없을 때 • 자궁절제술 후 보조진단 시 이용
질확대경 검사(Colposcopy)	Pap smear와 병행하여 자궁경부 조직의 변화 확인
질현미경 검사	질확대경보다 크게 확대하여 조직의 변화 확인
자궁확대 촬영술	자궁경부에 초산을 도포하여 영상을 얻는다.
조직 생검	조직의 일부를 떼어내는 최종적 검사

　㉡ 치료 : 나이, 임신 희망 여부, 범위, 암의 진행 정도, 추적관찰 가능성 등을 고려하여 선택한다.

추적관찰	정기적 세포진검사, 질확대경검사
국소 파괴요법	냉동요법, 전기소작법, 루프환상투열절제술(LEEP), CO_2 레이저 요법
수술요법	원추절제술, 자궁절제술

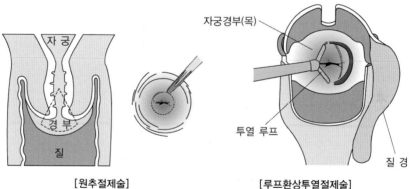

[원추절제술]　　　　　　　　　[루프환상투열절제술]

(3) 자궁내막 폴립(Endometrial polyp)

① 증상 및 특징

　㉠ 자궁내막 조직으로 하나 또는 여러 개의 폴립을 형성하는데 작거나, 자궁강을 채울 정도로 크기도 하다.

　㉡ 자궁내막 폴립이 자궁경부로 튀어나올 정도로 커지거나 2차적인 퇴행성 변화, 궤양성 변화를 일으키지 않으면 증상은 나타나지 않는다.

　㉢ 큰 폴립, 자궁경부 또는 질강으로 튀어나온 폴립의 일반적 증상은 2차적인 궤양변화로 인한 출혈이며, 때로는 다량의 출혈이 있다.

　㉣ 큰 폴립은 혈액차단으로 인하여 괴사와 출혈, 불쾌한 냄새의 분비물을 배출하기도 한다.

② 자궁내막 폴립의 전암 가능성

　㉠ 폐경기나 폐경 후에는 자궁내막의 선암과 연결된다.

　㉡ 폐경 이후 폴립은 악성 암과 자주 동반된다.

　㉢ 폐경 이후에 활발한 증식을 나타내는 폴립은 자궁내막증과 비슷한 증식상태를 보인다.

　㉣ 선종양성 폴립과 재발하는 비정형성 폴립은 자궁내막암의 전 단계이거나 깊은 관련이 있으므로 세밀한 검사가 필요하다.

③ 치 료

　㉠ 증상이 없을 경우 추적 관찰하여 크기, 증상여부를 지켜본다.

　㉡ 자궁내막소파술 : 소파술 후 출혈이 있는 경우 24시간 동안 지혈이나 압박을 한다.

　㉢ 자궁절제술 : 자궁내막 폴립이 심하고 월경과다 등의 증상이 심한 경우

출제유형문제 　최다빈출문제

자궁경부상피내 종양 예방백신에 대한 설명으로 옳은 것은?

① 26세 이후 접종을 권장한다.

② 피하주사로 총 3회 2개월 간격으로 한다.

❸ 접종 후에도 자궁경부세포진검사가 필요하다.

④ 이미 감염된 경우는 조기치료역할을 한다.

⑤ 성생활 시작 전에는 접종하지 않아도 된다.

해설
• 백신이 권장되는 나이는 9~26세이다.
• 접종은 근육주사로 총 3회 2개월 간격으로 하며, 이미 감염된 여성에서는 바이러스 방어를 하지 않는다.
• 백신이 정기적인 자궁경부암선별검사를 대체할 수 없으며, 접종 후에도 자궁경부세포진검사지침에 따라 검사를 받아야 한다.

3 **자궁 악성종양**

(1) 자궁경부암(Carcinoma of the Cervix)

① 원 인

㉠ 첫 성교의 연령이 낮은 경우(16세 전), 다수의 성 파트너

㉡ 흡연, 조혼, 기혼, 다산부

㉢ 성 전파성 감염, 인유두종바이러스(HPV)

㉣ 포경 유무와 음경의 위생 상태

㉤ 낮은 경제적 상태와 교육수준

㉥ 예방접종으로 예방가능

② 진행단계별 증상 및 징후

초기 증상	• 증상이 거의 없다. • 성교 후 접촉 출혈 • 출혈이 있기 전 담홍색, 핏빛을 띤 분비물
진전된 경우	• 통증 : 암이 상당히 진행되기 전까지 느끼지 못하므로 조기 발견의 장애가 된다. • 경부의 궤양 • 월경곤란 • 전신증상 : 식욕부진, 체중감소, 빈혈, 직장 침윤으로 인한 변비와 출혈 등
말기(공포의 3대 임상 양상)	• 지속적 요추 천골통 • 편측성 림프선 부종 • 요도 폐쇄 → 요독증(가장 흔한 사망 원인)

③ 간호과정

㉠ 진단검사

자궁경부세포진검사 (Papanicolaou smear test)	• 자궁경부암 조기발견을 위한 가장 빠른 정기검사 • 검사결과에 따라 정상일 경우 1년마다 반복 • 편평원주상피세포 접합부, 후원질개, 자궁경부 내에서 세포를 채취 • 호발부위인 편평원주상피세포 접합부 부위의 세포를 반드시 채취 • 검사 전 24시간 동안 질 세척과 성교 금지, 윤활제 사용 금지 • 생리 중엔 실시하지 않는다.
실러검사 (Schiller test)	• 조직 생검이 필요할 경우 병소를 정확히 확인하고 싶을 때, 질 확대경을 이용할 수 없을 때, 자궁절제술 후 보조진단 목적으로 이용된다. • 아이오딘 용액을 도포하면 경부와 질 상피세포의 글리코겐과 반응하여 염색되는 원리 • 정상세포 : 적갈색(음성), 정상세포는 글리코겐을 함유하여 아이오딘과 반응 • 암세포 : 겨자빛 노란색(양성, 이 부위 생검), 암세포는 글리코겐이 없거나 적어서 반응하지 않는다.

질확대경검사
(Colposcopy)
	• 적응증
	  – 자궁경부세포진검사(Pap Smear)상 비정상 소견을 보일 때
	  – 접촉성 출혈의 과거력, 인유두종 바이러스 감염의 진단
	  – 외음이나 질에서 의심스러운 병소가 있을 때
	• 자궁경부 이상소견의 종류, 정도, 범위를 파악하는 것
	• 세포진검사와 병행
	• 3~5% 초산을 경부에 적용하여 질확대경을 통해 병변 확인 : 흰색으로 변하면 이상소견

조직생검 (Biopsy)	• 비정상 질확대경 소견 시 최종 진단을 내리기 위해 경부조직 일부를 떼어 내어 검사하는 것 • 경부암 확진검사
원추절제술 (Conization)	• 원추생검과 거의 동의어로 사용된다. • 일반적으로 진단과 치료를 겸한 목적으로 시행한다. • 냉나이프와 CO_2 레이저를 이용한다. • 시술 후 통증이 심하고 치유가 빠르다. • FIGO의 자궁경부암 임상적 병기 분류

ⓛ FIGO의 자궁경부암 임상적 병기 분류

Srage 0	0기 : 상피내암(Carcinoma in situ, Intraepithelial carcinoma)

Srage I	종양이 경부에만 국한
	• IA 오직 미세 현미경 소견에서만 발견
	  – IA1 3mm 이하 침윤
	  – IA2 기저상피세포에서 수직으로 3~5mm 침윤, 수평 7mm 이하 침윤
	• IB 임상적으로 관찰되는 병변 또는 IA2보다 병변이 큰 경우
	  – IB1 7mm < 병변크기 < 4cm
	  – IB2 병변 크기 > 4cm

Srage II	종양이 자궁 밖까지 침범하였으나 골반벽과 질 하부 1/3을 침범하지 않은 경우 • IIA 자궁주위조직으로 침범이 없는 경우 • IIB 자궁주위조직으로 침범이 있는 경우
Srage III	종양이 골반벽을 침범하고 질 하부 1/3을 침범하였거나 비기능 신장을 가진 경우 • IIIA 질의 1/3을 침범하였으나 골반벽을 침범하지 않은 경우 • IIIB 골반벽을 침범하고 수신증 또는 비기능 신장이 있는 경우
Srage VI	종양의 범위가 골반의 경계를 넘었거나 방광 혹은 직장의 점막을 침범한 경우 • IVA 골반 주변장기로 전이 • IVB 원격전이를 보이는 경우

④ 치료 및 간호

ⓐ 0기 : 루프환상투열절제술, 원추절제술, CO_2 레이저요법, 전기소작, 냉동요법, 자궁경부 절단술

ⓛ Ia1기 : 원추절제술 또는 근막외자궁절제술

ⓒ Ia2기 이상 : 자궁절제술 및 양측 골반 림프절절제술 시행

ⓔ IIb 이상 : 방사선요법, 항암화학요법, 면역요법

(2) 자궁내막암(Endometrial carcinoma)

① 정 의

ⓐ 에스트로겐 의존성 : 대부분을 차지하며, 내인성 혹은 외인성 요인으로 에스트로겐에 노출된 기왕력이 있는 경우 폐경 전후에 자궁내막증식증에서 시작하여 악성종양으로 발전한다.

ⓛ 에스트로겐 비의존성 : 자연발생적이며 자궁내막증식증과는 무관하게 위축성 자궁내막에서 발생한다.

② 원인 : 에스트로겐 노출 시간과 비례
  ㉠ 미산부
  ㉡ 무배란성 월경장애 : 황체가 형성되지 않고 프로게스테론이 분비되지 않아 자궁내막이 분비기에 이르지 못해 지속적인 에스트로겐의 자극을 받아 증식
  ㉢ 빠른 초경과 늦은 폐경 : 장기간 에스트로겐 노출
  ㉣ 비만 : 폐경 후 난소에서 생산된 Androgen, 부신생성의 Androstenedion이 말초지방조직에서 에스트로겐으로 전환
  ㉤ 가족력 : 유방암, 난소암
  ㉥ 당뇨, 항에스트로겐 제제인 Tamoxifen(유방암 치료제), 경구 피임약 복용
③ 분 류
  ㉠ 자궁내막선암 : 대부분(80%)
  ㉡ 점액성 암
  ㉢ 유두상 장액성 암(예후 불량)
  ㉣ 투명세포암(예후 불량)
  ㉤ 편평세포암(예후 불량)
④ 증 상
  ㉠ 폐경 후의 비정상적 질 출혈(90%의 환자)
  ㉡ 비정상 대하(혈성 대하)
  ㉢ 골반 압박통 혹은 무증상
  ㉣ 기타 : 암 말기가 되면 체중 감소, 전신 쇠약, 심한 출혈로 인한 빈혈 초래
⑤ 진 단
  ㉠ 분사식 세척관류법 : 진단율 90% 이상
  ㉡ 조직생검(Biopsy) : 정확성 90% 이상의 확진 검사
  ㉢ 자궁경부세포진검사(Pap smear) : 좋은 선별법은 아니지만 35~80% 정도의 정확성을 보인다.
  ㉣ 구획 소파술(D&C) : 자궁내막암의 정확한 파급 정도 파악, 자궁경부의 침윤 여부 파악
⑥ 치료 및 간호 : 외과적 병기에 따른 수술적 치료, 방사선 요법, 호르몬 요법

(3) 융모상피암(Chorionic carcinoma)
① 정 의
  ㉠ 포상기태, 자연유산, 자궁외임신, 사태아 분만, 정상 분만 등 어떤 경우의 임신 수태 산물에서나 발생할 수 있는 영양배엽의 악성 질환
  ㉡ 동맥혈관을 침범, 혈류를 통해 다른 장기로 전이
  ㉢ 심한 조직괴사 및 출혈성 종괴를 형성하여 조직을 파괴한다.
  ㉣ 심한 출혈로 초기에도 갑작스런 사망에 이를 수 있다.
② 위험 인자 : 포상기태(50%) > 자연유산(25%) > 정상분만(22.5%) > 자궁외임신(2.5%)
③ 증상 및 징후 : 폐, 질벽, 골반강, 뇌, 간, 위장관, 신장 및 방광 전이에 따른 다양한 증상

④ 고위험군

ㄱ 치료 전 β-hCG 수치가 40,000mIU/mL 이상

ㄴ 선행 임신과 융모상피암 진단의 간격이 4개월 이상일 때

ㄷ 만삭출산 후 발병

ㄹ 간 또는 뇌 전이

ㅁ 과거 화학요법 실패

⑤ 치료 및 간호

ㄱ 병기와 예후요인에 따른 항암화학요법

ㄴ 보조적 자궁적출술 시행 가능

ㄷ 항암화학요법 추후관리

• 매주 혈청 β-hCG 수치 측정

• 2주마다 흉부 X-ray

ㄹ 완치 후 추적 검사를 실시하며, 1년 동안은 1개월 간격으로 시행하고, 그 후 5년까지는 6개월 간격으로 시행한다.

출제유형문제 최다빈출문제

3-1. 자궁내막암 확진을 위한 검사방법은?

① 소파술
② 실러검사
③ 세포진검사
❹ 조직생검
⑤ 원추절제술

해설
자궁내막 조직생검, 분사식세척관류법에 의해 90% 이상 확진한다.

3-2. 융모상피암 예후 점수제에서 고위험군에 속하는 것은?

① 질벽전이 시
❷ 만삭 출산 후 발병
③ 과거 항암요법을 시행한 적이 없을 때
④ 치료 전 β-hCG 수치가 40,000mIU/mL 이하
⑤ 선행 임신과 융모상피암 진단의 간격이 4개월 미만일 때

해설
융모상피암 고위험군
• 치료 전 β-hCG 수치가 40,000mIU/mL 이상으로 높을 때
• 선행 임신과 융모상피암 진단의 간격이 4개월 이상일 때
• 만삭 출산 후 발병되었을 때
• 간 또는 뇌 전이와 화학요법이 실패했을 때

4 난소의 종양

(1) 상피성 난소종양

① 비종양성(기능성) 종양

구 분	난포낭종	황체낭종	다낭성 난소질환	루테인낭종
정 의	성숙한 난포나 퇴화중인 난포에 유동액이 정상 이상으로 고여 생긴 것	• 배란 후 황체가 비정상적으로 성장하거나 강내로의 출혈이 낭성으로 변화된 것 • 자궁외임신과 구분이 필요하다.	표적기관의 호르몬 과잉에도 불구하고 뇌하수체 자극 호르몬 분비기능이 과민할 때 발생하며, 특히 남성호르몬인 안드로겐이 증가한다.	• 난소가 융모생식샘자극호르몬(hCG)의 과다한 자극을 받아 발생한다. • 포상기태나 융모상피암이 있을 때 자주 동반된다.
증 상	• 월경 이상 초래, 크기가 큰 경우 낭종 주위 중압감과 둔통 호소 • 자연 파열이나 염전될 경우 복강 내 출혈을 일으켜 난관임신 파열과 유사한 증상을 초래	• 호르몬 생산이 지속되면 무월경과 불규칙적인 자궁출혈이 있다. • 갑작스런 출혈 시 골반통 • 낭종 파열로 복강내출혈이 되면 자궁외임신과 유사 증상을 보인다.	• 무배란으로 불임증을 호소하는 것이 특징적인 임상 징후이다. • 안드로겐혈증 증상 : 다모, 여드름, 탈모증 • 난소표면이 정상의 3배가량 되고 미성숙 난포가 20~100개 정도 보인다. • 인슐린 반응이 떨어져 인슐린 분비 증가로 고혈당을 보인다.	다른 낭종과 비슷하며 자연 파열이나 염전이 생길 수 있다.
치 료	• 작은 낭종은 바늘로 찔러 유동액을 뽑아내거나 절제 • 큰 낭종은 정상 난소 조직을 보존하면서 낭종만 제거한다.	• 대부분 자연소멸 • 크기가 큰 경우나 복강내 출혈 시 낭종 절제 • 피임약을 2개월 투여한 후 낭종 소멸여부로 종양성 낭종을 감별한다.	• 선천성 부신증식증이 있으면 코티손을 투여하거나 난소를 쐐기모양으로 절제한다. • 대증요법 : 지궁출혈, 다모증치료 • 불임치료 : 클로미펜으로 배란 유도 • 고프로락틴 혈증 치료 : 브로모크립틴	염전이나 파열로 인한 출혈이 없는 경우 포상기태나 분만 후 hCG의 과다자극과 같은 원인이 제거되면 자연적으로 사라진다.

② 양성종양

구 분	장액성 낭선종	점액성 낭선종	복막가점액종	낭성섬유종
정 의	• 양성 난소종양의 15~25% 차지 • 호발연령 : 30~40대 • 유두상돌기를 가진 경우 악성으로 변화할 가능성이 높음	• 양성 난소종양의 16~30% 차지 • 호발연령 : 30~50대	• 장내기관의 점액성 종양에 의한 이차적 점액 복수에 의해 발생 • 장, 담관, 난소, 충수돌기 등의 일차적 점액성 암인 경우에 동반	점액성 낭선종의 변형으로 드물게 생김
증 상	특이증상 없음	• 가장 큰 종양 대부분이 해당됨 • 매끈하고 분홍빛 회색이며 유두상 증식은 없음	• 전 복강에 점액성 물질이 고임 • 영양실조, 수척	일측성, 회색 또는 백색 표면
치 료	임신을 원치 않을 경우 자궁절제, 양측 부속기 절제술 시행	임신을 원치 않을 경우 자궁절제술과 양측 부속기 절제술 시행	• 화학요법 • 방사선 요법 • 종양제거술	연령과 관련 소견에 따라 다름

③ 상피세포성 악성종양(Carcinoma of the ovary, 난소암)

   ⊙ 정 의

     • 난소의 납작한 중피세포로 구성된 표면상피와 그 주위의 기질에서 유래된다.

     • 90%가 상피성이며, 80% 이상이 폐경기 이후에 발견된다.

     • 여성 생식기에서 발생하는 악성종양 중 가장 예후가 나쁘다.

   ⓒ 원인 : 무배란 기간이 난소암에 대한 보호기간으로 작용하여 보호기간이 길수록 상피성 난소암의 발생위험이 현저히 감소된다고 보고 있다.

위험 요인	• 독신 여성, 낮은 출산력 • 경구 피임제 복용 경험이 없는 경우 • 많은 배란 횟수 : 빠른 초경, 늦은 폐경 • 배란 및 난소피질의 표면상피의 손상 • 산업생산물질인 석면과 활석(Talc)에 과다 노출
억제 요인 (무배란 기간)	• 수유부 • 임신횟수가 많을수록 • 경구피임약의 장기 복용 • 늦은 초경과 빠른 폐경

   ⓒ 종 류

     • 장액성 난소암, 점액성 난소암

     • 자궁내막양 난소암

     • 투명세포암, 악성 브레너 종양

     • 미분화 세포암, 비분류(성) 난소암

ⓔ 진단검사
- 골반검사, 복강경 검사, 초음파
- 림프관 조영술
- 종양 관련 항원 : CA-125는 상피성 난소암에서, β-hCG는 융모상피암에서, AFP는 내배엽동 종양에서 증가한다.
- 시험적 개복술(세포진검사와 생검) : 적절한 치료방침, 완전한 병기결정

ⓜ 전파와 증상

전 파	• 양성 → 악성 • 결장암, 유방암에서 전이 • 복막, 림프관으로 전이되어 양쪽 난소, 간, 폐로 전이
증 상	• 초기 증상과 적절한 선별검사가 없어 70%가 3기 이상에서 발견된다(외과적 절제술로 완치불가). • 발견 시 주증상은 동통, 복부팽창, 질 출혈이다. • 모호하고 비특징적인 증상 　– 위장장애 : 복부 불쾌감, 소화장애, 고장증, 가벼운 식욕감퇴 　– 내분비장애 : 월경 전 긴장증, 심한 유방팽창을 동반하는 월경과다, 기능성 자궁출혈, 습관성 유산, 불임, 조기폐경

ⓗ 치료 및 간호 : 출산 의향 여부에 따른 수술요법과 화학요법, 방사선요법

(2) 생식 세포성 난소종양, 간질성/특이성 난소종양

생식 세포성 난소종양	유피낭종	• 정의 : 젊은 여성에 호발, 낭종에 외배엽, 중배엽, 내배엽에서 유래된 성숙된 조직을 함유하고 있는 양성기형종 • 특 징 　– 낭종 내 피부모낭과 털, 피지선, 땀 분비선, 치아 등 외배엽에서 유래된 조직이 관찰된다. 　– 드물게 잘 성숙된 위장관계, 호흡기계 및 신경조직이 발견되기도 한다. • 합병증 : 육경의 염전으로 괴사를 초래한다. • 미분화 배세포종
	미분화 배세포종	• 악성 기형종 • 어린이와 젊은 여성에서 볼 수 있고 80%가 10~30세 사이에 발견된다. • 증상 : 하복부 증대, 통증, 임신 중 우연히 발견, 무월경, 림프절 전이가 빈번하다.
간질성/특이성 난소종양		• 섬유종 : 난소피질에서 발생, 폐경기 여성에게 호발, Meigs syndrome(횡격막을 통과하는 임파관들이 복수를 흉부로 옮기는 것) • 과립막 세포종 : 잠재적 악성, 과립막 성장으로 에스트로겐 분비, 주기적 자궁내막 출혈, 성 조숙증, 폐경 후 자궁출혈, 유방 증대 → 15~25%에서 자궁내막암 발생 • 남녀 성세포 함유종 : 남성화 촉진(Testosterone 분비), 무월경, 다모증, 남자목소리, 음핵의 증대, 근육발달, 악성화 경향

출제유형문제 최다빈출문제

4-1. 비종양성 난소종양에 대한 설명으로 옳은 것은?

① 난포낭종은 무배란증으로 불임을 나타낸다.
② 다낭성 난소난종은 난포에 유동액이 정상 이상으로 고인 것이다.
③ 자궁내막성 낭종은 성선자극호르몬의 과다로 발생한다.
❹ 황체낭종은 배란 후 황체의 비정상적 성장이나 강내로의 출혈이 변한 것이다.
⑤ 루테인 낭종은 안드로겐이 증가한다.

해설
• 난포낭종 : 난포에 유동액이 정상 이상으로 고여서 발생하고, 루테인 낭종은 난소가 융모선자극호르몬의 과다한 자극을 받아 발생한다.
• 다낭성 난소낭종 : 표적기관의 호르몬 과잉에도 불구하고 뇌하수체자극호르몬 분비가 과민할 때, 특히 남성호르몬 안드로겐이 증가한다. 초음파상 난포가 진주목걸이 같은 모양으로 보인다.
• 루테인 낭종 : 난소가 융모생식샘자극호르몬(hCG)의 과다한 자극을 받아 발생한다.

4-2. 난소암의 조기발견과 예후에 대한 설명으로 틀린 것은?

❶ 난소암은 5년 생존율이 높다.
② CA125는 종양표지자이지만 난소암에 특이성은 없다.
③ 초음파검사, 골반검진과 같은 스크리닝 검사가 난소암 사망률 저하에는 과학적 근거가 없다.
④ 난소암은 수술 화학요법에도 불구하고 재발이 잘된다.
⑤ 난소암의 75%는 3기, 4기에서 발견된다.

해설
난소암은 적절한 선별검사가 없기 때문에 75%는 3, 4기까지 진전되고 나서야 진단되어 5년 생존율이 낮다.

4-3. 젊은 여성에게 호발하고 피부모낭, 피지선, 치아 등과 같은 외배엽 유래조직을 관찰할 수 있는 난소의 종양은?

① 미분화 배세포종
❷ 유피낭종
③ 섬유종
④ 투명세포암
⑤ 악성브레너 종양

해설
유피낭종
• 정의 : 젊은 여성에 호발, 낭종에 외배엽, 중배엽, 내배엽에서 유래된 성숙된 조직을 함유하고 있는 양성기형종
• 특징
  – 낭종 내 피부모낭과 털, 피지선, 땀 분비선, 치아 등 외배엽에서 유래된 조직이 관찰된다.
  – 드물게 잘 성숙된 위장관계, 호흡기계 및 신경조직이 발견되기도 한다.
• 합병증 : 육경의 염전으로 괴사를 초래한다.

5 생식기계 수술 및 간호

(1) 자궁절제술

① 종류 및 생식생리 변화

수술명	절제부위	생식생리의 변화
부분자궁절제술	자궁체부 절제, 경부 보존	• 무월경, 불임 • 에스트로겐 (+)
전자궁절제술	자궁체부와 경부 모두 절제	
전자궁절제술과 난관난소절제술	자궁과 함께 한쪽 난관, 난소 절제	
전자궁절제술과 양쪽 난소절제술	자궁과 함께 양쪽 난소 절제	• 무월경, 불임 • 에스트로겐 (−) • 폐경증상
근치 자궁절제술	자궁과 함께 양쪽 난관·난소, 질의 일부, 자궁 주위의 림프절과 인대까지 절제	• 무월경, 불임 • 에스트로겐 (+) • 폐경증상 • 소변장애가 올 수 있다.

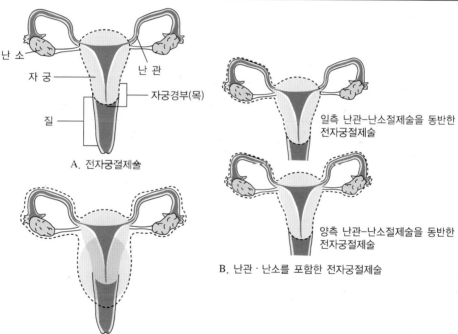

A. 전자궁절제술

일측 난관–난소절제술을 동반한 전자궁절제술

양측 난관–난소절제술을 동반한 전자궁절제술

B. 난관 · 난소를 포함한 전자궁절제술

C. 양측 난관–난소절제술을 동반한 근치적 자궁절제술

[자궁절제술 유형]

② 수술 전 간호

 ㉠ 대상자와 가족에게 수술과 관련된 정보 제공과 교육 : 생식기 구조와 기능, 자궁절제술의 적응증, 수술 방법, 수술 후 기대되는 결과, 수술 및 퇴원 후 사회, 심리적 대처법

 ㉡ 수술동의서 확인

 ㉢ 하제로 장을 깨끗이 비우고 관장을 실시

 ㉣ 수술 며칠 전 저섬유식이 권장, 금식

 ㉤ 수술부위 피부준비(삭모)

 ㉥ 수술 중 방광팽만으로 인한 방광의 외상과 감염을 예방하기 위한 유치도뇨관 삽입

 ㉦ 수술을 위한 기본검사와 수술 전 투약

③ 수술 후 간호

수술 직후 간호사정	• 정맥주입을 받고 있는 경우 수액의 종류와 양을 확인하며, 주입속도는 의사의 처방에 따른다. • 충분한 수분공급으로 탈수와 저혈압을 예방한다. • 활력징후는 환자의 상태가 안정될 때까지 15~30분 간격, 안정되면 4시간마다 관찰한다. • 호흡음 청진으로 분비물 축적 유무를 파악한다(가래끓는 소리 : 기도폐쇄). • 피부색, 복부상처, 회음패드를 관찰한다. • 수술 직후 3~4시간까지 질 절단면에서 출혈을 주의 깊게 관찰한다. • 헤모백을 1~2시간마다 관찰하여 배액량의 특성을 기록한다. • 복식 자궁절제술 후 복부근육지지를 위한 복대를 착용하고 거대 종양을 제거한 경우 출혈 여부 확인을 위해 복대 밑을 관찰한다.
통증간호	• 마약성 진통제 투여 후 의식, 호흡, 혈압 체크 • 통증의 완화로 심호흡과 객담 배출, 체위변경 등이 용이하여 폐합병증을 예방한다.
신체적 안위 간호	• 복식 자궁절제술 시 모래주머니를 올려준다(지혈효과). • 움직일 때는 수술부위를 손으로 지지하거나 복대를 단단히 조여 준다. • 편안한 자세로 긴장을 완화한다. • 구강간호, 등 마사지 등을 한다. • 수면장애요인을 사정하고 충분한 수면을 취하도록 도와준다. • 복강경을 이용한 수술은 시야확보를 위해 CO_2 가스가 주입되므로 CO_2 가스로 인한 횡격신경 자극으로 견갑통과 불편을 호소할 수 있다는 것을 사전에 교육한다.
심리적 안위 간호	• 수술 후 신체, 생리 변화를 설명한다. • 의사가 설명한 수술 결과와 예후에 대해 필요하면 설명한다. • 퇴원계획을 돕는다.
호흡기 합병증 예방	• 심호흡과 객담 배출 • 체위변경(처음 매 30분마다, 안정 시 2시간마다)
복부팽만 예방 간호	• 잦은 체위변경, 비위관 관리는 배액과 장운동을 촉진하여 복부팽만을 예방한다. • 마비성 장폐색증의 증상은 심한 복부팽만 및 구토이며 장음이 들리지 않는다.
순환기 합병증 예방 간호	점진적 조기이상, 침상에서는 하지운동, 혈전성 정맥염 사정(Homan's sign)
수술부위 상처간호	• 복대로 지지해 준다. • 상처 부위를 반창고로 밀착해 준다. • 염증 징후인 발적, 부종, 통증, 출혈유무를 관찰·기록한다.
영양간호	• 장음을 청진하여 연동운동의 회복을 사정한다. • 순서 : 물 → 유동식 → 반유동식 → 고형식 • 상처회복을 위해 더 섭취해야 할 영양소는 단백질, 비타민 B, C 등이다.

배설간호	• 수술 후 48시간 정도 유치도뇨관을 방광에 삽입하여 방광을 쉬게 하면서 통증 없이 배뇨가 이루어지도록 한다. • 비뇨기계 감염을 예방하기 위해 항생제를 투여한다. • 혈뇨는 방광손상을 의미한다.
여성의 위생 증진	• 회음패드 제공 • 회음 소독 시 앞에서 뒤로 닦는다.
성기능 회복 간호	성교는 6~8주 후부터 가능하다(수용성 윤활제 사용).
퇴원 후 교육	규칙적인 운동을 권장한다(산책, 수영).

(2) 난소절제술

① 종류 및 생식생리 변화

수술명	절제부위	생식생리 변화
설상절제술	난소 조직의 1/3 또는 그 이상을 쐐기모양으로 절제	• 원인적 난소질환 치료 • 배란과 월경주기 회복(82%) • 난소 호르몬 분비 • 임신 가능(63%)
한쪽 난소절제술	한쪽 난소 전체를 절제	• 정상 배란과 월경주기 • 난소 호르몬 분비 • 임신 가능
양쪽 난소절제술	양쪽 난소 전체를 절제	• 무배란과 무월경 • 난소 호르몬 분비가 없다. • 외과적 폐경 • 불 임

② 수술 전 간호 : 절제 후의 변화와 예후에 대한 설명과 상담, 교육

③ 수술 후 간호 : 사궁절세술과 동일

(3) 외음절제술

① 단순 외음절제술 : 대음순, 소음순과 음핵을 절제하는 것이다(백반증과 난치성 소양증).

② 근치 외음절제술 : 외음 전체와 피부, 대퇴 삼각부 지방 및 회음 림프절을 절제하는 것이며, 피부이식이 반드시 필요하다(외음 파제트병, 외음의 악성종양).

출제유형문제 최다빈출문제

5-1. 난소 수술 종류에 따른 신체 생리적 변화에 대한 설명으로 틀린 것은?

① 한쪽 난소절제술은 매달 배란이 된다.
② 양쪽 난소절제술은 난소호르몬 분비가 없다.
③ 한쪽 난소절제술은 정상적인 월경주기를 갖는다.
❹ 한쪽 난소절제술과 다른 쪽 난소 설상절제술은 배란과 월경주기 회복률이 희박하다.
⑤ 한쪽 난소절제술과 다른 쪽 난소 설상절제술을 받은 경우 임신 가능성이 떨어질 수 있으나 불가능한 것은 아니다.

5-2. 자궁적출 후 견갑통과 불편감을 호소하였다. 관련된 수술은?

① 부분자궁절제
② 복식자궁절제
③ 질식자궁절제
④ 근치자궁절제
❺ 복강경하 자궁절제

해설
설상절제술 후 배란 회복률은 평균 82%, 임신율은 36%로 보고되고 있다. 한쪽 난소절제술인 경우 남아 있는 한쪽의 난소에서 매달 배란과 월경이 있다.

해설
복강경을 이용한 수술은 시야확보를 위해 CO_2 가스가 주입되므로 CO_2 가스로 인한 횡격신경 자극으로 견갑통과 불편감이 있을 수 있다는 것을 사전에 교육한다.

6 항암화학요법과 간호

(1) 항암화학요법제의 종류

① 항암화학요법의 기본은 세포주기를 방해하는 것으로 세포주기에 따라 분류한다.

② 분 류

주기 비특이적 항암제 (용량 의존적)	• 알킬화제제 : 세포주기의 DNA 합성단계(G1 단계)로 가는 것을 방해하여 암세포를 죽이거나 효소체계를 방해한다(재발암, 난소암). • 항암항생제 : 세포주기의 DNA 합성을 방해하여 DNA 합성(S단계)의 연결을 파괴한다.
주기 특이적 항암제 (투여시간 의존적)	• 항대사성제제 : 효소 자체와 연합하거나 효소를 불활성화시켜 DNA 합성(G1 단계)을 방해한다. • 식물성 알칼로이드제 : 세포주기의 방추형성 방해와 중기(Metaphrase)를 초래하여 RNA 합성(G2)을 방해한다.

(2) 항암화학요법의 주요 독성과 부작용

① 위장계 장애 : 오심과 구토, 식욕부진, 구내염, 변비, 설사

② 조혈계 장애 : 골수기능 억제로 과립구 감소증, 혈소판감소증, 빈혈, 감염 위험 증가

③ 피부반응 : 탈모, 피부괴사, 피부 과민반응

④ 간기능 장애, 폐ㆍ심장장애, 신기능장애

⑤ 신경성 장애, 성ㆍ생식 장애, 이차적 악성 병변

(3) 투여용량 산출

대상자의 체표면적(키와 몸무게)의 크기에 따라 산출하고, 몸무게만 근거로 산출된 것보다 더 타당성이 있다(mg/m^2로 표기).

(4) 항암제의 정맥누출 시 관리

① 바늘을 그대로 두고 투여를 즉시 중단한다.

② 3~5mL의 피를 뽑고 Hydrocortisone 25mg을 주사 후 바늘을 제거한다.

③ 누출부위에 해독제를 피하주사한다.

④ 발포약과 해독제가 서로 상호작용하는 1시간 동안 찬물로 찜질을 하고, 그 후 1시간은 더운물로 찜질을 한다.

⑤ 염증과 괴사의 증상 발현 여부를 자주 관찰한다.

⑥ 괴사의 첫 증상인 궤양이 있으면 외과적 절제술을 고려한다.

(5) 항암화학요법에 따른 간호와 교육

① 고단백, 고열량, 고비타민 식이

② 오심, 구토예방 : 진토제, 행동요법(지압, 침술, 심상요법), 점진적 근육이완법, 음악요법

③ 화학요법에 대한 정보제공

④ 부작용에 대한 자가간호 교육

⑤ 화학요법에 따른 면역억제 증상 및 출혈 시 즉시 보고

⑥ 섭취량과 배설량 기록

⑦ 탈모(가발, 스카프, 모자)

⑧ 손 씻기 등을 통해 감염 예방

출제유형문제 최다빈출문제

항암제가 누출되었을 때 관리 내용으로 틀린 것은?

❶ 해독제 작용 1시간 동안 더운물 찜질을 계속한다.

② 바늘을 그대로 둔 상태에서 투여를 즉시 중단한다.

③ 괴사의 첫 증상인 궤양여부를 자주 관찰한다.

④ 누출부위에 해독제를 피하주사한다.

⑤ 궤양이 있으면 외과적 절제술을 고려한다.

해설
발포약과 해독제가 서로 상호작용하는 1시간 동안 찬물로 찜질을 하고, 그 후 1시간은 더운물로 찜질을 한다.

7 **방사선요법과 간호**

(1) 방사선 피해 방어책

① **시간적 방어책** : 간호하는 시간을 짧게 하여 노출을 최소화(30분 이내)한다.

② **거리적 방어책** : 방사능 효능은 거리의 제곱에 반비례하므로 침상간격은 최소한 1.8m(6feet) 이상의 거리를 둔다.

③ **차폐적 방어책** : 환자 침상에 납 보호막을 치며, 간호사는 납 장갑, 납 앞치마를 착용하고, 라듐 삽입 시에는 침상에 고무포를 사용한다.

(2) 외부조사 환자 간호

① **조사 전 간호**

㉠ 대상자와 가족의 심리, 정서적 지지

㉡ 치료사와 대화가 가능함을 설명한다.

㉢ 방사선 조사부위를 지워지지 않게 표시한다.

② **조사 중 간호**

㉠ 감염원 노출 최소화, 깨끗한 환경 유지

㉡ 조사부위 흔적은 지우지 않으며, 피부는 건조하고 청결하게 유지

㉢ 연고나 로션 등 사용 금지

③ **조사 후 간호**

㉠ 2~3L/day 수분 섭취 권장, 적절한 영양상태 유지와 감염을 예방한다.

㉡ 치료부위 표시는 지워지지 않도록 통 목욕이나 샤워를 피한다.

㉢ 방사선 조사 효과는 치료 후 10~14일 지속되어 3주 후에 치료 효과가 나타나며 몸 안에는 방사능 물질이 남아 있지 않음을 교육한다.

㉣ 오심구토 설사, 피로 등이 심할 경우 의료진에게 알리거나 병원을 방문하도록 한다.

㉤ 장염예방(직장치료) : 차거나 기름기 많은 음식, 날 음식은 자제한다.

(3) 강내조사 환자 간호

① **목적** : 국소의 작은 종괴 파괴

② **삽입 전 간호**

㉠ 다른 환자의 방사선 노출의 위험을 최소화하기 위하여 독방 혹은 병동 마지막 방을 입원실로 정하고, 침대나 기구들은 문에서 떨어진 곳에 배치한다.

㉡ 방사능 효과를 높이기 위해 Povidone-iodine으로 질 세척을 한다.

㉢ 치료기간에 장의 진정을 돕고 배변이 일어나지 않도록 삽입 며칠 전부터 저섬유식이를 하고, 삽입 전날은 관장을 한다.

㉣ 방광팽만이 일어나 방광이 방사능에 가까워지면 누공을 초래할 수 있으므로 유치도뇨관을 삽입해 둔다.

③ 삽입과 치료 중 간호

　　㉠ 활력징후 4시간마다 사정 및 오심, 구토, 설사 등 부작용 관찰

　　㉡ 출혈, 혈뇨 등의 합병증발생 시 즉시 보고

　　㉢ 치료기간 중 방문객 제한(임부, 어린이는 절대 금지)

　　㉣ 3L 이상의 수분 섭취로 소변배설을 증진하고 방광기능을 관찰한다.

　　㉤ 필요시 질 세척, 샤워, 산책 가능

출제유형문제 　최다빈출문제

외부 방사선 치료 후 음식물 섭취에 대한 간호중재로 부적절한 것은?

① 차거나 날 것은 가급적 자제한다.

② 소화 장애 시 소량씩 자주 섭취한다.

③ 오심, 구토, 설사, 피로가 심할 경우 내원하도록 한다.

❹ 치료가 힘들기 때문에 기름진 음식을 섭취한다.

⑤ 직장치료 시 장염을 예방하는 활동을 한다.

해설
직장부위 치료 시 장염이 발생할 수 있으므로 차거나 기름진 음식, 날 음식은 피하도록 한다.

생식기 감염 및 성매개성 질환 간호

1 생식기 감염

(1) 외음의 염증성 질환

① 원 인

ㄱ 접촉성 피부염 : 여러 가지 자극원(월경, 질 분비물, 소변이나 외음 주위 피지샘의 분비물, 향수, 조이는 옷 등)과 당뇨, 피부질환 같은 질병, 폐경으로 인한 외음의 위축

ㄴ 간찰진 : 질 분비물과 기름샘 분비물로 외음이 항상 습해 있으므로 자극이 되어 습진처럼 짓무르게 되는 현상

② 증 상

ㄱ 소양증 : 주증상, 야간과 열감이 있을 때 심해진다.

ㄴ 외음 조직의 부종, 발적, 통증, 작열감과 다양한 크기의 흰색 장액성 병변이 다발성으로 나타난다.

③ 치료 및 간호

ㄱ 외음 주위의 청결과 건조

ㄴ 면제품 내의 착용, 꽉 끼는 옷은 피한다.

ㄷ 합성 향료 제품 자제

ㄹ 좌욕, 냉찜질

ㅁ 항생제(세균), 항히스타민제(소양증) 투여

(2) 외음의 소양증

① 원인 : 외음의 소양증은 다루기 어려운 부인과적 증상이고 질병은 아니다.

국소적 원인	• 외음 피부의 병소(간찰진, 습진, 수포진) • 백반, 경과성 위축성 태선 • 연성하감, 서혜육아종, 성병성 림프육아종 및 암종으로 인한 궤양 • 자극성 분비물이 있을 때 • 강한 비누나 자극성 로션, 화학성 자극(연고) • 꽉 조이는 옷, 합성섬유 속옷 또는 생리대
전신적 원인	• 영양실조, 비타민 결핍증, 빈혈, 결핵, 암 등으로 신체가 허약할 때 • 약물중독, 황달, 요독증 • 외음의 감염 • 폐경 후 에스트로겐 결핍이나 갑상샘기능부전증 등의 내분비장애 • 알레르기

② 치료 및 간호

㉠ 원인적 치료 : 외음 소양증의 치료는 필수적으로 원인을 찾아야 하므로 표면상 가능하다고 생각되는 여러 가지 원인에 대한 검사를 한다.

• 소파수술 생검 : 만성 소양증과 외음의 병소가 있는 환자로서 폐경기 이후에 출혈이 있는 경우

• 에스트로겐 요법 : 폐경 후 위축성 질염에 의한 소양증

㉡ 대증적 치료

• 과로, 너무 조이거나 비흡수성인 옷, 긁는 것 등을 피한다.

• 청결과 건조를 유지한다.

• 합성 제품의 속옷과 강한 비누나 강한 향의 파우더나 로션을 사용하지 않는다.

㉢ 약물요법 : 칼라민제제, 항히스타민제제, 비타민 조제품, 진정제와 신경안정제(신경성 원인), 음부 백반 시 외음생검이 필요하다.

(3) 바르톨린샘염(Bartholinitis)

① 원 인

㉠ 임균(가장 많음), 포도상구균, 대장균, 질트리코모나스에 의해서도 발생한다.

㉡ 점액의 축적으로 관이 폐쇄되어 발생한다.

② 증 상

㉠ 음순의 편측성 부종, 압통

㉡ 질전정의 농양, 분비물

㉢ 성교곤란증

③ 치료 및 간호

㉠ 균 배양검사 → 광범위 항생제, 진통제 투여

㉡ 농양 → 절개술로 배액

㉢ 재발 → 바르톨린샘 조직 전체 제거

㉣ 침상 안정, 국소적 냉·온요법(얼음찜질, 좌욕)

(4) 질 염

구 분	원 인	증 상	치 료
트리코모나스 질염	• 트리코모나스 원충류에 의한 감염 • 알칼리 환경에서 증식 • 성교(성병으로 간주), 월경 직후 흔히 발생 • 수건, 기구에 의한 감염 • 진단 : 질 후벽에서 채취한 가검물을 생리식염 튜브에 담아 흔든 후 슬라이드에 도말하여 현미경으로 움직이는 트리코모나스 원충을 확인(질을 세척하지 말고 내원하며, 검사 시 윤활제 사용 금지)	• 가장 흔한 질염 • 재발률이 높다. • 녹황색의 기포가 많은 다량의 악취나는 분비물 동반 • 심한 통증, 소양증, 작열감, 성교통 • 질 후원개에 과립상의 딸기모양 출혈반점	• Metronidazole(Flagyl)투여 • 배우자와 함께 치료 • 질 크림, 질 좌약 사용(Metronidazole을 사용 못할 경우나 임부)
칸디다성 질염 (모닐리아성, 진균성, 효모성 질염)	• 칸디다 알비칸스에 의한 감염 • 증상 없이도 질 내에 존재 가능 • 임산부 1/3, 당뇨, 폐경 • 장기간 항생제 사용(정상 균주와 질의 산도 변화) • 스테로이드 요법, 세포독성제제, 고단위 에스트로겐, 경구피임약 사용 시 감염빈도 증가	• 진한 백색의 크림 타입의 냉대하증 • 자궁경부와 질벽에 노란 치즈 같은 반점 • 심한 소양증(자극적인 분비물), 외음질점막의 발적, 부종 • 작열감, 배뇨곤란, 성교통, 빈뇨	• 항진균성 크림 • 스테로이드 크림 • 질정, 항생제크림 사용 • 면제품 속옷 • 질 및 외음부 건조 • 질 세척을 피한다. • 성교 시 콘돔 사용
세균성 질염	• 질내 정상 세균총을 구성하고 있는 혐기성 세균(Prevotell, Gardenerella vaginalis, Mobiluncus)의 증가와 유산간균(Lactobacillus)의 농도 감소 • 진단 : 직접 검경법(Wet smear)으로 세포막에 부착된 세균덩어리를 가진 점상형 질상피세포인 Clue cell을 현미경으로 확인	• 묽으면서 회백색인 균질성 분비물 • 생선 비린내 같은 악취(특히 성교 후나 월경 후) • 약간의 소양증, 성교통은 있거나 없음	• 테라마이신 질정 또는 경구 복용 • 항생제 크림 • Metronidazole(Flagyl) 투여
노인성 질염	• 에스드로겐 농도 저하(얇아진 질상피) • 질점막 위축	• 혈액 섞인 분비물 • 소양감, 질의 궤양 • 통 증	• 에스트로겐 치료(경구 투여, 질정, 질 크림)

(5) 자궁경관(경부)염(Cervicitis)

① 원 인

　㉠ 급성 경관염 : 임균, 클라미디아균에 의해 대부분 성교에 통해 감염된다.

　㉡ 만성 경관염 : 가임기 여성에게 가장 흔한 질환, 경부 열상이나 손상 후 연쇄상구균, 포도상구균의 감염으로 질염과 함께 대하증의 빈번한 원인이다.

② 증상 및 진단

구 분	급성 경관(경부)염	만성 경관(경부)염

증 상	• 급성 임균성
	  – 다량의 황색 대하
	  – 경관의 부종, 발적, 충혈
	• 클라미디아
	  – 70% 무증상
	  – 점액농성 분비물 , 미란과 짓무른 현상
	  – 요도감염 : 배뇨통, 빈뇨, 소양증, 발열
	• 세균성 감염
	  – 자궁경관 외번과 짓무름
	  – 하복통, 발열
	  – 진하고 끈적거리는 농성 대하(가장 흔하고 특징적)
	  – 혈관성 미란 : 성교 후 점적 출혈
		• 지속적인 백대하가 주증상
		• 경부에 크기가 다양한 미란이나 외번증이 있을 수 있다.
		• 치료하지 않으면 경부암으로 발전

진 단	• 임균 : 배지배양 → 쌍구균 확인 • 클라미디아 : 습식 도말검사, 배양검사, 항원 확인검사	• 시진이 중요하며 초기 자궁경부암과의 감별이 중요하다. – 시진 양상 : 경관내막 비후, 다양한 크기의 미란, 질에 정체성 낭종, 경관 외번증 • 세포진검사, 질확대경검사, 조직생검

③ 치료 및 간호

급성 경관(경부)염	만성 경관(경부)염	
• 원인균에 따른 항생제 치료 • 휴식과 가벼운 운동 • 성교 금지	냉동치료법(Cryotherapy)	• 상피조직을 냉동하여 염증부위 파괴 • 항균성 질 크림이나 질정 투여 • 질 분비물이 있는 동안 성교 금지
	소작법(Electrocauterization)	• 외경부 전체 소작, 7~8주 후 완치 • 항균성 질 크림이나 젤리 도포 • 2주간 성교 금지 • 온수 찜질 • 경관 모양의 변형 관찰
	원추절제술(Conization)	• 점막 전체를 원추형으로 절제 • 입원하여 시행(가벼운 마취)

트리코모나스 질염의 특징으로 맞는 것은?

① 백색의 짙고 크림타입의 냉대하
❷ 녹황색의 기포가 많은 질 분비물
③ 치즈 같은 반점
④ 생선 비린내 같은 악취가 나는 회백색의 질 분비물
⑤ 혈액이 섞인 질 분비물

해설
트리코모나스 질염은 녹황색의 기포가 많은 다량의 악취 나는 분비물, 심한 통증, 작열감, 소양증, 성교통, 질 후원개에 딸기모양의 출혈 반점과 같은 증상을 보인다.

2 골반염증성 질환(Pelvic inflammatory disease, PID)

(1) 원인과 전파경로

　① 임균(65%), 클라미디아균, 마이코플라스마, 그람음성, 양성, 혐기성연쇄상구균, 호기성균과 같은
　　성매개성 감염이 점막을 따라 골반 주위 장기(난관, 난소, 복막, 자궁 주위)로 상행성 전파된다.

　② 비성매개성 화농성균은 산후 혹은 유산 후 자궁경부염이나 자궁내막염이 있을 때 자궁 주위의 혈관이
　　나 림프관을 따라 골반 주위와 난관으로 파급되어 염증반응을 일으킨다.

(2) 위험요인

　① 성 접촉이 활발한 25세 이하의 젊은 여성

　② 다수의 성 파트너

　③ 자궁 내 장치

(3) 증 상

　① 급성 증상

　　㉠ 악취가 나는 농성 질 분비물

　　㉡ 3대 증상(확진은 3개 모두 존재) : 골반과 하복부 통증, 경부운동 압통, 자궁부속기 압통

　　㉢ 월경기간 중이나 월경 직후에 나타난다.

　　㉣ 심한 월경통, 근육경직, 성교통과 배변통

　　㉤ 38℃ 이상의 고열, 오한, 빈맥

　　㉥ 오심, 구토, 권태감, 백혈구증가증

　② 만성 증상

　　㉠ 재발성 골반 압통

　　㉡ 미열 : 37.7℃

　　㉢ 비정상적 질 출혈, 대하증, 빈뇨, 배뇨곤란, 이급후증

　③ 합병증 : 난관-난소 농양, 골반농양, 난관 폐쇄, 불임

(4) 치료 및 간호

　① 균 배양검사 후 광범위한 항생제 투여

　② 침상안정, 적절한 수액 공급 및 통증완화를 위한 진통제 투여

　③ 좌욕 : 통증완화, 안위 및 치유증진

　④ 반좌위 : 분비물 배설 촉진

　⑤ 성 파트너와 동반치료의 중요성 교육

출제유형문제 최다빈출문제

성매개 질환 중 골반에 염증을 유발하는 가장 흔한 균은?

❶ 임 균
② 단순포진바이러스
③ 듀크레이간균
④ 인유두종바이러스
⑤ 연쇄상구균

해설
골반염증성 질환(PID)의 65%가 임균에 의한
감염이다.

3 골반결핵(Pelvic TB)

(1) 원인과 전파경로

① 골반결핵은 생식기와 그 주위의 골반강에 감염된 것으로 여성 불임, 월경불순, 만성적인 하복통, 복수 및 심한 골반유착 등을 일으키는 질환이다.

② 난관 90~100%(혈행성 전파) > 자궁 50~60% > 난소 20~30% > 경관 5~15% > 질 1%

③ 결핵성 부고환염 배우자와 성관계를 통해 전파된다.

(2) 증 상

① 약간의 체온 상승, 경한 빈혈, 심계 항진, 결핵 병력

② 권태감, 식욕부진, 체중 감소, 두통, 허리통증, 오후에 미열

③ 지속적으로 배출되는 무색이나 연분홍색 분비물

④ 월경량 감소, 무월경, 비정상적 자궁출혈, 만성적인 하복부 통증

⑤ 불임, 자궁외임신

(3) 진 단

① 가족력

② 자궁내막 생검 및 균배양 검사

③ 자궁난관조영술

(4) 치료 및 간호

① 약물요법은 난관 내부가 뚫려 있고 임신을 원하며 통증이 없는 경우에만 하며 장기간에 걸친 지속적인 화학요법이 필요하다.

② 항결핵제 : 아이소니아자이드(Isoniazid), 리팜핀(Rifampin), 에탐부톨(Ethambutol), 피라진아마이드(Pyrazinamide, PAS)

③ 수술요법 : 화학요법에도 재발, 치료에도 증상호전이 없을 때 적용된다.

④ 휴식, 맑은 공기와 좋은 영양 섭취

⑤ 자궁내막결핵에 의한 불임 : 치료 불가

출제유형문제 최다빈출문제

생식기 결핵 중 발병률이 가장 높은 부위는?

① 난 소   ❷ 난 관

③ 고 환   ④ 질

⑤ 자 궁

해 설

생식기관 결핵 발생 빈도는 난관 90~100%, 자궁 50~60%, 난소 20~30%, 경관 5~10%, 질 1%의 순으로 침습률을 보인다. 골반결핵의 대부분이 난관결핵에 감염되어 2차적 복막염을 일으킨다.

4 성매개성 질환

(1) 임질(Gonorrhea)

① 임균(Neisseria gonorrhea), 성교에 의해 전파되는 가장 흔한 병으로 환자를 보건소에 등록하여야한다.

② 증 상

ㄱ 잠복기 : 1~30일

ㄴ 남성의 10%, 여성의 80% 이상은 감염 초기 증상이 없다.

ㄷ 노란색 또는 황록색의 다량의 화농성 질 분비물

ㄹ 배뇨 시 불편감, 침범부위 자극, 발적, 부종, 소양감

ㅁ 침범부위 : 자궁경부(가장 흔함), 스킨샘, 바르톨린샘, 경관, 요도, 난관, 복강

ㅂ 상행감염으로 난관이 좁아져 불임을 초래한다.

ㅅ 전신적 임질의 경우 관절염, 심내막염, 심장근염, 뇌막염으로 발전하기도 한다.

③ 치료 및 간호

약물요법	• Cefixime, Ceftriaxone, Ciprofloxacin, Ofloxacin 투여 • 항생제 사용 1~2주 후에 균 배양을 하여 치료 효과를 확인하고 예방 교육을 실시한다.
임신 중 임질관리	• 임균은 태반을 통과하지 않으므로 임신을 유지할 수 있고 감염상태로 분만을 할 경우 신생아의 30~35%는 산도를 통해 감염된다. • 신생아 안구감염(가장 흔함) → 예방적으로 0.5% Eerythromycin 또는 1% Tetracycline 안연고를 점적한다. • 단기간에 효과적인 항생제를 사용하며 흔히 페니실린과 함께 페니실린의 효과를 높이기 위해 Probenecid를 병용한다. • Tetracycline은 태아의 기형을 초래할 수 있으므로 피한다. • 부부가 함께 치료한다. • 성교 금지

(2) 매독(Syphilis)

① 원 인

ㄱ 원인균 : 트레포네마팔리둠(Treponema pallidum)이라는 스피로헤타(Spirochaetales)

ㄴ 성교 시 감염자의 삼출액에 의해 전염, 특히 개방성 상처, 감염된 혈액에 의해 전파된다.

ㄷ 태아의 경우 태반을 통해 감염되므로 선천성 매독이 된다.

② 분류 및 증상

1기 매독 경성하감(Chancre)과 림프선 종창	• 잠복기 : 10~90일 정도이며, 발병 후 2~6주 후 자연소실된다. • 경성하감(무통성 구진)은 단단하고 통증 없는 결절로 구강, 턱, 외음, 항문에 나타난다. • 주위 림프절 증대(종창), 두통, 전신권태, 미열
2기 매독 편평 콘딜로마 (Condyloma latum)	• 감염 후 6주~6개월 후 나타난다. • 전신의 피부나 점막에 다양한 형태로 나타나며, 전염성이 강하다. • 약진, 탈모, 건선, 편평 콘딜로마와 유사하지만 대부분 반점, 구진, 인설의 형태로 나타난다. • 림프절 증대, 식욕부진, 오심, 변비, 근육통, 관절통, 미열, 두통, 전신권태, 인후통, 쉰 목소리 등의 증상은 치료 없이 2~6주 후에 사라진다.
잠복 매독	• 임상소견이 없는 매독 • 조기 잠복 매독 : 감염 후 1년 이내 • 후기 잠복 매독 : 감염 후 1년 이후 • 매독 2기가 2~6주간 지속된 이후의 상태로서 증상이 없는 상태
3기 매독 고무종(Gumma) 혹은 매독성 궤양	• 감염 후 10~20년 지난 후 피부, 뼈, 간 등에 과립성 병변을 나타내며, 주증세는 신경매독으로 중추신경을 퇴화시킨다. • 매독성 고무종이 외음에 발생한다. • 괴사와 궤양이 많이 나타나므로 가장 흔한 3기 매독 병소는 매독성 궤양이다. 　- 매독성 궤양 : 크고 완만한 괴사성 궤양, 경변과 부종, 질과 직장 사이에 누공을 일으킨다.

③ 진단 : 혈청학적 검사로 VDRL, RPR(Rapid plasm reagent) 양성 여부 확인

④ 치료 및 간호

　㉠ 40년간 페니실린 사용

　㉡ 부부를 함께 치료하며, 재발 예방 교육과 심리적 손상을 회복시키는 중재를 시행한다.

　㉢ 치료 24개월 후에 추적검사, 신경매독은 3년 이상 추적 관찰이 필요하다.

　㉣ 임신 시 매독 관리 : 임신 16~20주 이전에는 태반이 방어역할을 하나, 이후에는 균이 태반을 통과하게 되므로 임신 20주(5개월) 이내에 치료를 하면 잠정적 해로움은 없다.

[페니실린 투약 용법]

구분	표준처방	페니실린 과민반응자
1~2기, 조기 잠복기	Penicillin G 1회 IM	Doxycycline 100mg 1일 2회 2주 PO
3기, 후기 잠복기	Penicillin G 주 1회 3주 IM	Doxycycline 100mg 1일 2회 4주 PO
선천성 매독	Penicillin G 주 1회 2주 IM	Ceftriaxone 1g 1일 1회 14일 IM

(3) 후천성 면역결핍증(Acquired immunodeficiency syndrome, AIDS)

① 원인 : HIV가 T_4 림프구를 파괴하여 면역기능을 저하시키는 질환

② 감염경로

　㉠ 감염자와의 성행위, 동성애자의 항문 성교

　㉡ 오염된 주사기, 침구용 기구 및 바늘, 면도날, 칫솔 등으로 인한 상처

　㉢ AIDS 환자의 인공정자, 인공수정, 모유수유, 혈액제제

　㉣ 모체감염에 의한 신생아 감염

③ HIV 감염검사

    ㉠ 효소면역분석법(Enzyme-linked immunosorbent assay, ELISA) : 민감도 99.5%

    ㉡ ELISA 양성 → WB(Western blot), IFA(Immunofluorescence assay) 검사

④ 증 상

    ㉠ 1단계 : 급성기 및 무증상기

        • 쇠약감, 전신허약감, 식욕부진, 전신림프샘종 등

        • 최초 감염 후 약 10년간 무증상기(임상적 잠복기)를 거친다.

    ㉡ 2단계 : 만성단계

        • 백혈구 파괴로 면역기능이 없어지고 쇠약

        • 피곤함, 체중감소, 기침, 설사, 열, 땀

        • 기회감염 : 전신성 림프절 증대, 아구창, 구강백반, 대상포진, 혈소판 감소

    ㉢ 3단계 : AIDS 단계

        • 에이즈에 의한 사망보다 면역결핍으로 인한 기회감염으로 사망하게 된다.

        • 카포시육종이라는 드문 암으로 발전하기도 한다.

⑤ 치료 및 간호

    ㉠ 완치보다 증상의 진행을 늦추는 것이 목표

    ㉡ 영양상태를 증진한다.

    ㉢ 약물 요법 : 항바이러스 치료, 칵테일 약물요법(바이러스 증식 억제 목적)

    ㉣ 안전한 성행위(콘돔)

    ㉤ 포옹, 악수, 같은 장소 사용으로는 감염되지 않는다.

    ㉥ 감염자를 지나치게 경계하는 것을 피한다.

    ㉦ HIV 감염 산부는 모유수유 금기

    ㉧ 사회적 격리감 감소

(4) 연성하감(Chancroid)

① 원 인

    ㉠ 성교로 전파되는 궤양성 세균 감염

    ㉡ 헤모필루스 듀크레이간균(Hemophilus ducreyi bacillus, 그람음성 간균)

② 증 상

    ㉠ 소농포가 2~3일 내에 궤양으로 진행되어 경화가 생긴다.

    ㉡ 궤양성 통증을 유발하며, 서혜부위샘염을 동반한다.

③ 진단 : 삼출물을 배양하여 도말 표본검사로 진단한다.

④ 치료 및 간호

    ㉠ 항생제 치료, 진통제, 국소적 방부제와 술파제 사용

    ㉡ 배우자와 동시 치료

    ㉢ 청결 유지

(5) 음부포진(Herpes genitalia)

① 원 인
- ㉠ 단순포진바이러스 Ⅱ형(Herpes simplex virus type Ⅱ)에 의한 급성 염증성 질환
- ㉡ 후근신경절에 잠재해 있다가 유발요인(외상, 피로, 월경, 발열, 스트레스)에 의해 재발된다.
- ㉢ 다수의 성 파트너를 가진 청소년이나 젊은 청년에서 많다.

② 증 상
- ㉠ 잠복기 : 3~14일
- ㉡ 수포 형성, 서혜부 임파관 종창, 발열, 무력감
- ㉢ 병변이 생식기에 있으므로 태아가 산도를 통과할 때 이환될 위험이 크다.
- ㉣ 드물게 태반을 통한 감염 : 유산, 사산, 조산의 위험
- ㉤ 태아에게 미치는 영향 : 파막 후 전파되며 피부병변, 흉터, 자궁 내 성장지연, 정신지체, 소뇌증 유발
- ㉥ 바이러스 검출 시 제왕절개분만이 요구
- ㉦ 신생아감염의 위험성 50% : 60% 사망, 20% 눈 또는 신경계후유증, 20% 후유증 없이 생존

③ 치료 및 간호
- ㉠ 증상에 따른 대증요법
  - 항바이러스제제 : 5% 아시클로비르(Zovirax 연고)제제를 3시간 간격으로 도포한다.
  - 베타딘 소독법, 좌욕, 건열요법
- ㉡ 수포를 터트리지 않고 건조하게 유지

(6) 첨형 콘딜로마(Condyloma acuminatum)

① 원 인
- ㉠ 원인균 : 인유두종바이러스(Human papillomavirus, HPV)
- ㉡ HPV의 유형은 100가지 중 30가지 이상이 생식기 감염을 유발한다.
- ㉢ 고위험 HPV 16, 18형은 자궁경부이형성증과 암의 발생과 관련이 있다.
- ㉣ 저위험 HPV 6, 11형은 성기의 피부점막에 발생하는 사마귀인 첨형 콘딜로마의 원인이다.

② 유발요인
- ㉠ 흔한 성매개 감염 중 하나로 성적 활동이 왕성해지는 청소년기와 젊은 성인기에 감염되기 시작한다.
- ㉡ 전염력이 강하여 한 번의 성 접촉으로 약 50%가 감염될 수 있다.

③ 증 상
- ㉠ 양배추 같은 덩어리가 단순하고 넓게 분산되어 나타나기도 하며, 보통 다발성이다.
- ㉡ 통증, 외음의 소양증, 성교통, 배변 시 통증과 출혈이 나타난다.
- ㉢ 임부 생식기의 약 30% 정도에서 콘딜로마가 발견되며, 크기가 커져 때로는 질식 분만을 하게 되면 태아의 후두에 감염될 수 있다.

④ 치료 및 간호

ㄱ 주위 조직에 묻지 않게 바셀린을 바르고, 25% Podo-phyline tincture of benzoin을 도포하고 4시간 후 물비누로 세척하면 50%에서 병변이 소실된다.

ㄴ 질과 경부의 콘딜로마 : Podophyline을 사용할 수 없고, 외과적 절개나 CO_2 레이저 등으로 전기소작(가장 효과적인 방법)을 하며 수영을 금하고 건조하게 유지한다.

ㄷ 증상이 지속되면 5-Fluorouracil(5-FU)을 사용하며, 치유율은 약 90%이다.

ㄹ 임신 시에는 기형, 태아사망, 조산과 관련이 있으므로 사용을 금한다.

ㅁ 배우자도 치료하고 완치 시까지 부부관계를 금하고, 전염에 주의한다.

ㅂ 인유두종바이러스 백신접종으로 예방이 가능하다.

(7) 클라미디아(Chlamydia)

① 원 인

ㄱ 원인균 : 클라미디아 트라코마티스(Chlamydia trachomatis)

ㄴ 성매개성 질환으로 전 연령층에서 감염되며, 임질과 동반 감염되기도 한다.

ㄷ 치료를 받지 않을 경우 골반염으로 진행할 수 있으며, 1/5이 불임증을 나타냈다.

② 증상 및 징후

ㄱ 잠복기 : 2~3주

ㄴ 여성의 75%, 남성의 50%에서 증상 호소가 없다.

ㄷ 5~21일 후 음부와 항문부위 증상 출현 → 직장결장염, 항문협착성 농양 및 누공

ㄹ 질 분만 시 클라미디아 결막염, 신생아 안염이 발생된다.

③ 치료 및 간호

ㄱ Minocycline, Doxycycline, Erythromycin 등 광범위 항생제를 7일간 외음부에 도포한다.

ㄴ 안구 감염 시에는 안연고를 21일간 투여한다.

ㄷ 성병성 림프육아종에는 Tetracycline 500mg을 21일간 투여한다.

ㄹ 예방을 위해 남성도 검사를 받아야 한다(남성의 50% 증상호소).

(8) 서혜부 육아종(Granuloma inguinale)

① 원인 : 피막을 갖는 도노반 봉입체(Calymmatobacterium granulomatis)에 감염되는 성매개성 질환이다.

② 증상 : 소음순이나 서혜부에 작은 유두병소로 나타나 포행상 형태의 궤양이 된다(과립모양, 장액성 삼출물).

③ 진단 : 도노반소체(현미경), 도노반봉입체(도말검사), 서혜부위 병소의 특징적 소견

④ 치료 및 간호

ㄱ 항생제 치료(3주간 PO)

ㄴ 국소적일 경우 외과적 병소 제거

(9) 성병성 림프육아종(Lymphogranuloma)

① 원인 : 만성 세균성 성병

② 증상 : 서혜부 림프선종, 피부궤양, 부종, 림프관비대, 화농, 직장요도 협착, 골반 내 염증

③ 진단 : 직접형광항체검사, PCR(중합효소연쇄반응)

④ 치 료

　ㄱ 테트라사이클린, 옥시사이클린, 에리스로마이신

　ㄴ 외과적 병소 제거

　ㄷ 직장협착 시 인공항문술(Colostomy)

출제유형문제 최다빈출문제

4-1. 임질에 대한 설명이다. 옳지 않은 것은?

① 다량의 황색 질 분비물이 배출된다.
② 난관 감염 시 불임을 초래할 수 있다.
③ 초기는 대부분 무증상으로 감염여부를 알지 못한다.
④ 성교에 의해 전파되는 가장 흔한 병이다.
❺ 신생아의 30%는 태반을 통해 감염된다.

해설
임균은 태반을 통과하지 않아 임신을 유지할 수 있고, 임신 시 임균 감염 상태로 분만을 할 경우 신생아의 30~35%는 산도를 통해 감염된다.

4-2. 다음 중 매독의 증상 진행이 바르게 연결된 것은?

① 고무종 - 콘딜로마 - 경성하감
② 경성하감 - 연성하감 - 고무종
③ 편평 콘딜로마 - 고무종 - 경성하감
❹ 경성하감 - 편평 콘딜로마 - 고무종
⑤ 고무종 - 경성하감 - 연성하감

해설
1기 매독은 경성하감과 림프선 증대이고, 2기 매독은 편평 콘딜로마이며, 임상소견이 없는 잠복 매독을 거쳐 3기 매독은 고무종 혹은 매독성 궤양이다.

4-3. HIV 감염의심 대상자에게 해야 하는 진단검사는?

① MRI
② Pap smear
③ VDRL
❹ ELISA
⑤ CT

해설
후천성 면역결핍증 환자를 위한 초기 검사는 효소면역분석법(ELISA test)이며, 이 검사에서 양성이면 HIV 항체확인검사(Western blot)로 확진한다.

자궁내막질환 간호

제 **3** 장

1 자궁내막증식증(Endometrial hyperplasia)

(1) 원 인

① 에스트로겐 대사 이상과 성호르몬 결합글로불린의 감소로 에스트로겐 순환과 자궁내막의 감수성이 증가하여, 비정상적인 자궁출혈을 동반하는 자궁내막의 비정상적 증식을 말한다.
② 가임기 여성에서 폐경 후 여성 등 모든 연령에서 발생한다.

(2) 증 상

① 가임기 여성 : 월경 과다, 부정 자궁출혈, 지연월경
② 폐경 후 여성 : 불규칙적인 자궁출혈이며 가끔 상당량의 출혈이 있다.
③ 하복통 : 자궁내막강에 혈괴를 제거하면 사라진다.

(3) 진 단

자궁내막증식증은 임상진단이 아니라 병리조직학적 진단이므로 반드시 분할 소파술과 자궁내막 생검을 한다.

(4) 치료 및 간호

10대 소녀	• 무배란성 월경주기로 인한 것은 인위적인 에스트로겐–프로게스테론 주기를 만들기 위해 최소 6개월 이상 치료한다. • 치료가 끝나고 3개월 후에 자궁내막 생검으로 정상 월경주기 자궁내막 조직으로 회복되었는지 사정한다. • 배란이 안 될 경우 데포–프로베라를 한 달에 10일간 경구 투여한다. • 프로게스테론의 주기적인 사용은 정기적 배란이나 임신이 될 때까지 투여한다.
가임기	• 인위적인 에스트로겐–프로게스테론 주기를 3개월 동안 치료한다. • 치료 후 즉시 자궁내막 생검으로 정상 월경주기 자궁내막 조직으로 회복되었는지 사정한다. • 임신을 원하지 않을 경우 인위적인 에스트로겐–프로게스테론 주기 유지를 위한 약물 투여가 필요하다.
폐경기	• 자궁절제술이나 프로게스테론 제제를 간헐적으로 사용한다. • 일반적으로 중등도와 고도의 비정형증식증을 가진 대상자에게는 자궁절제술을 한다. • 경도인 경우 프로베라(20mg/일)를 한 달에 10일씩(월경주기 16~25일) 6개월간 투여하거나, 데포–프로베라 200g을 2개월에 한 번씩 3회 근육주사한다. • 자궁내막 생검은 3개월마다 시행한다(불규칙적 출혈 경험 가능). • 프로게스테론 제제나 Megesterol acetat를 투여할 경우 6개월에 한번 추적 생검 및 소파술이 필요하다.
폐경 후	• 선종성 또는 비정형성 선종성 증식증은 자궁절제술 및 양측 난소난관절제술을 하는 것이 바람직하다. • 황체호르몬 치료는 수술이 힘든 내과적 문제가 있는 대상자에게만 사용한다.

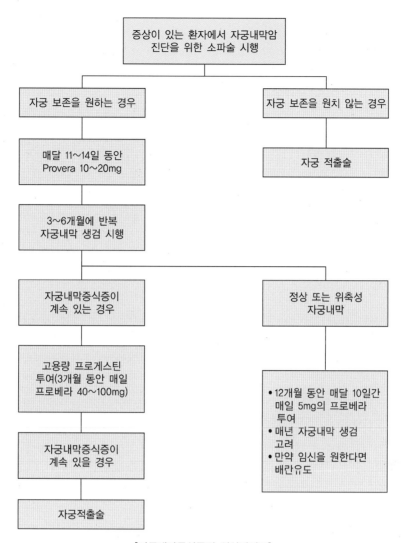

[자궁내막증식증의 임상관리도]

출제유형문제 최다빈출문제

자궁내막증식증 진단을 받은 30세 여성에게 가장 특징적으로 나타나는 증상은?

❶ 월경과다
② 성교통
③ 무월경
④ 변 비
⑤ 불규칙한 자궁출혈

해설
자궁내막증식증 시 가임기 여성은 월경과다, 부정자궁출혈, 지연월경이 나타나고, 폐경기 여성은 불규칙한 자궁출혈이 특징적인 증상이다.

2 자궁내막증(Endometriosis)

(1) **정의** : 성장, 증식 및 출혈 등과 같은 기능이 있는 자궁내막 조직이 자궁 외 부위에 존재하는 것으로 호발부위는 난소(가장 흔함), 골반장기, 복막이다.

(2) **원 인**

이식설(월경혈 역류설)		월경혈 및 자궁내막 조직이 난관을 통해 역류하여 자궁내막 세포가 골반 내에 착상되어 성장한다는 이론이다.
체강상피화생설		체강상피가 자궁내막조직으로 변형된다는 설이다.
유도설		체강상피화생의 연장개념으로 내인성 생화학적 요인에 의해 미분화된 복막세포가 자궁내막 조직으로 분화한다는 이론이다.
혈행성 파종설	유전적 요인	가족력이 있는 경우 7배 증가한다.
	면역학적 요인	자가면역질환의 관점에서 중요성이 증대되고 있다.
	내분비학적 호르몬 요인	자궁내막증의 병인에 중추적인 역할을 하고 있다.
	신체적·환경적 요인	• 30~44세 여성 • 키 크고, 마른 체형 • 여성호르몬 과다 • 27일 이하 월경주기나 7일 이상 월경기간이 긴 경우 • 빠른 초경 • 출산 횟수가 적은 여성

(3) **증상 및 진단**

① **통증** : 주로 월경과 함께 또는 월경 직전에 초래되는 골반통이다.

② **불임증** : 환자의 30~50%에서 동반되는데, 50~60%가 원발성불임이다.

③ 자궁내막의 성장과 발달이 에스트로겐의 자극에 영향을 받기 때문에 초경 이전에는 발견되지 않는다.

④ **진단검사** : 병력청취, 골반검진, 초음파, MRI, 복강경 및 시험적 개복술

(4) **치료 및 간호**

① 가임 여부, 증상 및 내막증의 정도에 따라 결정

② **호르몬 요법** : 에스트로겐 생성을 억제하여 병변의 위축을 유발하여 병변의 자극 및 출혈을 방지하는 일시적인 억제요법이다.

③ **수술요법** : 수술 후 3개월까지는 재발의 위험이 있어 에스트로겐요법을 금한다.

복강경 수술	• 가임기 여성으로 임신능력을 보존해야 할 경우 자궁내막증의 병변과 자궁내막증에 의한 유착제거술 등을 시행한다. • 초기 자궁내막증 치료에 효과적이다.
개복수술	• 자궁내막증이 진행되었거나 임신을 원하지 않을 경우 시행한다. • 보존적 수술 : 병기 3~4기에 해당하는 대상자로 난관, 난소주위 유착과 자궁내막증 병변을 제거하여 임신 기능의 정상화를 도모하는 수술법이다. • 자궁적출술 : 양측 난소의 문맥부위에 자궁내막증이나, 병변이 보존적 수술로 완전 제거가 불가능할 때 실시한다.

출제유형문제 최다빈출문제

자궁내막증에 대한 내용이다. 옳지 못한 것은?

❶ 비정상적인 자궁출혈과 함께 자궁내막이 비정상적으로 증식하는 것이다.
② 호발부위는 골반장기와 복막이며 난소에서 가장 흔하다.
③ 증상으로 골반통과 불임을 호소한다.
④ 가족력이 있는 경우 발생빈도가 상당히 증가한다.
⑤ 자궁내막증은 초경 이전에는 발견되지 않는다.

해설
①은 자궁내막증식증에 대한 설명으로 자궁내막증은 자궁내막조직이 자궁외 복막강 여러 부위에 증식하는 것이다. 반면, 자궁선근증은 자궁내막 조직이 자궁근층 내에 존재하는 것이다.

3 자궁선근증(Uterine adenomyosis)

(1) 원 인
자궁내막선과 간질이 자궁근층 내에 존재하는 것으로 보통 자궁근의 비후가 동반된다.

(2) 증 상
① 월경과다, 속발성 월경통, 무증상(35%), 성교통, 만성 골반통
② 자궁 비대(60%) : 육안적 소견으로 보통 14cm 이하이며, 임신 12주 이상의 크기는 보이지 않는다.

(3) 치료 및 간호
① 대상자의 나이와 증상을 고려하여 결정한다.
② 비스테로이드성 소염제로 증상이 완화되거나 폐경 직전의 나이로 곧 난소기능의 소실이 예상되는 대상자는 대증요법으로 치료한다.
③ 증상이 심하거나 폐경까지 기간이 많이 남아 있을 경우 자궁적출술이 고려된다.

[자궁내막증과 자궁선근증의 감별진단]

감별내용		자궁내막증	자궁선근증
나 이		25~45세	40대 이상
출산력		미산부	다산부
사회경제적 상태		사회경제적 상태가 높다.	사회경제적 상태가 낮다.
증 상	성교통	매우 심하다.	없다.
	월경통	중 증	경 증
	불임증	75%	20%
자궁 크기		정상 크기	전체적으로 비대
자궁내막		기능성(월경 사이)	비기능성(월경)
진 단		복강경검사	병리 조직학적 진단
치 료		고식적	자궁적출

출제유형문제 최다빈출문제

자궁선근증의 치료법은?

① 소파술
② 난소적출술
❸ 자궁적출술
④ 냉동 치료법
⑤ 원추조직 절제술

해설
자궁선근증의 치료는 비스테로이드성 소염제로 증상이 완화되거나, 폐경 직전의 나이로 곧 난소기능의 소실이 예상되는 대상자는 대증요법으로 치료한다. 증상이 심하거나 폐경까지 기간이 많이 남아 있을 경우 자궁적출술이 고려된다.

제 **4** 장

생식기 구조이상 간호

1 비뇨생식기의 구조이상

(1) 생식기 기형

① 외부 생식기 기형

㉠ 음순유합

- 원인 : 유년시절 염증의 부적절한 관리로 유착된 것으로 선천성 기형이 아니다.
- 증상 : 대음순과 소음순이 중앙에서 만나 남성 회음부의 중앙봉선처럼 보인다.
- 치료 : 음순 분리술 후 바셀린이나 에스트로겐 연고를 사용하여 유착 재발을 막아 준다.

㉡ 처녀막 폐쇄증

- 원인 : 태생기 때 외생식기의 분화가 이뤄지는 동안 요생식동(Urogenital sinus)에서 질이 출아하는 장소에 관강이 발달하지 못하여 발생한다.
- 증 상
  - 사춘기 전까지는 증상이 없다.
  - 사춘기 후에 발견된 경우 월경혈의 축적으로 인한 주기적인 하복통과 자궁경관 분비물의 축적으로 인한 질 점액류가 있다.
  - 드물게는 소변 정체에 의한 옆구리 통증이 있다.
- 치료방법
  - 삼각피부관 절제와 함께 처녀막을 단순절개한다.
  - 오래된 혈액과 세균으로 인한 감염 가능성이 높으므로 예방적 항생제를 투여한다.

② 내부 생식기 기형

㉠ 질의 기형

질 무형성증	• 태생기에 뮐러관의 형성부전증이나 이형증으로 자궁과 질의 중간부와 상부가 형성되지 않는 것이다. • 무자궁증이 동반되는 경우가 흔하다(Mayer-Rokitansky-Kustner-Hauser 증후군). • 질 하부는 정상적으로 발달될 수 있으나 질의 개구부가 없거나 덜 발달되어 질의 길이가 짧을 수 있다. • 자궁과 질의 결여는 비뇨기계의 기형과 골격계 이상을 동반할 수 있다.
세로 질 중격	• 대부분 무증상, 드물게 탐폰을 끼우는데 어려움이나 성교통을 호소한다. • 가끔 중복 자궁, 일측성 질혈종, 폐쇄성 일측질을 동반할 수 있다. • 같은 쪽의 신장 무형성증을 동반한 경우 중격 제거를 고려해야 한다.
가로 질 중격	• 드문 기형으로 질의 상단부와 중간 1/3 부위의 결합부에 많이 발생한다. • 완전히 막혔을 때 월경혈이 밖으로 배출되지 못하여 증상 발생한다.

ⓛ 자궁과 난관의 기형 : 태생기에 뮐러관의 무발육, 뮐러관의 수직융합과 융합 후 발육 이상 등으로 분류한다.

무자궁 (Absence of uterus)	대부분 질 결여를 동반하나 드물게 정상 질이면서 자궁이 없는 경우도 있다.
단각자궁 (Unicornuate uterus)	한쪽 뮐러관의 발생이 정지되어 한쪽으로만 형성된 경우이다.
흔적자궁각 (Rudimentary uterine horn)	• 한쪽 뮐러관 발달은 정상이나 다른 쪽 뮐러관의 발달이 불완전할 때 생긴다. • 자궁내막의 기능이 있으면서 반대측과 연결이 없으면 월경혈이 정체되어 증상이 나타난다. • 자궁의 발육부전이 있는 쪽의 요관 이상이 동반된다.
맹각자궁 (Blind uterine horn)	• 양쪽 뮐러관이 차이 없이 발달되지만, 한쪽이 다른 쪽과 연결되지 않았거나 밖으로 통하지 않았을 때 발생하며 요관 이상이 동반되기도 한다. • 자궁내막증 동반 시 하복부 또는 자궁경부 측면의 질 내에서 종괴가 촉지되며, 월경통이 심하다.
대칭이중자궁 (Symmetrical double uterus)	• 양측 뮐러관이 각각 발달하여 생긴다. • 양측 관은 각각의 난관과 자궁경부가 있는 자궁을 형성하여 질의 뮐러관이 형성되는 부분까지 중복된 경우이다.

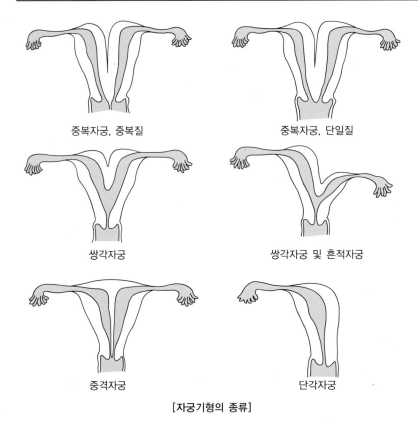

중복자궁, 중복질   중복자궁, 단일질

쌍각자궁   쌍각자궁 및 흔적자궁

중격자궁   단각자궁

[자궁기형의 종류]

ⓒ 난소의 기형
- 난소의 발육부전 : 생식선의 발육부전은 성 발육 문제를 야기한다.
- 과잉 난소 : 태생과정에서 정상 위치를 벗어난 여러 개의 난소가 생긴 것이다.
- 부속 난소 : 정상 위치 근처에 과잉 난소조직이 존재하는 경우이다.
- 일측난관결여 및 동측난소결여 : 발생학적 이상으로 인해 이상난소조직의 형태가 된 경우이다.

(2) 자궁의 위치 이상

① **자궁 전방전위** : 자궁체부축이 정상보다 앞으로 기울어진 것을 의미한다.
  ㉠ 원인 : 생식기 발육 부전
  ㉡ 증상 : 특별한 증상이 없거나, 월경통이나 불임증이 있다.
  ㉢ 치료 및 간호
    - 심하게 전굴된 자궁일지라도 대부분 치료가 필요 없다.
    - 유아기 자궁 크기의 발육부전증 : 호르몬 자극과 자궁내막 소파술을 권장
② **자궁 후방전위** : 자궁경부의 축에 대해 자궁체부위 장축이 정상보다 뒤쪽으로 기울어진 것을 의미한다.
  ㉠ 원 인
    - 선천적 요인 : 발육부전으로 태아의 자궁이나 어린이 자궁에서는 흔하게 관찰되며, 성장하면서 정상 위치를 갖게 된다.
    - 후천적 요인 : 골반염증성 질환이나 자궁내막증과 같은 골반병변이 복합되어 초래된다.
    - 산욕기 요인 : 분만 중 자궁지지조직의 손상과 지속적인 방광팽만, 유산, 특히 난산 후 호발한다.
    - 부속기 질환 요인 : 골반감염 등의 부속기염과 자궁내막증, 골반 종양, 난소 종양
  ㉡ 증 상
    - 신천적 요인 : 약간의 요통이니 무통
    - 후천적 요인
      – 자궁이 무겁고 퇴축부전 및 부종이 있다.
      – 월경 전 요통과 월경통이 가끔 있다.
      – 월경장애 시 냄새가 심한 검붉은색의 월경이 지속된다.
    - 임신 후 유산의 위험이 증가한다.
    - 골반염증 또는 종양과 관련된 질환에 따른 증상이 나타난다.

ⓒ 치료 및 간호

- 후방전위이거나 후굴이 심하면 페서리로 교정한다(월경 전 요통과 월경통 경감효과).
- 골반 진찰을 통해 자궁경관은 천골의 하방 치골 쪽으로 향해 있고 자궁저부가 후방에서 촉진되는 것을 확인한다.
- 출산 후 슬흉위 : 자궁이 정상위치로 회복되도록 1일 3~4회, 1회에 5분씩 실시하도록 권장한다.
- 골반감염 시 즉시 치료하여 유착을 방지하는 것이 자궁 후방전위를 예방하는 방법이다.
- 증상이 없는 경우 특별한 처치를 하지 않는다.

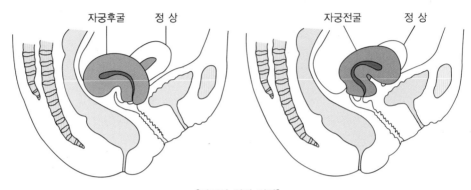

[자궁의 위치 이상]

출산 후 자궁이 정상으로 회복되도록 하는 슬흉위가 도움이 되는 건강문제는 무엇인가?

① 자궁 전방전위
❷ 자궁 후방전위
③ 자궁내번증
④ 자궁외번증
⑤ 자궁탈출증

해설
슬흉위는 출산 후 자궁의 정상위치 회복과 단순한 자궁 후굴이나 질 페서리(Pessary)가 불가능한 후방전위일 경우에도 도움이 된다.

2 비뇨생식기 기능장애

(1) 자궁탈출증(Prolapse of uterus)

① 정 의

　　㉠ 자궁이 하강하여 자궁경부가 질 입구로 내려온 상태로 힘을 주고 있을 때 자궁경부가 처녀막링(Hymenal ring)에서 2cm 아래로 나온 상태이다.

　　㉡ 산욕기간에는 발생되지 않고, 나이가 많은 연령층과 다산부에서 발생률이 높다.

② 원 인

　　㉠ 과거 분만 시 회음근과 근막이 신전되거나 외상을 입어 질 출구가 이완되어 있거나, 무력해진 상태에서 복압을 상승시키는 요인들이 장기적으로 작용하면 자궁탈출이 촉진된다.

　　㉡ 전신적 요인 : 비만, 천식, 만성기관지염, 기관지확장증 등

　　㉢ 국소적 요인 : 복수, 골반 내 거대종양(자궁근종, 난소낭종 등)

　　㉣ 기타 : 당뇨병성 신경장애, 척추이분증, 미단마취 사고, 천골 전방 종양, 회음열상의 부적절한 봉합 등

③ 증 상

　　㉠ 경미한 압박감, 질을 통한 생식기 하수감, 경한 요통, 하복부의 중압감

　　㉡ 누워 있으면 편해지고 오후에 심해진다.

　　㉢ 탈출증은 0~4등급으로 나누며 등급이 올라갈수록 정도가 심해짐을 의미한다.

④ 진단 : 시진으로 관찰하거나, 질에 검지를 넣고 복압을 주게 하여 자궁경부가 질구 쪽으로 돌출되는 것을 촉진한다.

0도	자궁탈출이 없는 경우
1도	하복부에 힘을 주었을 때 자궁경부가 질 내에 있을 경우
2도	자궁경부가 처녀막면(질 입구)까지 내려와 있을 경우
3도	자궁경부가 처녀막면 밖(질 밖)으로 나와 있을 경우
4도	전자궁이 탈출된 경우

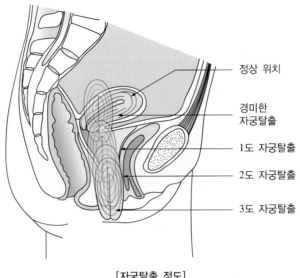

정상 위치

경미한
자궁탈출

1도 자궁탈출

2도 자궁탈출

3도 자궁탈출

[자궁탈출 정도]

⑤ 치료 및 간호

 ㉠ 자궁탈출의 증상이 없는 경우는 치료를 요하지 않으며, 근본적인 치료법은 외과적 수술로 질식으로 수술하는 것이 원칙이다.

  • 질식 자궁절제술

  • 자궁고정술 : 미혼여성, 임신을 원하는 여성 중 선천적으로 골반기저층이 약화되어 발생된 경우 시행할 수 있다.

  • 질폐쇄술 : 성생활을 하지 않으며, 나이가 많고 심한 전 자궁탈출인 경우 시행한다.

 ㉡ 골반저근훈련(Pelvic floor muscle exercise) : 자궁탈출증의 증상이 없거나 경미할 경우에 권장한다.

 ㉢ 페서리요법 : 자궁탈출증의 보존요법으로 수술이 위험하고 회음부가 질내 장치를 지탱할 수 있는 상태일 때 적용된다.

 ㉣ 에스트로겐 대치요법 : 폐경기 이후에 골반 근막조직의 탄력유지를 돕는다.

(2) 생식기 누공(Genital fistula)

 ① 정의 : 생식기와 비뇨기 또는 생식기와 직장 사이에 생긴 통로로 소변이나 분변이 질로 누출되는 상태를 통칭하는 말이다.

 ② 원인

  ㉠ 지연된 분만, 난산에 의한 산과적 손상

  ㉡ 근치자궁절제술 : 방광, 요관, 직장손상(가장 흔함)

  ㉢ 암치료를 위한 방사선 조사, 악성종양의 침윤

  ㉣ 페서리로 인한 조직 파괴

③ 증 상

　㉠ 질로 소변 또는 분변 누출

　㉡ 누출된 분비물로 소양증, 작열감, 발적, 궤양, 염증, 불쾌한 냄새

　㉢ 신경과민, 불면증, 우울증 등의 증상을 초래한다.

④ 진단 : 시진, 방광경검사, 역행성 요관촬영술, MRI, 초음파

⑤ 치료 및 간호

비뇨기 누공 (Urinary fistula)	• 누공의 형태에 따라 방광질 누공, 요도질 누공, 요관질 누공으로 나뉜다. • 슬흉위(Knee-chest position)에서 쉽게 알 수 있다. • 작은 누공 : 자연적으로 밀폐될 수 있으므로 항생제, 수분제한, 유치카테터 삽입 등을 하여 자연 밀폐를 　기다린다. • 외과적 수술 : 4~6개월의 준비 기간이 필요한데 이것은 부종, 경화가 가라앉아야 수술이 가능하기 　때문이다.
직장질 누공 (Rectovaginal fistula)	• 수술로 교정한다. • 결장조루술 : 심한 조직 감염이나 예비적인 회복을 위해 일시적으로 시행한다. • 개복수술 : 다른 장관을 침윤한 경우에 하며 인접조직의 파괴를 최소화하기 위해 상부 누공을 밀폐시키 　고 흡인배액법을 시행한다.
간호중재	• 음식이나 음료는 특별히 제한하지 않는다. • 피부간호 시 부드러운 비누와 따뜻한 물을 사용한다. • 상처 치유 시까지 관장을 금한다.

(3) 요실금

① 요실금의 종류

복압성 요실금	• 가장 많은 형태의 요실금으로 우리나라 중년 여성의 약 50%가 경험할 수 있다. • 치골미골근의 지지가 약할 때 방광경부가 밑으로 처져서 외괄약근의 긴장도가 약화되고 증가된 복압 　이 요도에 직접 전달되어 발생한다. • 임신 시에는 자궁증대와 임신 중 분비되는 호르몬에 의해 골반 근육이 부드럽게 이완되어 발생된다. • 가장 큰 원인 : 임신과 분만, 폐경, 급·만성방광염, 방사선치료 후 당뇨합병증, 중추 및 말초신경질환 　등이 있다. • 유발요인 : 재채기, 기침, 흥분 등
절박성 요실금	• 노년여성에서 흔하고 전체 요실금 중 두 번째로 흔하다. • 방광근육의 수축을 억제할 수 없거나, 배뇨 반사가 억제되지 않아 많은 양의 소변누출과 요의 직후 　갑작스런 소변의 누출이 있다.
혼합성 요실금	복압성 요실금과 절박성 요실금이 함께 있어 어느 한 가지로 진단하기 어려운 경우를 말한다.
기능성 요실금	• 원인 : 환경, 심리상태, 장기간 침상생활, 손가락의 기능이상 등 • 하부요로계의 기질적 장애나 신경성 하부요로장애가 없이 발생될 때 고려한다.

② 증상 : 정서적 불안, 심리사회적, 경제적 문제와 의학적 합병증으로 시달림을 받는다.

③ 치료 및 간호

    ⊙ 행동요법 : 골반저근훈련(Pelvic floor muscle exercise) → 치골미골근 강화, 방광훈련법

    ⓛ 약물요법 : 고혈압인 경우 적용할 수 없고, 폐경 이후 발생된 복압성 요실금의 경우 에스트로겐을 사용할 수 있지만 중단하면 재발된다.

    ⓒ 수술요법

    ⓔ 콜라겐 주입법, 전기자극법, 바이오피드백

출제유형문제 최다빈출문제

2-1. 자궁탈출 3도가 의미하는 것은?

① 평상시 자궁경부가 처녀막면에 내려와 있다.

② 재채기 시 자궁경부가 처녀막면에 내려와 있다.

③ 걸을 때 자궁체부가 처녀막면에 내려와 있다.

❹ 평상시 자궁경부가 처녀막면 밖으로 나와 있다.

⑤ 하복부 압력에 자궁경부가 돌출된다.

2-2. 방광질 누공으로 입원한 대상자의 수술 후 치료를 위한 간호중재로 적합한 것은?

① 자연치유되도록 기다린다.

② 수분을 공급한다.

③ 고단백식이를 한다.

❹ 유치도뇨관을 삽입한다.

⑤ 질로 변이 나오는지 확인한다.

해설

• 1도 : 하복부에 힘을 주었을 때 자궁경부가 질 내에 있는 경우
• 2도 : 자궁경부가 처녀막면까지 내려와 있을 경우
• 3도 : 자궁경부가 처녀막면 밖으로 나와 있을 경우
• 4도 : 전 자궁 탈출

해설

방광질 누공은 자연 치유되는 경우도 있으며 수분을 제한하고, 치유를 위해 방광 내 유치카테터를 삽입한다. 음식이나 음료는 특별히 제한하지 않는다.

제 **5** 장

난(불)임 간호

1 난(불)임의 정의 및 원인

(1) 정 의

① 결혼기간과 연령에 따라 차이가 있으나, 남녀가 피임을 하지 않고 정상적인 성생활을 하여도 1년 이내에 임신이 되지 않는 것을 말한다.
② 원발성 불임증 : 임신한 경험이 없는 것
③ 속발성 불임증 : 임신을 경험한 후 다시 임신이 안 되는 경우

(2) 원 인

구분	남성측 요인	여성측 요인
전신적 이상	과로, 과다음주, 흡연, 과다성교, 발기부전, 정서적 불안, 공포	심한 빈혈, 약물남용, 과다음주, 흡연, 정서적 불안, 공포
생식기 발육이상	잠복고환, 요도하열, Klinefelter 증후군	생식기 결여, 기형, 발육부전, 터너증후군
내분비이상	뇌하수체기능부전, 갑상샘기능저하증, 고프로락틴혈증, 부신증식증	시상하부-뇌하수체기능부전, 갑상샘 질환, 당뇨, 부신증식증, 고프로락틴혈승, 고안드로겐승, 난소기능무선, 다낭성 난소증후군
생식기 질환	이하선염, 고환염, 전립선염, 정관정맥류, 성병	골반감염, 자궁경부염, 골반결핵, 난관폐쇄, 자궁내막증, 자궁근종과 폴립
남녀 복합요인	결혼 부조화, 성적 문제, 면역학적 부적합	

출제유형문제 _{최다빈출문제}

난임은 정상적인 성생활에도 불과하고 임신이 몇 개월 이내에 되지 않는 경우인가?

① 6개월
② 9개월
❸ 12개월
④ 16개월
⑤ 24개월

[해설]
난(불)임은 결혼기간과 연령에 따라 차이가 있으나, 남녀가 피임을 하지 않고 정상적인 성생활을 하여도 1년 이내에 임신이 되지 않는 것을 말한다.

2 남성 불임사정

(1) 불임사정의 개요

① 남성을 먼저 검사 : 불임의 원인이 남성에 의한 것이라면 정자상태를 검사하는 것만으로 원인을 알게 되어 시간적, 경제적으로 도움이 되기 때문이다.

② 부부가 함께 검사해야 하며 의료진과의 신뢰 형성도 중요하다.

③ 다음 표의 6가지 기본검사에서 한 가지 또는 그 이상의 원인이 밝혀진다(90%).

구 분	검사목적
정액검사	정상정자의 생산여부 파악
배란검사	성숙된 난자 배란 현상 여부
경관점액검사(배란기)	정자의 운송과 저장에 적당한 경관점액 파악
난관검사(생리 후)	정자와 수정란의 이동을 가능하게 하는 난관소통과 운동성 여부 파악
자궁내막검사 (황체기, 생리 2~3일 전)	자궁내막이 수정란의 착상에 적합한 황체기의 발달이 있는지 파악
복강검사(생리 후)	복강 내 임신을 방해하는 물리적 기계적 장애를 파악

(2) 남성 불임사정

① 정액검사(Semen analysis) : 가장 중요하며 최초로 하는 검사이다.

② 검사 시 대상자 교육 내용

　㉠ 2~3일 금욕 후, 2~4주 간격으로 2회 실시한다.

　㉡ 정액은 자위를 통해 얻으며, 윤활제 사용을 금한다.

　㉢ 35℃를 유지하여 검사실로 보낸다.

　㉣ 채취 후 1시간 이내에 분석을 실시한다.

　㉤ 채취시간, 채취 전에 가진 성교날짜를 표기한다.

③ 검사 결과(WHO 2010 정액검사 참고치)

　㉠ 1회 정액량 : 1.5mL 이상

　㉡ 액화 : 10~20분

　㉢ 산도 : pH 7.2~8.0

　㉣ 정자수(10^5/mL) : 1,500만/mL 이상

　㉤ 총정자수 : 3,900만 이상

　㉥ 운동성 : 40% 이상, 전진운동성 32% 이상

　㉦ 정상 모양 : 4% 이상

　㉧ 살아 있는 정자수 : 58% 이상

　㉨ 백혈구 100만 개/mL 이하

출제유형문제 최다빈출문제

30세 남성의 정액검사 결과이다. 난임 소견으로 보이는 검사 결과는?

① 1회 정액량이 2mL 이상이다.

② 정액에 백혈구가 100만 개 이하이다.

③ 실온에서 10~20분 내로 완전히 액화된다.

④ 살아 있는 정자수가 60% 이상이다.

❺ 정상 모양의 정자가 2% 이상이다.

해설

정상 모양의 정자는 4% 이상이다(2010년 WHO 기준).

3 여성 불임 사정

(1) **배란사정(Assessing ovulation)** : 기초체온 측정

① 목적 : 배란 여부 확인, 자궁내막 검사일정, 성교 시기를 정하거나 수정시기를 결정한다.

② 체온 곡선은 배란되는 경우 24시간 이내 체온이 0.3℃ 상승하므로 저온기에서 고온기로 변화를 보이면, 고온상태가 다음 생리 24~36시간 전까지 지속된다(생리 후부터 배란 전까지 저온기).

③ 대상자 교육

㉠ 숙면 후 깨어나 활동하기 전 같은 시간에 누운 채로 3~5분 측정

㉡ 화씨 체온계를 사용한다.

㉢ 3~4개월간 매일 기록하며 처음 시작일은 월경 시작 첫날로 한다.

㉣ 체온 변화에 영향을 주는 사항 기록(성교일, 몸살, 감기, 피로, 소화불량, 불면증, 흥분)

(2) **경관점액검사(Assessing cervical mucus)**

① 목적 : 임신에 적합한 점액상태인지 평가하는 것으로 배란기에 시행한다.

② 배란기 경관의 정상 점액상태

㉠ 물같이 맑고 투명하다.

㉡ 견사성이 커서 8~10cm 가량 늘어난다.

㉢ 양치엽 형태가 뚜렷하다.

㉣ 세포나 세균이 별로 없다.

(3) **성교 후 검사(Postcoital test, Sims-Huhner test)**

① 목적 : 성교기술, 경관점액, 정자의 적절성, 정자가 경관점액을 통과하는 정도를 보기 위한 검사이다.

② 검사 시기

㉠ 배란시기에 실시한다.

㉡ 검사 예정 1~2일간 금욕 후 검사 2~12시간 전에 성교를 하도록 한다.

③ 방 법

㉠ 검사 전 윤활제 사용금지, 검사 48시간 전부터 통목욕, 질 세척, 질정사용을 삼간다.

㉡ 사정 후 경관점액을 흡인하여 경관점액의 정자의 수용성, 침투력, 운동성을 확인한다.

④ 정상상태

㉠ 경관점액의 성상 : 투명, 견사성(8~10cm), 양치엽 형태

㉡ 점액 내 활동성 정자수 : 15~20개 이상

(4) 난관 및 복강사정

① 자궁난관조영술(Hysterosalpingography)

　㉠ 목적 : 경관으로 조영제를 주입하여 자궁, 난관의 크기, 모양, 유착 및 난관 개방 여부를 관찰하여 임신에 영향을 미치는 요인을 확인한다.

　㉡ 검사 시기 : 난자의 감수분열 1기전은 방사선 영향을 덜 받고, 자궁내막이 증식하기 전에는 조영제 소통이 원활하므로 월경이 끝난 2~3일 후가 이상적이다.

　㉢ 치료적 효과 : 조영제가 난관을 통과할 때 난관을 씻어 주고 섬모운동을 자극하며, 가벼운 유착이 용해되는 효과가 있다.

② 복강경검사(Hysteroscopy)

　㉠ 목적 : 난관, 복강에 관련된 불임요인을 파악한다.

　㉡ 방법 : 전복벽의 절개부위에 내시경을 삽입하여 직접 복강 내와 골반장기를 관찰한다.

　㉢ 적응증

　　• 다른 검사가 모두 정상일 경우 약 1년 정도 임신을 시도한 후 임신이 안 될 경우 시행할 수 있다.

　　• 자궁난관 조영술, 자궁내막 생검에서 이상소견을 보일 때는 즉시 시행한다.

　　• 자궁난관 조영술과 상호보완적으로 함께 이용되고 있다.

　㉣ 대상자 교육

　　• 시술 6~8시간 전부터 금식하고 검사 직전 소변을 보고 전신마취 후 쇄석위를 취한다.

　　• 회복 후 수분섭취가 가능하며 출혈이 없고, 자연 배뇨가 가능하면 퇴원한다.

　　• 시술 후 24시간 내 운전을 삼가며, 퇴원 시 타인의 도움이 필요하다.

　　• 견갑통, 늑골하 불편감은 24시간까지 지속될 수 있다.

③ 루빈검사(Rubin's Test)

　㉠ 목적 : 난관의 소통 여부 관찰

　㉡ 방법 : 루빈 캐뉼러를 통해 CO_2 가스를 자궁강 내에 주입하여 난관의 소통 여부를 관찰하는 것이다.

　㉢ 결과 : 대상자가 견갑통을 호소하면 적어도 한쪽 난관은 소통된 것으로 추정한다.

(5) 자궁내막사정

① 자궁내막생검(Endometrial biopsy)

　㉠ 목적 : 배란 후 황체기에 실시하며 수정란의 착상가능성, 황체기능, 황체호르몬 영향, 배란 여부를 평가하는 것이다.

　㉡ 검사방법 : 월경시작 2~3일 전 캐뉼러를 자궁강으로 삽입하여 자궁내막 조직을 떼어낸 후 조직검사를 한다.

　㉢ 결과 : 자궁내막 조직에 분비기 소견이 나타나야 한다(28일 주기 여성은 26일에 해당하는 조직소견이 정상).

② 대상자 교육

ㄱ 경미한 자궁 경련 : 5~10분 이내 소실

ㄴ 검사 후 즉시 운전 및 정상 활동 가능

ㄷ 검사 후 24시간 이내 과격한 활동이나 무거운 물건 들지 않기

ㄹ 검사 후 72시간 동안 질 세척, 성교 금지

ㅁ 시술 1시간 이내 패드가 흠뻑 젖는 질 출혈, 발열, 통증 시 병원으로 연락

③ 자궁경검사(Hysteroscopy)

ㄱ 자궁경관과 자궁강 내를 직접 관찰하여 이상소견을 조사하는 방법이다.

ㄴ 자궁내막 용종, 점막하 자궁근종, 자궁내막 유착, 자궁 내의 선천적 기형 등을 진단할 수 있다.

출제유형문제 최다빈출문제

3-1. 캐뉼러를 자궁경관에 삽입 후 조영제를 자궁강 내에 주입하여 자궁, 난관을 촬영하는 것으로 난관의 소통여부, 난관위치, 운동성 정도, 골반 병소 등을 판별하는 검사는 무엇인가?

❶ 자궁난관조영술
② 루빈검사
③ 복강경검사
④ 생 검
⑤ 자궁경검사

해설
자궁난관조영술은 가벼운 유착이 용해되는 치료적 효과도 있다.

3-2. 자궁내막 사정을 위한 생검이 적합한 시기는?

① 황체기
② 배란기
❸ 월경시작 2~3일 전
④ 월경 후 2~3일 전
⑤ 상관없음

해설
자궁내막검사는 월경시작 2~3일 전에 하며, 검사 결과 자궁내막 조직에 분비기 소견이 나타나야 한다.

4 치료 및 간호

(1) 남성 불임의 치료

① 일반적인 대증요법

ⓐ 체질개선

ⓑ 개인위생 개선 : 담배와 술을 제한하고 식사에 관심을 기울이며, 적당한 휴식과 정신적 긴장을 피해야 한다.

ⓒ 외과적 수술 : 선천적 구조 이상, 정관 폐쇄

② 인공수정(Artificial insemination)

ⓐ 인공수정은 배란시기에 정자를 자궁경관에 직접 넣어 수정시키는 것이다.

ⓑ 종 류

• 남편의 정자 이용 : 정자수와 운동성이 정상보다 약간 저하되어 있는 경우

• 공여자 정자 이용 : 무정자증, 유전적 질환, 원인불명의 불임

ⓒ 방 법

• 정액을 다이어프램 같은 장치에 담아 경관에 씌워 준다.

• 경관점액 문제 : 카테터로 자궁강 내에 직접 주입한다(자궁 내 수정-IUI).

(2) 여성 불(난)임의 치료

① 배란장애 치료

ⓐ 원인에 따른 치료

• 영양장애 : 영양상태 호전

• 고프로락틴 혈증 : 브로모크립틴 투여 → 프로락틴 분비 감소

• 갑상샘 기능항진 시에는 갑상샘 기능 억제제, 갑상샘 기능저하 시에는 갑상샘 호르몬을 투여한다.

ⓑ 배란 유도

• 시상하부-뇌하수체-난소 축의 장애 : 클로미펜, 고나도트로핀(생식선자극호르몬)으로 배란유도

• 난소의 기능 부전이 뚜렷할 때는 효과적인 치료법이 없다.

• 난소종양 : 난소 부분절제술, 클로미펜으로 배란유도

② 경관 점액이상의 치료

ⓐ 점액량이 적거나 질이 나쁜 경우 : 월경 후 5~12일까지 에스트로겐이나 배란유도제를 투여하거나 두 약을 동시에 투여할 수 있다.

ⓑ 경관염 : 배양검사 후 항생제 투여

ⓒ 산성 점액 : 에스트로겐 투약, 알칼리성 질 세척제 사용

안심Touch

(3) 난관 폐쇄의 치료

① 난관의 유착, 폐쇄 : 복강경, 난관성형술

② 난관개통 실패 : 체외수정→배아 자궁 내 이식(Embryo transfer, EF)을 한다.

③ 만성경관염 : 전기소작법, 냉동요법

④ 골반염증 : 코티손 투여

(4) 자궁내막 이상과 황체기 결함의 치료

① 자궁내막 이상

    ㉠ 근종절제술

    ㉡ 자궁내막염 : 항생제

    ㉢ 자궁내막 상흔 : 조심스럽게 여러 번 소파술을 한다.

② 황체기 결함

    ㉠ 황체호르몬 : 질 좌약 또는 근육주사로 투여한다.

    ㉡ 배란유도제 사용

(5) 보조 생식술

① 체외수정-배아이식(IVF-ET)

    ㉠ 일명 시험관 아기시술

    ㉡ 난자와 정자를 모체가 아닌 시험관에서 수정시켜 수정란을 자궁내막에 이식하여 착상시키는 방법이다.

    ㉢ 적응증 : 원인불명의 불임, 배란장애, 남성 불임, 항정자항체(Antisperm antibody), 자궁내막증, 자궁경관요인, 인공수정에 실패한 경우 등

    ㉣ 시술단계 : 배란유도 → 난자채취 → 생식세포준비(난자와 정자) → 인공수정

② 생식세포-접합자 난관 내 이식(GIFT-ZIFT)

    ㉠ 시험관 아기시술의 단점을 보완하여 개발된 방법이다.

    ㉡ 적응증 : 체외수정과 동일하나 적어도 한쪽 난관이 정상이어야 한다는 제약이 있다.

    ㉢ 배란유도제로 난자를 배란시켜 복강경이나 미니랩을 통해 난자를 채취한 후 그 자리에서 정자와 난자를 나팔관 팽대부에 넣어 준다.

③ 난자 공여(Oocyte donation)

    ㉠ 자신의 난자를 사용하여 체외수정을 할 수 없는 여성 불임 환자가 다른 여성(난자 공여자)으로부터 난자를 제공받아 체외수정한 후 수혜자의 자궁 내로 이식하는 과정이다.

    ㉡ 윤리적 법적 문제 : 진행과정의 전반적인 문제에 대한 정보를 제공하고 동의서를 받아야 한다.

④ 대리모(Surrogate motherhood) : 여러 가지 불임의 원인으로 임신이 어려운 경우 부부의 배아를 타인의 자궁을 빌려 배아이식술로 임신을 시도하는 방법이다. 이 방법도 윤리적 문제가 야기될 수 있어 동의서를 받아야 한다.

⑤ 미세수정법(Micro-insemination sperm transfer, MIST) : 남성 불임치료에 미세조작술에 의한 미세수정법을 시술하며, 심한 희소정자증, 정자무력증, 기형정자증 등 투명대를 통과하지 못하거나 난자와 결합하지 못하는 정자일 때 시술한다.

(6) 불임 부부의 간호
① 불임 부부가 자신들의 입장을 표현할 수 있도록 격려하고 좋은 청취자가 되어 준다(신뢰하는 치료적 관계 형성).
② 진단적 검사와 치료 과정에 대한 정보 제공과 교육을 한다.
③ 불임 부부의 스트레스를 해소하도록 돕는다(불임의 원인이 정신적 요인일 경우 정신과 상담이나 치료 권유).
④ 성생활이 아이를 갖기 위한 의무적인 행위가 되지 않도록 한다.
⑤ 임신에만 매달리지 말고 생산적인 일이나 활동을 권유하고, 배우자나 가족의 지지가 필요하다.
⑥ 임신에 실패할 경우 좌절감, 슬픔에 대한 특별한 간호가 필요하다.
⑦ 치료과정에서 발생하는 심리적 문제와 치료법, 진행상황에 대한 상담과 방향을 제시한다.

출제유형문제 최다빈출문제

40세 여성 A씨는 양쪽 난관이상 진단을 받았다. A씨의 난임 치료 접근법은?

① 정자공여
② 수정란 치료
❸ 체외수정
④ 생식세포 난관 내 이식
⑤ 대리모

해설
생식세포 난관 내 이식은 한쪽 난관이 정상이어야 하지만, 체외수정은 양쪽 난관이상, 남성 불임, 배란장애, 정자항체증, 자궁경부요인 등에 의한 난임에 적용된다.

MEMO

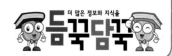

임신기
여성

간호사 국가고시

모성간호학

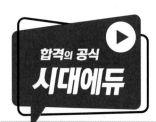

정상임신 간호

1 임신준비

(1) 임신준비의 필요성

① 모체의 건강과 자궁내 태아의 안녕을 위해 최적의 임신상태와 결과를 얻기 위함이다.

② 기본검사 및 부인과 검진과 같은 신체적 검진에서부터 심리 정서적으로 준비, 계획되지 않는 임신 관리, 만성질환관리, 유전질환 예방 등이 포함된다.

(2) 임신 전 준비를 위한 간호

① 임신 전 병원을 방문하여 내·외과적 과거력, 산과력, 약물 복용 및 알레르기, 유전적 질환 및 산과적 결함의 가족력, 임신 계획과 준비, 사회적 위험요소(흡연, 알코올, 스트레스 요인 등)를 사정한다.

② 보건의료 전문인과의 상담, 교육을 통한 계획된 임신, 건강한 체중 유지, 엽산 복용(태아 기형, 유산 예방), 건강한 습관, 예방 접종, 심리 정서적 준비를 위한 간호이다.

(3) 임신 전 유전과 상담

① 유전 : 부모가 가지고 있는 특성이 자손에게 전해지는 현상으로 인간의 유전형질을 결정하는 정보를 가진 유전자(Gene)는 DNA 조각 안에 존재하며, 인간의 유전자는 약 3~4만 개 정도로 추산되고 있다.

ⓐ DNA
- 이중 나선구조로 기본 단위는 뉴클레오티드(Nucleotide)
- 염기 성분에 따라 아데닌(Adenine, A), 사이토신(Cytosine, C), 구아닌(Guanine, G), 티민(Thymine, T)의 네 종류로 구분된다.
- 아데닌(A)은 항상 티민(T)과 결합하고, 구아닌(G)은 사이토신(C)과 결합한다.

ⓑ 염색체
- DNA가 실타래와 같이 촘촘히 감겨 형성되어 있다.
- 중심절을 중심으로 단완(Short arm, p)과 장완(Long arm, q)으로 나눈다.
- 신체 특성을 조절하는 22쌍의 상염색체와 성을 결정하는 1쌍의 성염색체를 포함한 23쌍의 염색체가 있다.
- 상염색체는 A~G의 7군으로 나누어지며 1~22번까지 번호가 붙어 있고, 23번째는 성염색체(여자는 XX, 남자는 XY)이다.

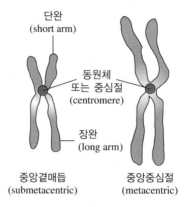

단완
(short arm)

동원체
또는 중심절
(centromere)

장완
(long arm)

중앙곁매듭
(submetacentric)

중앙중심절
(metacentric)

[염색체의 구조]

ⓒ 유전질환의 요인
- 염색체 이상(Chromosome abnormality)
- 단일 돌연변이 유전자(Single mutant gene)
- 환경적 요인과 상호작용하는 다발성 돌연변이 요인(Multiple mutant gene)
  - 염색체 이상이나 단일 돌연변이 유전자에 의한 질환들은 전적으로 유전에 의해 결정된다.
  - 부분적으로 유전자에 의하여 결정되는 질환들은 여러 유전요인과 환경과의 상호작용에 영향을 받는다.

ⓔ 염색체 이상
- 염색체의 비분리(세염색체, 일염색체)
  - 감수분열이 잘못되어 생식세포 내로 염색체 하나가 더 들어가거나, 수정란이 일염색체나 세염색체로 되는 것
  - 터너증후군(45, XO), 클라인펠터증후군(47, XXY), 다운증후군(47, XX, +21) 등
- 염색체의 형태 이상
  - 결손 : 양쪽 염색체가 동시에 파손되면 염색체의 단완이나 장완으로부터 단편의 손실을 가져오는 것이다.
  - 묘성증후군 : 5번 염색체의 단완이 없는 경우(46, XY, 5p-)

ⓜ 돌연변이 : DNA 분자의 염기배열 순서가 바뀌어서 일어나는 것이다.
- 점돌연변이 : 한 염기쌍이 다른 염기쌍으로 바뀐 것
- 삽입돌연변이 : 한 염기쌍이 추가되는 것
- 결손돌연변이 : 한 염기쌍이 소실되는 것
- 역위돌연변이 : 두 염기쌍이 순서가 바뀌는 것

② 유전상담
㉠ 목적 : 기형이나 유전성 질환 재발의 위험성을 예측하고, 갈락토스혈증, 섬유성낭종, 유문협착증 같은 유전성 질환의 위험성을 평가함으로써 진단과 치료를 신속히 하기 위함이며, 중증의 유전성 장애를 가지고 태어날 수 있는 아기의 출생을 예방하기 위함이다.

ⓛ 필요성
- 가족 중에 유전병이나 선천성 기형이 있는 경우
- 이미 태어난 아기가 신체행동 및 정신발육 지연이 있는 경우
- 임부가 35세, 아버지가 50세 이상
- 유전질환의 이환율이 높은 민족이나 인종에 속할 경우
- 약물복용이나 기형 유발성 및 돌연변이성 물질에 장기간 노출되었을 경우
- 조기 신생아 사망, 습관성 유산, 불임증 등

출제유형문제 최다빈출문제

유전상담의 필요도가 적은 산부는?

① 습관성 유산이 있는 산부
② 불임증
❸ 자연유산을 1회 했던 산부
④ 유전상담을 원하는 40세 산부
⑤ 첫 아이가 장애를 가진 산부

해설
유전상담의 필요성
- 가족 중에 유전병이나 선천성 기형이 있는 경우
- 이미 태어난 아기가 신체행동 및 정신발육 지연이 있는 경우
- 임부가 35세, 아버지가 50세 이상
- 유전질환의 이환율이 높은 민족이나 인종에 속할 경우
- 약물복용이나 기형 유발성 및 돌연변이성 물질에 장기간 노출되었을 경우
- 조기 신생아 사망, 습관성 유산, 불임증 등

2 가족의 출산(가족)계획

① 가족계획
  ㉠ 정의 : 임신 횟수와 터울을 조절하여 계획적으로 출산 자녀를 제한함으로써, 알맞은 수의 자녀
      양육으로 모성의 건강을 보호하고, 양육 능력에 맞는 건강한 자녀를 출산하고자 하는 것이다.
  ㉡ 광의 : 개인과 가정의 행복, 생활 향상 도모, 난임 치료, 혼전 지도, 성교육, 임신과 분만지도
      및 육아까지도 포함한다.
② 피임법의 이론 : 성세포의 생산, 성세포의 수송, 수정, 수정란의 자궁내 운반과 착상의 4단계 임신과정
   중 한 단계만 방해하면 피임효과를 가져올 수 있다.
  ㉠ 제1단계 : 성세포의 생산을 억제하는 방법
  ㉡ 제2단계 : 여성 배란 억제와 남성 정자 배출 억제 방법
  ㉢ 제3단계 : 수정저지 방법
  ㉣ 제4단계 : 수태(착상)저지 방법
③ 피임법의 조건
  ㉠ 피임 효과는 절대적이고 확실해야 하며, 일시적이고 복원 가능해야 한다.
  ㉡ 인체에 무해하고, 부작용이나 합병증이 적어야 한다.
  ㉢ 성교나 성감을 해쳐서는 안 된다.
  ㉣ 사용방법이 아주 간편해야 한다.
  ㉤ 비용이 적게 들어야 한다.
  ㉥ 성 접촉에 의한 성병, HIV 감염을 예방하는 효과도 중요하다.
  ㉦ 부부가 서로 합의하고 선호하는 방법이어야 한다.
④ 각종 피임방법과 그 장단점

일시적 방법(일회성)	성교중절법, 질외사정법, 질 세척법, 페서리, 다이어프램, 캡, 살정제, 월경주기법, 기초체온법, 경구용 피임제, 콘돔(남성형, 여성형)
장기간 지속방법 (주기적 시술)	자궁내 장치(미레나, 구리루프), 누바링, 피하이식술, 임플라논, 주사형 피임법
영구적 방법	정관절제술, 난관절제술, 난관결찰술
성교 후 방법	월경조절법, 성교 후 응급피임법

  ㉠ 성교중절법(질외사정법) : 성행위는 하여도 사정을 질외에서 하는 것으로, 남성에게 심한 자제력
      을 요구하므로 신체적, 정신적으로 불가능한 경우가 많아 실패하기 쉽다.
  ㉡ 질 세척법 : 물 또는 물에 식초산을 혼합하여 성교 후 질을 세척하는 방법으로 가장 효과가 적은
      방법이며, 질내 정상세균총에 변화를 일으키고 질 점막에 손상을 줄 수 있다.

ⓒ 페서리, 다이어프램, 캡

원 리	부드러운 고무컵 모양으로 경관을 덮고, 살정제용 젤리나 크림을 함께 사용하여 효과를 높일 수 있다.
사용법	• 성교 1시간 전에 삽입하고 성교 후 6~8시간 전에는 빼지 말아야 한다. • 자궁구를 완전히 덮어야 한다.
장 점	여자가 미리 넣을 수 있는 장치로 비교적 좋은 방법이다.
단 점	각자 크기에 맞추어 이용하므로 때때로 전문적인 진찰을 받아야 한다.
주의점	• 다이어프램은 24시간 이상, 캡은 48시간 이상 장착할 경우 세균이 성장할 우려가 있어 주의한다. • 사용 후에는 씻어 말린 후 파우더를 묻혀 공기가 통하지 않는 통에 보관한다.

ⓒ 살정제

원 리	사정된 정자가 경관으로 들어가는 것을 방해하는 물리적 화학적 차단 방법으로 거품, 크림, 정제, 좌약 등이 있다.
사용법	성교 5~10분 전에 질 안에 넣는데 100% 피임을 보장하지 못하므로, 콘돔이나 페서리 등과 함께 쓰는 것이 좋다.
장 점	처방이나 검진 없이 비교적 저렴하게 구입할 수 있다.
단 점	성교 대상자 또는 여성 본인을 자극하여 알레르기 반응이 나타날 수 있다.
주의점	성교 후 배뇨를 하여 비뇨기감염을 예방하도록 한다.

ⓜ 월경주기법 : 난자가 배란된 후 12~24시간 성교를 피하는 방법으로 가장 자연스러운 방법이다.

월경력법	• 배란일은 항상 다음 월경 시작 전날부터 계산하여 12~16일, 5일간 일어난다. • 정자가 생존할 수 있는 3일간, 즉 다음 월경 전날부터 12~19일 동안의 8일간을 임신가능 기간이라고 간주하고 이 기간 동안 금욕하거나 다른 피임법을 사용하는 것이다. • 다음 월경일을 정확히 알 수 없고 주기가 1~2일씩 차이가 있기 때문에 정확성이 떨어지고 실패율이 높다.
기초체온법	• 눈금이 세밀한 부인용 화씨 체온계를 이용하여 항상 일정한 상태에서 측정한다. • 배란 진 97.7°F(36.5℃)의 저온 상태(저온기)에서 배란기 무렵 약 0.3℃ 정도 하강하였다가, 3일이 지나면 98°F 이상으로 상승(고온기)하여, 다음 월경까지 유지된다. 즉, 저온기에서 고온기로 이행되는 기간에 배란이 일어난다(배란 후 프로게스테론의 체온 상승작용). • 낮은 체온이 지속되는 기간과 기초체온 상승 후 3~4일간 금욕을 하거나 다른 피임법을 사용한다.
점액관찰법	• 에스트로겐이 증가할 때 경관점액 분비물의 양과 성질이 달라지는 현상을 관찰하여 배란시기를 피하는 방법이다. • 배란 직전에는 맑고 미끄러우며 날달걀 흰자위 같은 점액이 다량으로 배출된다. • 점액분비가 시작될 때부터 가장 많이 분비된 후 3~4일까지 금욕을 하거나 다른 피임법을 사용한다.

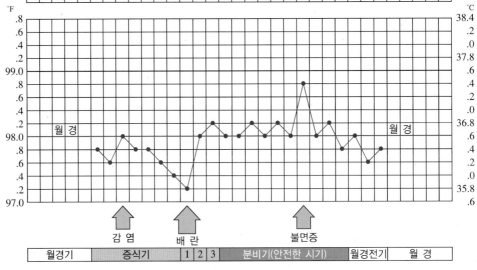

[기초체온법]

ⓗ 경구용 피임제 : 호르몬을 복용하여 배란을 억제하는 피임방법이다.

기 전	• 시상하부의 GnRH 분비 억제 → 뇌하수체의 FSH & LH 억제 → 배란억제 • 자궁내막의 증식을 방해 → 수정란 착상 방지 • 난관의 운동성 저하 • 자궁경부 점액의 점도를 끈끈하게 유지하여 정자의 통과를 어렵게 만든다.
사용법	• 3주간 매일 복용하고, 1주간 쉬는 방법을 반복하는데 그 방법은 월경 5일째, 유산이나 분만 후에는 그 날부터 5~7일이 되는 날부터 매일 일정한 시간에 복용한다. • 저녁을 먹은 직후 또는 취침 전 먹는 것이 좋으며, 21~22일 복용 후 7일간 쉰다. • 복용을 중단한 7일간은 골반통, 두통, 유방압통, 부종 등의 증상을 경험한다. • 1회 복용을 잊은 경우 즉시 한 알을 복용한다. • 2회 복용을 잊은 경우 그 시기가 첫 1~2주라면 하루 2정을 2일간 복용한 후 원래대로 제시간에 복용을 계속한다. • 4일간 연속적으로 복용을 중단해도 배란이 되지 않는다. • 분만 후 1개월은 혈전증의 위험이 매우 높아 복용하지 않는 것이 좋다.
절대 금기 대상자	• 혈전정맥염, 혈전색전증(가족력 포함) • 뇌혈관질환 • 관상동맥 폐색 - 심한 간기능장애 • 유방암 • 원인불명의 질 출혈 • 흡연여성, 35세 이상 • 심한 고지혈증, 고혈압
효과성	• 1년간 지시된 방법대로 복용하면 100% 피임 효과를 보인다. • 월경통, 월경과다의 증상을 보이는 가임기 여성의 증상 완화 효과를 보인다.

부작용	· 가장 심한 부작용은 에스트로겐 성분과 관계가 있는 혈전증이다. · 오심, 구토 : 에스트로겐에 의한 반응인데 1~2개월 복용하면 적응되어 중지된다. · 대하증 : 에스토로겐으로 인해 대하의 양이 증가하나 염증이 없으면 상관없다. · 체중증가 · 월경의 비정상 : 약을 잘 복용하지 않으면 심한 출혈과 월경불순이 생길 수 있다. · 기타 : 편두통, 식욕 부진, 우울증, 기미 등이 올 수 있는데 복용을 중단하면 원상태로 복구된다.

Ⓢ 콘돔 : 가장 많이 사용되는 피임법 중의 하나로, 성교 전 음경에 씌워 정자가 질 내에 들어가는 것을 차단한다(성기 끝에서 1~2cm 여유가 있는 것 사용).
- 장점 : 피임 및 성병 예방에 효과적이며 부작용이 없고, 비용이 싸며 사용이 간편하다.
- 단점 : 실패율이 높아 성교에 미숙한 경우 바람직하지 않다. 성감을 해치는 경우가 있으나 기술의 발달로 좋은 제품이 많다.

◎ 자궁내 장치(Intrauterine device, IUD) : 자궁내 장치의 표면과 접촉하는 자궁내막에 가벼운 변화를 일으켜 수정을 방해하고, 수정란이 착상하지 못하게 하는 방법이다.
- 삽입 시기 : 생리가 끝난 직후
- 장점 : 장기간 피임효과, 임신을 원할 때 제거가 용이하다(터울조절에 효과적).
- 부작용 : 점적 출혈, 자궁천공, 패혈유산, 골반염증성질환, 자궁외 임신, 월경 양이나 기간 연장, 불규칙한 월경, 월경통, 경련, 자궁내 장치 탈출 등
- 금기증
  - 자녀가 없는 여성, 골반염이나 자궁외 임신 병력이 있는 여성
  - 자궁기형, 면역결핍증, 혈액응고 질환이 있는 여성

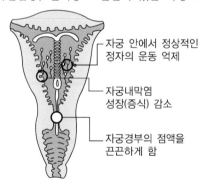

자궁 안에서 정상적인 정자의 운동 억제

자궁내막염 성장(증식) 감소

자궁경부의 점액을 끈끈하게 함

A. 미레나의 작용

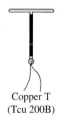

Copper T (Tcu 200B)　　Dalcon Shield　　SAF-T-Coil　　Lippes Loop

B. 각종 자궁내 장치
[자궁내 장치]

안심Touch

ⓩ 정관절제술 : 정자가 정액에 섞여 사정관에 들어가지 못하도록 양쪽 수정관을 절단하는 수술로 성생활과 정액량에는 영향을 미치지 않는 영구적 피임이기도 하다.
- • 장점 : 국소마취로 외래에서 할 수 있으며 회복이 빨라 24~48시간에 대부분 정상적인 활동을 재개할 수 있다.
- • 부작용 : 수술 중 출혈이나 혈종, 수술 후 음낭부종, 통증, 감염, 울혈성 부고환염, 육아종 형성 등의 합병증이 유발될 수 있다.
- • 주의점
  - 정자의 수명이 90일이므로 수술 후 2~3개월간 다른 피임법을 사용해야 한다.
  - 2번 이상 정액검사를 하여 정자가 없다는 것을 확인한다.
  - 수술 후 1주일 정도 금욕하고 음낭에 무리가 가는 신체 활동은 자제한다.

ⓩ 난관절제술, 난관결찰술 : 정자와 난자가 만나지 못하게 난관을 절단하거나 결찰하는 영구적 피임방법이다.
- • 장 점
  - 수술이 간단하고 부작용이 적다.
  - 정관절제술과 달리 수술 후 바로 피임효과가 있다.
  - 월경, 배란, 호르몬 기능은 정상이다.
- • 단 점
  - 비만, 과거 수술이나 감염으로 난관이 유착된 경우에는 시행이 어렵다.
  - 복원 가능성이 낮으며 난관불임술이 실패하여 자궁외 임신을 할 가능성이 있다.

㉠ 성교 후 응급피임법 : 계획되지 않은 성교, 피임 실패, 불확실한 피임법 사용, 성폭력 등 불시의 성행위 후 임신을 방지하기 위한 것이다.
- • 응급복합피임약(1974, Yuzpe)

복용법	• 에티닐에스트라디올(E_2)과 노르게스트렐(황체호르몬)의 복합체 • 전문의약품으로 의사의 처방이 필요하다. • 성교 후 72시간 내에 1회 복용하고 그 후 12시간이 될 때 다시 1회 복용한다.
부작용	• 오심, 구토(50%) : 30분 전에 진토제를 미리 투여하고 필요 시 4~6시간 간격으로 진토제를 복용한다. • 기타 : 피로감, 하복통, 두통, 유방통 등이 있다.
작용기전	• 단기간에 일어나는 강력하고 폭발적인 호르몬의 노출에 의해 배란을 지연 또는 억제하고 정자와 난자의 수정을 방해한다. • 가장 주된 작용은 자궁내막을 변형시킴으로써 착상을 억제하여 임신을 예방하는 것이다. • 착상 이전의 시기에 사용해야 하고, 이미 착상된 이후, 즉 임신이 성립된 이후에는 효과가 없다.
안정성	피임에 실패하여 임신이 지속되더라도 태아 기형을 유발하지 않는다.
피임효과	• 피임 성공률은 평균 75% 정도이며, 1/4은 응급피임약의 복용에도 불구하고 임신이 된다. • 응급피임제 복용 후에는 2~3주 이내에 정상적인 월경을 하는지 반드시 확인해야 한다.
금기증	• 복용 전 임신을 확인하고 심각한 내과적 질환 유무를 확인한다. • 유방암, 생식기암, 뇌졸중, 혈전, 고혈압, 심장질환, 당뇨, 간질환, 신장질환, 심한 편두통이 있을 때는 신중하게 투여한다.
주의사항	• 응급복합피임제 복용 후 즉시 의사의 진찰을 받아야 하는 위험증상은 다리의 심한 통증, 심한 복부통증, 흉통, 기침, 호흡곤란, 황달, 마비 등이다.

ⓔ 피하이식술 : 작은 성냥개비 크기의 캡슐 6개를 여성의 상박피부 밑에 삽입하여 천연호르몬과 유사한 프로게스틴이 방출되게 하는 방법이다.

- 효과 : 삽입 후 24시간 이내에 효과가 나타나고 제거 즉시 수정력이 회복된다.
- 장점 : 매우 효과적이고, 1회 시술로 5년 동안 높은 피임 효과를 보인다.
- 단점 : 월경혈의 변화가 있고, 약간의 점적 출혈과 월경기간 사이에 출혈이 흔하지만, 지연된 출혈은 흔하지 않으며 15~20%의 여성에서 무월경이 있다.
- 주의점 : 체중이 70kg 이상인 여성은 임신율이 약간 높다.
- 금기증 : 진단이 확인되지 않은 질출혈, 혈전성 정맥염, 색전증, 임신, 간·뇌질환 등

출제유형문제 최다빈출문제

자궁내 장치의 부작용이 아닌 것은?

❶ 무월경
② 자궁천공
③ 월경과다
④ 점적출혈
⑤ 복 통

해설
무월경은 피하이식술의 부작용이다.

안심Touch

3 임신여성의 생식기계 변화

(1) 자궁

자궁의 확대	• 기존 근세포들의 확장과 비대가 중요한 작용을 한다. • 초기에는 에스트로겐의 작용에 의한 것이며, 임신 3개월 이후에는 태아 및 부속기관의 확대로 자궁의 용적이 증가한다.
자궁벽의 두께	• 임신 초기에는 증가하다가 임신 말기에 점점 얇고 부드럽게 되어 복벽을 통한 태아의 촉지가 가능하다. • 새로운 탄력 섬유 조직들이 근육 사이에 그물망을 형성하여 자궁벽을 강화시킨다.
자궁저부의 높이 (Height of fundus, HOF)	• 임신 주수 측정이 가능하다(22주에서 34주까지 정확, 주수 = 길이 ±2cm). • 12주 : 치골결합 상부로 올라와 오른쪽으로 기울어진다(복강 내의 직장과 S자 결장이 왼쪽에 위치하기 때문). • 20주 : 제와 아래 혹은 치골결합 위 15cm 높이 • 24주 : 제와 위 혹은 치골결합 위 20cm 높이 • 28주 : 검상돌기에서 3손가락 폭 아래 혹은 치골결합 위 24cm 높이 • 36주 : 치골결합 위 30cm 높이로 검상돌기와 맞닿게 된다(자궁저부가 가장 상승하는 시기). • 38주 : 하강이 일어나면 34주의 높이로 다시 내려간다(임부는 하강감(Lightening)을 경험).
불규칙적인 자궁수축 (Braxton-Hick's contraction)	• 임신 약 4개월 정도부터 간헐적으로 나타난다. • 태반의 융모간강의 혈액 공급을 촉진시킨다(산소운반). • 임신 후기로 갈수록 브랙스톤-힉스 수축 빈도는 증가하여 임부에게 불편감을 주거나, 진진통으로 잘못 파악될 수 있다.
자궁의 혈액공급	• 임신기간 자궁으로 공급되는 혈액은 자궁증대와 태아 및 태반의 발달로 점차 증가한다. • 자궁동맥과 정맥이 부분적으로 팽창하고 길어지며 구불구불하게 변화하고, 자궁으로 공급되는 혈액의 급격한 감소에 대비하여 골반정맥이 팽창하고 측부혈류가 광범위하게 증가한다. • 임신 말기에는 자궁태반혈류의 양이 임부 심박출량의 1/6에 해당하며, 이는 자궁수축, 체위, 측정 방법에 따라 변한다. • 태반관류저하를 유발하는 고혈압, 당뇨병, 자궁성장부진, 다태임신과 같은 위험을 확인하기 위해 도플러 초음파로 자궁관류속도를 측정한다.

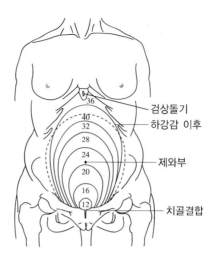

검상돌기
하강감 이후
제와부
치골결합

[임신 주수에 따른 자궁저부의 위치]

(2) 경관(Cervix)

① 임신 중 자궁경관은 혈관증가, 부종 및 자궁경부선의 비대와 비후로 인해 연화되고, 색이 변화한다.

② 에스트로겐의 영향으로 선조직이 활성화되어 분비물과다를 초래한다.

③ 자궁경관의 점액분비 세포가 현저하게 증식하여 끈적끈적한 점액이 가득 찬 벌집모양의 점액성 마개는 경관을 차단하여 임신 중 질을 통한 세균감염을 예방하며, 진통이 시작되면 경관개대와 함께 배출되는 것을 이슬이라고 한다(점액성 → 혈성).

④ 경관은 혈관의 증가와 혈액의 충혈로 경관이 부드러워지며(Goodell's sign), 푸르스름한 보라색 (Chadwicks sign)을 띤다.

(3) 난 소

① 배란을 중단한다.

② 융모생식샘자극호르몬은 임신 6~8주경까지 호르몬을 생성하고 지속시키는 황체를 보존한다.

③ 황체는 임신 유지를 위해 태반에서 프로게스테론을 생성할 때까지 프로게스테론을 분비해 자궁내막을 유지시키고, 그 후 황체는 점차 소실된다(12주 이후 태반에서 분비).

(4) 질

① 질 상피세포는 혈관증가로 인하여 비대해진다.

② 경관점액의 변화로 인해 질 분비물의 양이 증가하고, 이 분비물은 희고 농도가 짙다.

③ 분비물은 pH 3.5~6(산성) 수준으로 질내 병원균 증식을 억제하는 작용을 하지만 임신기간에 질상피의 글리코겐이 풍부해져 모닐리아성 질염 같은 곰팡이균의 감염이 호발된다.

④ 임신 중 호르몬 에스트로겐의 영향으로 결체조직은 느슨해지고, 평활근의 증식, 질원개가 길어져 분만과정 동안 질의 확장에 대비하게 된다.

⑤ 질도 혈관이 증대되어 경관처럼 Chadwicks sign이 임신 8주에 나타난다.

(5) 유방

① 에스트로겐과 프로게스테론의 영향으로 유선의 변화가 나타난다.

② 유방 크기, 소결절(Nodularity) 증가는 유즙분비를 위한 유선의 비대와 증식 때문이다.

③ 유두는 돌출되고, 유륜의 몽고메리결절이 비대해지며 착색이 나타난다.

④ **임신선** : 혈액공급의 증가로 인한 정맥울혈 때문에 피부 밑으로 섬세한 정맥이 관찰되는 것으로 이는 초임부에게 더 뚜렷하게 나타난다.

⑤ 항체가 풍부한 노란 초유는 임신 12주 유두에서 짜낼 수 있고, 말기에는 저절로 유출되기도 한다.

출제유형문제 최다빈출문제

임신 중 질의 변화로 옳지 않은 것은?

① 임신 중 질의 상피세포는 비대해진다.

② 임신 중 질상피에는 글리코겐이 풍부해져 모닐리아성 질염이 호발한다.

③ 임신 8주경 Chadwicks sign이 나타난다.

❹ 경관점액은 농도가 짙으며 pH 3.5~4.5 수준이다.

⑤ 질원개는 길어져 분만 동안 질의 확장에 대비한다.

해설
경관점액은 희고 농도가 짙으며 산도 pH 3.5~6.0 수준이다.

4 **임신여성의 전신의 변화**

(1) 호흡기계

① 분당 호흡량은 30~40%, 산소 소모량은 15~20% 정도 증가한다.

② 폐 순응도와 폐 확산은 일정하게 유지되는 반면, 일회 호흡량과 폐활량은 증가하고, 임신 중 프로게스테론이 증가함에 따라 기도저항은 감소한다.

③ 자궁증대로 인한 압력으로 횡격막이 상승하고 늑골하각(Subcostal angle)도 넓어져 흉곽의 횡경과 전후경을 증가시키므로, 흉곽 둘레가 6cm 정도 늘어나게 된다.

④ 임신이 진행되면 흉식호흡이 복식호흡으로 변화되는 보상체계로 전반적인 폐기능에서 임신으로 인한 문제는 없지만, 임신 초기에 호흡노력에 대한 자각이 증가되므로 호흡곤란으로 인식할 수도 있다.

⑤ 에스트로겐 상승으로 인한 비점막 혈관의 울혈과 부종으로 비출혈이 흔히 나타난다.

⑥ **보상성 호흡성 알칼리증** : 모체와 태아의 산소공급, 이산화탄소의 배출을 원활하게 한다.

(2) 심혈관계

① 심 장

㉠ 자궁 증대로 횡격막이 상승하므로, 심장은 좌측 상방으로 전위되어 심첨부의 위치가 변화된다.

㉡ 임신 중 심음의 변화가 나타나는데 임부의 90%에서 수축기 심잡음을 들을 수 있다.

㉢ 심박출량은 임신 초기부터 증가하여, 임신 25~30주에 임신 전보다 30~50%까지 증가된다.

㉣ 심박출량은 임부가 앙와위에서 측와위로 체위를 변경하면 약 1,100(22%) 정도 증가한다.

㉤ 맥박은 거의 증가되지 않거나 분당 10~15회 정도 증가되는 경우까지 다양하며, 대개는 증가한다.

② 혈 압

㉠ 임신 2기에 가장 낮으며, 3기에 점차적으로 증가하며 만삭이 되면 임신 전과 같은 수준이 된다.

㉡ 증대된 자궁이 순환 혈류에 압력을 가하므로 대퇴정맥압이 약간 상승한다. 이는 하지혈류의 정체를 야기하여 의존성 부종, 하지, 외음, 직장에 정맥류를 유발시키며 임신 후반기에는 치질을 유발하기도 한다.

㉢ 대퇴정맥압이 상승과 더불어 혈장 알부민의 감소는 세포외 부종을 야기하는 혈장교질 삼투압 감소를 야기한다.

㉣ 앙와위성(Supine hypotension syndrome, 체위성) 저혈압 증후군 : 임신 중 앙와위를 취하면 증대된 자궁이 하대정맥에 압박을 가해 정맥환류를 저하시켜, 현기증, 창백, 차고 끈끈한 피부를 동반하는 저혈압을 야기하지만, 임부가 측위 또는 반좌위를 취하면 곧 교정된다.

③ 조혈계 변화

혈액량	• 임신 1기와 임신 말기에는 비임신 시의 40~50% 정도인 1,500mL가 늘어나는데 이 증가는 혈장(1,000mL)과 적혈구(450mL)의 증가를 포함한다. • 체순환과 폐순환 저항이 모두 감소하여 혈액이 증가하여도 정상 혈압 유지와 중심정맥압, 폐모세혈관 쐐기압은 증가되지 않는다.
적혈구량	• 적혈구량은 철분을 섭취한 여성에서 약 30%, 섭취하지 않은 여성의 경우 약 18% 증가되며, 혈장량은 평균 50% 정도 증가한다. • 생리적 빈혈(가성빈혈) : 혈장량 증가가 적혈구 증가보다 더 많기 때문에 헤마토크리트는 약간 감소하게 되는 상태를 말한다.
백혈구 생성량	• 백혈구 수는 평균 5,000~12,000/mm^3 정도이며, 15,000/mm^3 수준의 생리적 백혈구증가증을 보일 수 있다. • 분만과정과 산욕기 동안 더욱 증가한다(25,000/mm^3).
혈소판 수	• 임신 중에는 거의 변화가 없지만, 혈장섬유소원은 50% 이상 증가하며 침강속도의 상승을 야기한다. • 임신 시에는 혈액응고요인 VII, VIII, IX와 X이 증가되어 혈액응고 경향이 높아져, 임신 말기의 정맥정체 현상과 함께 정맥혈전증의 위험을 증가시킨다.

(3) 소화기계

① 임신 초기 탄수화물 대사의 변화와 융모생식샘자극호르몬(hCG)의 영향으로 흔히 입덧이라고 불리는 구토와 메스꺼움의 증상을 경험한다.

② 치은종(Epulis)으로 인한 잇몸 증대현상 때문에 잇몸은 충혈되고 부드러워져 약한 충격에도 쉽게 출혈된다(출산 후 자연소실).

③ 타액분비의 증가

④ 프로게스테론 상승 → 평활근 이완 → 소화기계 증상 유발

　㉠ 가슴앓이(Pyrosis, Heartburn) : 장이 후방측위로, 위는 위쪽으로 밀려 이동하고 분문괄약근의 이완으로 산도가 높은 위 내용물이 식도 하부로 역류되면서 나타나는 증상이다.

　㉡ 장의 음식물 통과시간과 장운동이 저하되어 가스가 차고 변비가 흔하며, 이는 평활근 이완과 대장에서의 수분전해질 재흡수로 악화되는 경향이 있다.

　㉢ 변비가 있거나 임신 후반기 자궁 아랫부분의 혈관에 압력이 가해지는 경우 치질이 발생되기도 한다.

⑤ 간의 변화

　㉠ 간기능 변화는 거의 없지만, 혈중 콜린에스테라제와 혈장알부민 농도가 감소되거나, 담낭 통과시간이 프로게스테론에 의한 평활근 이완으로 지연될 수 있다.

　㉡ 고지혈증, 담석의 형성, 담즙산염의 누적으로 인한 소양증이 유발되기도 한다.

(4) 비뇨기계

① 임신 1기에는 증대된 자궁이 방광을 압박해 빈뇨가 발생하고, 만삭에 가까워짐에 따라 선진부가 골반에 진입하게 되면 다시 방광에 압력이 가해져 빈뇨가 나타난다.

② 방광의 압박은 방광 혈관과 림프로의 배액을 저해하게 되어 감염과 손상을 가중시킨다.

③ 자궁이 우측으로 치우쳐 우측 신장과 요관의 팽대가 흔하며 꼬일 수 있어, 요관 내 소변정체와 소변 중 아미노산과 포도당의 배출로 인하여 비뇨기계 감염 위험이 증가된다.

④ 사구체여과율(GFR)은 임신 2기 초반까지 50% 정도 증가해 임신 말기까지 유지된다.

⑤ 사구체여과율(GFR) 증가와 세뇨관의 재흡수 능력 감소로 인하여 당이 정상적으로 나오게 되지만 임신성 당뇨의 가능성도 염두에 두어야 한다.

⑥ 임신 중 증가된 신장 기능은 혈중 요소와 질소를 감소시키므로 혈장 크레아티닌 수치는 임신 중 신장 기능을 평가하는 정확한 지표가 된다.

(5) 피부와 모발

① 색소 침착

　㉠ 에스트로겐, 프로게스테론, 알파 멜라닌 자극 호르몬에 의해 자극되며 유두, 유륜, 외음과 회음부의 색까지 짙어진다.

　㉡ 흑선(Linea nigra) : 치골에서 배꼽 위까지 복부 중앙에 있는 백선이 임신 중 색소침착의 증가로 색이 진해진 것이다.

　㉢ 갈색반(Chloasma) : 일명 기미로 뺨, 이마와 코 등의 얼굴 부위에 나타나는 색소로 태양에 노출될 경우 심해지지만 출산 후 사라지거나 엷어진다.

② 임신선(Striae gravidarum) : 증가된 부신의 스테로이드 영향으로 결합조직이 단열되어 복부, 유방, 대퇴부에 약간 힘몰된 붉은색을 띤 선이 나타난다.

③ 거미상혈관종(Vascular spider nevi) : 에스트로겐의 증가로 피하지방의 혈류가 증가되어 목, 가슴, 얼굴, 팔 등에 선홍색의 작은 융기 양상으로 나타난다.

④ 모발 : 모발 성장속도가 느려지며 모낭수도 감소되지만 출산 후 모낭의 수는 급격히 증가되며 1~4개월 동안 탈모가 진행되어 모든 머리카락이 6~12개월 내에 다시 나게 된다.

⑤ 땀샘과 피지샘의 활동이 증가되어 심한 발한, 야간 발한, 여드름을 경험하게 된다.

(6) 근골격계

① 치골결합, 천장골 관절과 천미골 관절이 이완되어 뒤뚱거리는 걸음걸이(Waddling gait)로 걷게 된다.

② 임부의 복부가 증대됨에 따라 척추만곡이 두드러지고 자세 변화가 나타나며, 흔히 하부요통을 유발한다.

③ 척추전만, 목의 전향굴근, 어깨 부위 함몰로 인해 목, 어깨, 상지의 통증이 나타난다.

④ 복직근 이개 : 자궁증대로 복부근육이 늘어나고 복직근이 정중선에서 분리되는 것으로 산후 복귀한다.

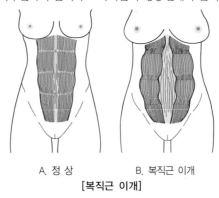

A. 정 상   B. 복직근 이개
[복직근 이개]

(7) 신경계

① 척추전만증 : 앞 목을 굽히고 어깨의 이음뼈가 내려가 척골신경(ulnar N)과 정중신경(median N)이 당겨져 상지의 통증과 저림이 발생한다.

② 수근관증후군(Capal tunnel syndrome) : 말초신경의 부종이 정중신경의 부종과 압박으로 이어져 손에 지각이상과 통증이 유발되는 것으로 손가락이 얼얼하고 무감각한 증상을 동반한다(출산 후 소실).

(8) 대 사

① 체중증가

  ㉠ 임신 전 정상체중이었던 여성의 이상적인 체중 증가는 11.5~16kg 정도가 바람직하다.

  ㉡ 과체중인 여성은 7~11.5kg 정도가 바람직하다.

  ㉢ 저체중인 여성은 12.5~18kg보다 더 증가되어도 된다.

  ㉣ 임신 중 과도한 다이어트는 케톤증 같은 태아를 위협하는 합병증 또는 저체중 출생아를 분만할 확률이 높다.

  ㉤ 열량이 높은 음식보다는 영양이 풍부한 식사가 바람직하다.

② 수분 축적

  ㉠ 스테로이드 성호르몬의 증가, 모세혈관압과 투과성을 증가시키는 혈청단백질의 저하 등의 영향으로 수분이 축적된다.

  ㉡ 수분 축적은 태아, 태반 및 양수를 구성하는데 필요하며, 모체의 혈액량과 간질액 증가, 신체기관의 증대 때문에 일어나는 현상이다.

③ 영양소 대사

단백질	• 자궁 및 유방 같은 모체 조직의 발육 증대에 이용된다. • 임신 동안 모유의 항상성을 유지시키고 모체 조직의 소모를 막기 위해서도 필요하다.
지 방	• 혈중 지질, 지단백, 콜레스테롤의 농도는 증가하고 배설은 감소되어 지방이 축적된다. • 태아에서 지방 축적은 임신 중반기 약 2%에서 만삭에는 거의 12%까지 증가된다. • 과도한 질소와 지질혈증은 유즙분비를 위한 준비로 생각된다.

탄수화물	• 임신 시에는 섭취한 포도당을 사용하고 나면 포도당과 아미노산이 감소되는 공복상태로 빨리 전환되어 식간
	  이나 밤에 케톤증을 유발하기 쉬우며, 특히 임신 2~3기 동안에 탄수화물 요구도가 증가된다.
	• 임신 중 간헐적 당뇨가 흔하나 공복 시 혈당은 산욕 6개월에서 정상으로 회복되기까지 약간 저하되는 경향이
	  있다.

철 분	• 적혈구, 헤모글로빈과 혈액량의 증가, 태아 발육과 모체의 수요 증가로 요구량이 급증한다. • 태아의 간에 저장된 철분의 5/6은 임신 3기 동안 축적된 것으로 출생 후 첫 4달 동안 철분이 부적절하게 공급되는 기간 동안 사용된다.
칼 슘	모체 혈장의 결합칼슘 농도는 결합할 혈장 단백질량이 감소함으로써 낮아지며, 약 30g의 칼슘이 임신 후기 태아의 칼슘 축적을 위해 임부의 뼈에 보존된다.

(9) 내분비계

① 갑상샘

㉠ 임신 시 선조직이 증대되고 혈관분포가 늘어나 약간 비대되는 경향이 있다.

㉡ 난포호르몬 증가 → 티록신결합글로부린 증가, 태반호르몬 → 갑상샘 자극 → 태아의 요오드(아이오딘) 요구량 증가 → 상대적 요오드(아이오딘) 결핍 상태를 초래

㉢ 혈장 내 총티록신(T4)과 삼요오드티로닌(T3)은 임신 중반에 최고 수준이 된다.

㉣ 갑상샘자극호르몬(TSH)은 임신 1기에 감소하다가 임신 전 수준을 회복한다.

㉤ 기초대사율(BMR)의 증가는 태아 대사 작용에 의한 산소 소비의 증가로 인한 것이다.

② 부갑상샘

㉠ 부갑상샘 호르몬은 칼슘과 마그네슘대사를 조절한다.

㉡ 임신 중 태아의 성장을 위해 칼슘과 비타민 D의 요구 증가로 약간의 부갑상샘 기능항진이 초래된다.

③ 뇌하수체

㉠ 임신 동안 크기가 증대되지만 출산 후 정상크기로 회복된다.

㉡ FSH, LH의 분비를 억제한다.

㉢ 뇌하수체 전엽에서 분비되는 프로락틴은 초기 유즙분비를 담당한다.

㉣ 뇌하수체 후엽에서는 자궁수축, 혈관수축과 항이뇨 작용을 하는 옥시토신과 바소프레신을 분비한다.

④ 부 신

㉠ 임신 2기 초부터 알도스테론(Aldosterone) 분비가 증가된다.

㉡ 알도스테론은 신장에서 나트륨(Sodium)의 배설을 억제하는 효과를 나타낸다.

㉢ 정상임신에서 알도스테론의 증가는 프로게스테론의 영향으로 인한 나트륨(Sodium) 배설 증가에 대한 신체의 보호반응이다.

⑤ 췌 장

　　㉠ 임신 중·후기 임부는 인슐린 요구량이 증가된다.

　　㉡ 임신성 당뇨의 증상으로 임신 중에 잠재적인 결핍이 나타날 수 있다.

⑥ 태반 호르몬 : 임신 초기에는 황체에서 그 기능을 담당하지만 그 이후에는 태반에서 분비된다.

융모생식샘자극호르몬 (human Chorionic Gonadotropin, hCG)	• 임신 초기에 영양세포(Trophoblast)에서 분비된다. • 태반이 충분히 기능을 할 수 있을 때까지 임신을 유지하기 위해 황체에서 프로게스테론과 에스트로겐 분비를 촉진시킨다. • 임부의 소변, 혈액에서 검출 → 임신 진단에 사용
태반락토겐 (human Placental Lactogen, hPL)	• 태반의 합포체 영양세포(Syncytiotrophoblast)에서 분비된다. • 인슐린 길항제 작용 : 임부의 대사요구를 위한 유리지방산의 농도를 증가시키고, 태아 성장을 돕기 위해 모체의 포도당 대사를 감소시킨다.
에스트로겐	• 임신 초기는 황체에서 분비되고 임신 7주째에 태반에서 분비된다. • 자궁 발달을 촉진시키고 유즙분비에 대한 준비로 유방의 샘 조직 증대를 돕는다.
프로게스테론	• 임신 초기는 황체에서 분비되고, 그 이후에 태반에서 분비된다. • 가장 큰 역할은 임신을 유지시키는 것이다. • 자궁내막 유지와 자연적인 자궁수축을 억제시켜, 임신 초기 자연유산을 방지한다. • 유즙분비에 대한 준비로 유방 소엽과 세엽의 발달을 촉진시킨다.
릴랙신(Relaxin)	• 임신 초기부터 임부의 혈청에서 관찰된다. • 자궁의 활동을 억제하고 자궁수축력을 감소시키며, 경부의 연화를 촉진시킨다. • 임신기 동안 자궁의 탈락막에서 분비되는 것으로 추측된다.

⑦ 임신 중 프로스타글란딘

　　㉠ 태반의 혈관저항을 유지

　　㉡ 감소 시 고혈압, 자간전증 유발

　　㉢ 진통을 유도하는 복잡한 생화학적 기전에서의 역할은 정확히 알려져 있지 않다.

출제유형문제 최다빈출문제

4-1. 임신 시 호흡기계의 변화로 틀린 설명은?

① 임신 중 자궁증대로 횡격막이 상승하고 늑골하각이 넓어진다.
② 임신 중 꾸준히 증가하는 일회 호흡량 때문에 과호흡을 하기도 한다.
❸ 임신 중 프로게스테론이 증가함에 따라 기도저항이 증가한다.
④ 비임신 시와 비교하면 분당 호흡량이 30~40% 증가된다.
⑤ 16~40주 사이에 태아와 태반의 산소소모량과 증가된 임부의 요구량을 충족시키기 위해 임부의 산소소모량이 15~20% 정도 증가된다.

4-2. 임신기간에 자궁이 확대되는 요인은 무엇인가?

① 골반정맥의 수축과 측부혈류의 감소 때문이다.
❷ 기존 근세포들의 확장과 비대에 의한 것이다.
③ 임신 초기 프로게스테론의 작용에 의한 것이다.
④ 탄력섬유조직들이 느슨해지기 때문이다.
⑤ 탈락막의 쇠퇴 때문이다.

해설
임신 중 프로게스테론이 증가함에 따라 기도 저항은 감소한다.

해설
자궁이 확대되는 원인은 기존 근세포들의 확장과 비대가 중요한 작용을 한다. 임신 초기에는 에스트로겐의 작용에 의한 것이며, 임신 3개월 이후에는 태아 및 부속기관의 확대로 자궁의 용적이 증가한다.

안심Touch

5 임신의 징후와 진단

(1) 추정적 징후

주로 여성이 경험한 변화로 다른 질병에 의해 야기될 수 있으므로 이 징후만으로 임신을 확진할 수 없다.

(2) 가정적 징후

검진자가 인식할 수 있는 변화로 임부의 주관적 증상이라기보다는 임신을 진단할 수 있는 근거가 된다. 그러나 가정적 징후만으로 임신을 확진할 수 없다.

(3) 확정적 징후

병리적 상태와 혼돈될 수 없으며, 임신을 최종적으로 확인하는 근거가 된다.

[임신의 증상과 징후]

추정적 징후	• 증 상 　- 입덧 : 오심, 구토(4주) 　- 배뇨장애(6주) 　- 피로감 　- 첫 태동(초임부 : 18~20주, 경산부 : 16주 초)	• 징 후 　- 무월경(4주) 　- 유방의 민감성 증가(6주) 　- 자궁 경관 점액 　- 질 점막의 채색 　- 피부 색소 침착
가정적 징후		• 골반 내 장기의 변화 　- Goodell's sign(5주) : 자궁 경부의 연화 　- Chadwick's sign(6~8주) : 골반 내 혈액공급의 증가로 인한 울혈로 경관, 질, 외음의 점막이 자청색을 띤다. 　- Hegar's sign(6~12주) : 자궁체부와 경부 사이인 협부 연화로 양손검진으로 알 수 있다. 　- Ladin's sign : 자궁체부와 경부 접합부 근처의 중앙부 앞면에 부드러운 반점 출현 　- Mcdonald's sign : 자궁체부가 경부 반대쪽으로 조금 기울어진 것 　- Braun von Fernwald's sign(15주) : 착상부위의 불규칙한 부드러움과 크기의 증가 　- Piskacek's sign : 비대칭성 증대 • 복부증대 • 자궁수축 　- Braxton-hick 수축(16~18) : 무통의 간헐적인 자궁 수축 　- 자궁잡음 청진 : 태반을 통한 자궁의 혈류와 맥박의 증가 • 태아 외형의 촉지 : 부구감(Bllottement)에 의한 태아 확인(16~20주) ※ 부구감 : 손가락을 질에 넣고 자궁경부를 위쪽으로 가볍게 두드리면 태아가 위로 떠올랐다가 가라앉을 때 부드럽게 치는 것이 손가락에 느껴지는 것 • 임상 임신검사 : 내분비 검사 • 피부의 변화 : 임신선, 뺨과 이마의 갈색반, 유두와 유륜 주위 착색 • 임신 자가검사 : 가정용 임신검사기
확정적 징후		• 태아 심박동 확인(도플러 : 10~12주, 청진기 : 17주) • 태동의 인식(20주 이후) • 초음파를 통한 태아의 확인(6주 이후)

출제유형문제 최다빈출문제

임신의 가정적 증상, 징후가 아닌 것은?

① 복부팽만
② 골반 내 장기의 변화
③ 얼굴의 갈색반점
❹ 첫 태동
⑤ 자궁수축

해설
첫 태동은 임신의 추정적 징후이다.

6 임신여성과 가족의 적응

(1) 임신에 대한 모성의 인식과 반응

① 임신 1기(~임신 14주)

인식과 반응	
양가감정	• 임신 시기에 대한 불확실성 • 신체적 불편감 : 빈뇨, 오심, 피로, 수면장애 • 부부로서 자신과 배우자의 부모역할에 대한 불확실성 • 의존도가 높아진다.
공포와 환희	• 환희로 조장된 새로운 역할에 대한 깊은 생각과 기대 • 미래에 대한 관심, 공포, 불안(지속되면 카테콜아민 상승으로 쇠약)

② 임신 2기(임신 15주~26주)

인식과 반응	
행복한 느낌	• 신체증상과 불편감이 경감된다. • 태동으로 인하여 공포와 불안이 저하되고 아기와 일체감을 느낀다.
내향성, 자아몰두	• 임부 자신과 태아가 필요한 것에 집중한다. • 아기의 행동을 지각한다. • 이기적인 공상이 자주 나타난다. • 보금자리를 찾는 행동
감정변화와 정서의 불안정성	편견, 감정변화는 주위사람을 괴롭힘 →관심, 사랑, 이해가 필요하다.

③ 임신 3기(임신 27주~40주)

인식과 반응	
신체적 불편감의 재발	피로, 중압감, 빈뇨, 불면, 귀찮음
사회심리적 범위의 확대	자아상의 변화가 크며 성가심을 느낀다.
내향성	내성적이고 조용한 시기
높은 관심	• 출산 시 자신의 건강과 분만 행위에 대한 공포 • 아기의 건강에 대한 공포와 기대감의 증가
가상적 어머니 역할에 대한 예상	• 출산에 대한 강박, 임신종결에 대한 갈망 • 부모역할을 포함한 가상적 상황에 대한 환희 • 출산준비 • 적극적이고 활동적인 시기

(2) 태 교

① 태교는 임신 전부터 시작하여 임신기간 동안 계속된다.

ㄱ 임신 전 : 배우자 선택, 건강 점검, 신체적 건강 갖추기, 기도

ㄴ 임신 중 : 음악, 독서, 적당한 운동, 좋은 것 보기 등

② 태교의 현대적 의미 : 임부가 주도적으로 태아의 성장과 발달을 도모하는 능동적, 다차원적, 목적지향적 자기건강관리라고 할 수 있다.

③ 간호 : 간호사는 임부가 태교에 대해서 어떤 가치관을 지니고 있는지 파악하고, 의미와 가치를 내포한 태교 관련 정보를 제공하여 바른 태교로 유도해야 한다.

(3) 여성과 가족의 기능사정 내용

① 가족구성사정

ㄱ 가족구성원

ㄴ 그들의 연령과 서로의 관계

ㄷ 사는 곳, 한곳에 거주하지 않을 경우에도 정서적으로 친근한가?

ㄹ 가족과 지역사회와의 관계, 종교활동 유무

ㅁ 가족에 대한 사회지원 구조 사정

② 가족기능사정

ㄱ 역할은 어떻게 할당되고 구별되어 있는가?

ㄴ 구성원들의 상황에 대한 수용력

ㄷ 가족의 물질, 정서적 자원

ㄹ 인간 상호 간의 내적, 외적 어려움이 있는가?

ㅁ 임신 중 아기와 자신을 위한 특별한 계획은 무엇인가?

출제유형문제 최다빈출문제

임신 30주의 임부가 느끼는 감정으로 옳은 것은?

① 임신에 대한 양가감정을 느낀다.

❷ 아기에 대한 기대감이 증가하고 적극적으로 변한다.

③ 신체적 불편감이 재발한다.

④ 임부 자신과 태아가 필요한 것에 동시에 관심을 가진다.

⑤ 미래에 대한 공포와 불안으로 신경쇠약이 올 수 있다.

해설

임신에 대한 인식과 반응

①과 ⑤는 임신 1기(~임신 14주)

③은 임신 3기(임신 27주~40주)

④는 임신 2기(임신 15주~16주)의 인식과 반응이다.

7 임신여성의 산전관리

(1) 산전관리의 목적

① 임부를 위한 산전관리의 목적
- ㉠ 임신 전, 임신 중, 분만 이후 임부의 안녕 유지 및 자가 간호를 증진한다.
- ㉡ 모성 사망률과 이환율, 태아 사망과 같은 불필요한 임신 소모가 감소한다.
- ㉢ 다음 임신 및 가임연령 이후의 건강 위험요인이 감소한다.
- ㉣ 임부의 고위험 상태를 선별한다.
- ㉤ 부모가 되기 위한 마음가짐 및 기술을 교육한다.

② 태아를 위한 산전관리의 목적
- ㉠ 태아의 안녕을 유지하고 건강을 증진한다.
- ㉡ 조산, 자궁 내 성장지연, 선천성 기형 및 사망이 감소한다.
- ㉢ 신경발달 장애 및 기타 질병 이환율이 감소한다.
- ㉣ 정상적인 성장발달과 건강관리를 증진한다.
- ㉤ 출생 후 어린이 학대, 손상, 예방 가능한 급·만성질환 및 입원치료의 가능성이 감소한다.

③ 가족을 위한 산전관리의 목적
- ㉠ 원치 않는 임신이 감소한다.
- ㉡ 자녀양육에 대한 태만과 가정폭력을 일으킬 수 있는 가족의 행동장애가 감소한다.
- ㉢ 부모-자녀 간에 상호작용을 증진한다.

(2) 건강사정

① 임신력과 출산력
- ㉠ 정 의
  - 출산력 : 신생아의 생존력에 상관없이 분만한 경험을 의미한다.
  - 임신력 : 현재 자궁 내 상태를 포함한 임신 경험을 말한다.
- ㉡ 산과력 기술방법
  - G(Gravida) : 출산과 관계없이 현재 임신을 포함한 총임신수
  - T(Term birth) : 37주 이후 만삭분만(Term birth)의 수
  - P(Preterm birth) : 20주 이후~37주 사이의 조산(Preterm birth)의 수
  - A(Abortion) : 자연유산 또는 치료적 유산과 상관없는 유산(Abortion)의 수
  - L(Living child) : 현재 살아 있는 아이(Living child)의 수
    - 출산력에서 1회 분만에서 둘 이상의 아기(쌍둥이)를 출산하여도 한 번으로 계산한다.
    - 임신력에는 현재의 임신도 포함한다.

임신력(Gravidity)/ 출산력(Parity)		신생아 생존력과 관계없이 임신(G)과 출산(P)의 횟수를 요약해서 사용한다. 예 처음 임신한 여성(미산부) → 1/0 ※ Gravidity = Term birth + Preterm birth + Abortion 　　Parity = Term birth + Preterm birth
숫자 체계	4자리 숫자체계	T(총만삭분만수) - P(조산수) - A(유산수) - L(현재 살아 있는 아이수) 예 6번 임신에 4번의 만삭분만, 1회의 조산, 1회의 유산, 현재 5명의 자녀가 있다 　→ 4-1-1-5
	5자리 숫자체계	G(총임신횟수) - T(총만삭분만수) - P(조산수) - A(유산수) - L(현재 살아 있는 아이수) 예 6번 임신에 4번의 만삭분만, 1회의 조산, 1회의 유산, 현재 5명의 자녀가 있다 　→ 6-4-1-1-5

ⓒ 분만 예정일(Expected date of confinement, EDC)
- 보통 임신 기간은 마지막 월경 시작일(LMP, Last menstrual period)에서 280일, 약 40주, 음력으로 10개월, 양력으로 9개월이다.
- Naegle's rule : LMP로부터 280일째가 분만일임에 근거를 두고 계산하는 방법이다.
- LMP의 달에 +9 또는 -3 / LMP의 날짜에 +7
  예 LMP 2021년 8월 15일 → 2022년 5월 22일
  　 LMP 2021년 3월 26일 → 2022년 1월 3일

② 첫 산전방문
ⓘ 건강력
- 인구학적 정보 : 연령, 주소, 교육수준, 인종, 주거 형태, 경제적 수준, 종교, 결혼 상태, 직업, 임신과 출산에 대한 개인적 선호도, 다음 자녀 양육계획, 수유 형태 선호도 등
- 산과력, 현 임신력, 생식기 병력, 과거 병력, 가족력
ⓛ 신체검진
- 자궁저부 높이(Height of fundus, HOF) 측정
  - 자궁의 크기를 사정하는 지표이므로 방문 시마다 측정한다.
  - 치골결합 상부에서 복부 중앙선을 따라 복부 모양대로 둥글게 하여 자궁저부까지의 길이를 잰다(McDonald's method).
  - 임신 22주에서 34주 사이에 자궁의 크기를 측정하는 정확한 방법이다.
  - 주수 = 길이, 보통 ±2cm는 정상으로 간주
    예 임신 26주 = 자궁저부높이 26cm
  - 비정상적으로 측정되는 경우 : 비만, 자궁근종, 양수과다증, 자궁내 성장지연, 다태임신
  - 앙와위 시 앙와위성(체위성) 저혈압 주의

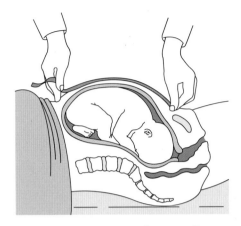

[맥도널드법(McDonald's method)]

- 복부둘레 측정
  - 임신 34주 이후 비정상을 가려내기 위해 시행하는 방법으로 다태임신, 양수과다증을 진단할 때에 유용하다.
  - 측정방법은 배꼽을 중심으로 복부둘레를 재는데 임신 주수보다 2인치 정도 작다.
    예 임신 34주에 32인치(81cm)
- 레오폴드 복부촉진법(Leopold's maneuver)
  - 복부의 형태, 색소침착, 부종유무, 크기 등을 시진한 다음 복부를 촉진하여 태향, 태위를 확인한다.
  - 준비 사항 : 임부는 방광을 비운 후 등을 대고 똑바로 누워 무릎을 구부리고 복부근육을 이완시킨다.

[레오폴드 복부촉진법]

단 계	촉진 방법	촉진 결과	결과의 의미
1단계	• 시술자는 임부의 머리쪽을 본다. • 자궁저부에 양손을 두고 손가락을 구부려 촉진 • 자궁저부에서 태아의 부분을 확인(태위, 선진부)	태아 부분이 둥글고 단단하게 만져지며 움직인다. 두 손 사이 혹은 한 손의 엄지와 검지 사이에 부구감(Ballottement)이 있다.	태아의 머리 부분이며(둔위), 몸체와 독립적으로 움직이고, 종위(Longitudinal lie)이다.
		태아가 불규칙하게 만져지고 크거나 두드러지게 튀어나온 부분이 느껴지며, 머리보다는 덜 단단하게 만져지고 부구감 판별이 쉽지 않다.	태아의 둔부이며(두정위), 몸체와 독립적으로 움직이지 못하고, 종위(Longitudinal lie)이다.
		상기 어느 것도 아니다.	횡위(Transverse lie)이다.

단 계	촉진 방법	촉진 결과	결과의 의미
2단계	• 시술자는 계속 임부의 머리쪽을 본다. • 치골결합과 자궁저부 사이 자궁의 양 측면을 촉진 • 좌, 우 중 어느 한쪽 손에 압력을 가하여 복부의 반대쪽으로 태아를 밀어 부분을 촉지하고 다시 반대로 한다. • 양손을 복부중앙선에서 양 측면에 두고 치골결합에서 자궁저부쪽으로 촉진	단단하고 두드러진 덩어리나 계속적으로 완만한 저항이 있는 덩어리가 촉진된다.	태아의 등이며 임부의 좌, 우 어느 쪽에 있는지에 따라 태위와 선진부가 결정된다. 종위(Longitudinal lie)이다.
		작고 불규칙한 움직이는 덩어리가 있고 검사자의 손가락을 차거나 칠 수 있다	• 태아의 소부분으로 지적되며 태아의 손, 다리, 무릎, 팔꿈치이다. • 태아의 등이 있는 반대편이 된다.
		복부 전면에 작은 덩어리가 만져지고 태아의 등을 만지기 어렵다	후방위(Posterior position)이다.
3단계	• 시술자는 계속 임부의 머리쪽을 본다. • 임부의 무릎을 구부려 불편감을 줄인다. • 엄지와 가운데 손가락을 벌려 치골결합상부와 하복부를 잡는다. • 둔부인지 머리인지 감별하기 위해 1단계처럼 모양, 크기, 강도, 운동을 촉진	선진부가 머리인 경우 진입 현상이 일어났을 때는 쉽게 움직이지 않는다.	1단계와 3단계의 결과를 비교하여 태위(Lie)와 선진부(Presentation)를 결정한다.
		진입이 안 된 경우에는 1단계처럼 쉽게 움직이고 부구감이 있다.	Pawlik's meneuver : 한 손은 자궁저부에 두고 다른 한 손은 치골결합부에 두어 동시에 자궁의 양쪽 극을 촉진하여 태아의 어느 부분인지를 파악하는 방법이다
4단계	• 시술자는 몸을 돌려 임부의 발을 향해 선다. • 두 손을 이용하여 치골결합을 향해 깊이 촉진하면서 하강 정도와 아두의 상태를 측성한다. • 아두의 돌출부 촉진 후에는 골반강을 더 촉진하지는 않는다.	머리가 선진부라면 한 손은 둥근 돌출부위를 만지고 다른 한 손은 골반강을 향해 그대로 평이하게 내려간다.	태아 머리의 돌출부가 태아의 등과 같은 쪽에 있으면 태아 머리가 신전(Extesion)된 안면위(Face presentation)이다. 돌출부가 태아의 등과 서로 반대로 위치하면 태아 머리가 굴곡(Flexion)된 두정위(Vertex presentation)이다

- 질검사 : 아두의 천문과 봉합선을 알아내기 위한 검사이다.
- 골반검사 : 외부 및 내부 생식기와 골반 형태에 대한 시진 및 촉진을 하는 것이다.
  - 방법 : 질경검사, 양손진찰법
ⓒ 검사실 검사
- 소변검사 : 포도당과 단백질의 유무를 확인하기 위한 것이다.
  - 방법 : 아침에 첫 배뇨에서 얻는 것이 이상적이다(중간 배뇨 채취).
- 혈액검사 : 혈색소(Hb), 혈액형, 매독, Rh 유형 등을 보기 위한 것이다.
- 질분비물 검사
  - 자궁경부세포진 도말검사(Pap smear) : 자궁경부와 후질원개에서 세포를 검사하여 세포 성장의 비정상을 알아내기 위한 도말법이다.
  - 분비물검사 : 백대하는 점액과 탈락된 질 상피세포를 포함하고 있는 정상 분비물이며, 단순 질염, 트리코모나스 질염, 모닐리아성 질염 등에 의한 비정상 분비물이 있을 수 있다.

ⓔ 태아사정

태 동	태아 움직임은 16주에서 22주에 경험할 수 있으며 첫 태동(Quickening)이라 한다.
태아심음	• 임신의 확정적 징후이며, 태아의 위치 파악 및 다태임신 확인에 도움이 된다. • 태아심음은 두위나 둔위인 경우는 태아 등에서, 안면위는 흉골을 통해서 가장 잘 들린다. • 정상 태아심음 : 120~160회/분(100회 이하, 160회 이상이면 비정상)
태아심음 청취 부위	임신 20~28주 — 배꼽 바로 아래 임신 30주 이후 — • LOA : 배꼽과 좌측 장골극과의 중간지점 • LOP : LOA보다 5cm 바깥쪽으로 떨어진 부위 • ROA : LOA 태위에서 잘 들리는 지점에서 중앙 오른쪽 • ROP : 옆구리 쪽
초음파	• LMP 5~6주 : 재태낭 발견 • 임신 6~7주 : 태아심박동 청진 • 임신 10~11주 : 태아호흡운동 발견 • 머리~엉덩이 길이 측정 : 재태연령 사정 • 임신 20~30주에 측정되는 대횡경선은 아두가 빠르게 성장하므로, 재태연령을 사정하는데 더 정확한 방법이 될 수 있다.

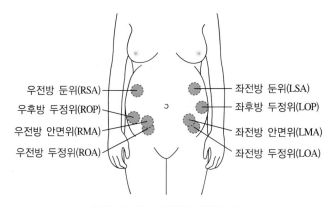

[태향에 따른 태아심음 청취 부위]

③ 추후 산전방문

　　㉠ 산전방문 일정

　　　　• 28주까지는 4주에 한 번씩

　　　　• 36주까지는 2주에 한 번씩

　　　　• 36주 이후부터는 분만 때까지는 매주에 한 번씩

ⓛ 우리나라 산부인과에서 권장하는 산전관리

임신 주수	검사 항목
최초 방문 시	초음파, 빈혈검사, 혈액형검사, 풍진항체검사, B형 간염검사, AIDS검사, 소변검사, Pap 도말검사, VDRL
9~13주	초음파(목덜미 투명대, Nuchal translucency), 융모막 융모생검, 이중 표지물질검사
15~20주	삼중 표지물질검사, 사중 표지물질검사, 양수검사
20~24주	임신 중기 초음파, 태아 심장초음파
24~28주	임신성 당뇨 선별검사, 빈혈검사
28주	Rh 음성인 경우 면역글로불린 주사
32~36주	초음파검사(태아체중, 태반위치, 양수량)

ⓒ 임신 중 위험요인

위험요인	가능한 원인
갑작스런 질로부터의 액체 유출	조기 양막 파열
질 출혈	태반 조기 박리, 전치태반, 혈성이슬
하복부 동통	조기 진통, 태반 조기 박리
오한과 열(38℃ 이상)	감 염
현기증, 시력 장애(흐릿한 시야, 복시, 암점)	고혈압, 자간전증
지속되는 구토	임신오조
심한 두통	고혈압, 자간전증
얼굴, 손, 다리 부종	자간전증
근육경련, 경련	자간전증, 자간증
심와부 통증	자간전증, 복부 대혈관의 허혈
핍 뇨	신부전증, 수분 섭취 부족
배뇨 장애	비뇨기계 감염
태아 움직임 부재	모체 감염, 비만, 태아 사망

(3) 간호진단과 중재

① 건강증진 및 유지

ⓒ 휴식과 수면

• 심스 체위(Sim's position) : 휴식 시 둔부 아래에 베개를 받쳐서 골반을 높게 하는 것은 질이나 직장의 정맥류, 하지부종을 줄이는데 효과적이다.
• 오전과 오후에 30분씩 휴식 또는 낮잠을 자는 것이 좋다.
• 가장 안락한 수면 자세는 베개를 베고 좌측위로 누워 무릎을 앞으로 뺀 상태로 자는 것이며, 복부지지를 위해 베개를 사용하면 좋다.

ⓒ 운 동

• 운동은 기분전환, 불안과 긴장 감소, 심리적 안정, 수면이나 변비 해결, 식욕을 자극하는 등 모든 측면에서 도움이 된다.

안심Touch

- 심장질환, 조산, 다태임신, 과거 저체중아(SGA) 분만, 전치태반, 출혈, 경관무력, 양막파열, 반복 유산의 경력이 있는 경우 운동을 제한한다.
- 종 류
  - 걷기 : 가장 권장할 만한 운동
  - 골반 흔들기(Pelvic rocking) : 요통 경감
  - 골반저근 훈련법(Pelvic floor muscle exercise) : 실금 예방, 회음근 강화
  - 어깨 돌리기 : 손, 팔 저림 완화
  - 나비 운동(Flying exercise) : 가슴앓이, 호흡곤란 완화
ⓒ 피부 간호
- 임신 중에는 땀샘과 기름샘 등의 활동이 증가되어 불쾌한 냄새가 있을 수 있으므로 자주 씻어 피부를 보호한다.
- 임신 기간 중 통목욕이 가능하지만 샤워가 적합한 목욕방법이다.
ⓓ 의 복
- 임부의 옷은 실용적이며 넉넉해야 하고 아름답게 옷을 입어 자신감을 가지도록 한다.
- 복대나 임부용 거들로 복부를 지지해 주고 감싸주어야 한다.
- 임부들은 잘 맞는 브래지어를 착용함으로써 유방을 적절히 지지하며, 좋은 자세를 유지하고 요통을 예방하는데 도움을 얻는다.
- 굽이 낮은 신발이 좋으나 요통이 없고, 몸의 균형을 적당히 유지할 수 있다면 약 5cm 정도 높이의 굽도 가능하다.
ⓜ 피해야 할 업무
- 장시간 서 있는 것과 앉아 있는 것
- 야간근무, 무거운 것을 운반하는 것
- 신체균형의 감각을 요구하는 일
- 해독물질을 다루는 일
ⓗ 예방접종
- 생균을 약화한 바이러스 접종, 즉 홍역(Measles), 볼거리(Mumps), 풍진(Rubella), 유행성 이하선염, sabin백신(구강용 소아마비), 수두 등의 예방접종은 피한다.
- 임신 27~36 사이에 파상풍, 디프테리아, B형 간염, 인플루엔자(비활성화), 백일해를 예방접종하여 태아에게 면역력을 줄 수 있도록 하는 내용을 실시하고 있다.
ⓢ 여행 및 운전
- 기차 또는 비행기로 여행하는 것이 좋으며, 하루에 무리하게 모든 여행을 끝마치지 않는 것이 좋다.
- 150~200km당 휴식이 필요하며, 이는 몸의 굳어짐과 경련, 혈액순환 장애를 방지해 준다.
ⓞ 수유 준비 및 유방 간호
- 모유수유를 준비하기 위해 유방마사지를 적절히 하는 것은 매우 필요하다.
- 집기 검사를 통해 유두의 유형(함몰, 편평, 정상)을 확인한다.

- 함몰형 유두인 경우는 임신 5~6개월부터 간호를 시작하는 것이 효과적이다.
  - Hoffman법 : 양 옆의 유륜을 검지를 사용하여 서로 반대편으로 잡아당겨 유두가 돌출되게 하며, 유두가 돌출되면 유두 잡아당기기와 굴리기를 수유시작 초기까지 계속해야 한다.
- ㉢ 성생활 : 파막, 출혈, 유산의 두려움이 있을 때만 금지하며, 계속적으로 유산을 경험한 임부에게는 어느 기간 동안 성교를 금지시킨다.
- ㉣ 임부의 흡연 및 음주

분 류	모체에 미치는 영향	태아에 미치는 영향
흡 연	• 니코틴 중독 • 혈관 수축 • 카테콜아민 증가 • 심혈관계 질환 • 태반의 기능부전 • 비타민과 무기질 대사 방해 • 모유의 오염	• 저체중 • 사 산 • 태아 돌연사망증후군(SIDS) • 선천적 기형 • 알레르기 • 호흡기질환 • 성장장애, 지적 능력과 언어 장애 • 태반조기박리

음 주	• 알코올 중독
	• 탄수화물, 지방, 단백질 대사 방해
	• 자연유산
	• 태반 기형과 기능 부전
	  - 저체중아
	  - 태반 조기 박리, 전치태반
		• 저체중아
		• 세포성장과 분화 방해
		• 비특이성 기형
		• 태아 알코올증후군(FAS)
		  - 산전, 산후 성장결핍과 발달지연
		  - 정신박약(지체), 소뇌증, 미세운동 기능부전, 얼굴기형
		• 세포성장과 분화방해
		• 비특이성 기형

② 임신 동안의 영양관리
  - ㉠ 체중 증가
    - 임신 중 적절하지 않은 체중 증가는 자궁강 내 성장지연일 수 있고, 지나친 체중 증가는 아두골반 불균형이 되어 수술분만, 출산 시 태아손상, 저산소증이 될 수 있다.
    - 체중 증가 양상(1993, 미국산부인과학회, AOCG) : 체질량 지수가 정상인 여성인 경우 임신기간 동안 총 11.4~15.9kg, 임신 2~3기 동안 1.8kg/4주의 체중 증가를 권유하였다.
      - 임신 1기 : 1~2kg
      - 임신 2~3기 : 0.4kg/1주(임신 2기는 모체성장, 임신 3기는 태아성장)
      - 임신 20주 후 한 달 동안 3kg 이상 증가는 임신성 고혈압이 의심된다.

ⓒ 임신 중 필요한 칼로리와 영양소

열 량	• 태아 조직의 성장과 모체조직의 요구량을 유지하기 위해 에너지를 필요로 한다. • 임신 중에는 비임신 시보다 300cal가 추가적으로 필요하며, 이는 태아와 태반조직이 자라는 데, 분만 후 수유를 위해 임부의 기초신진대사(BMR) 증가와 활동에 사용된다. • 음식 공급원 : 탄수화물, 지방, 단백질		
단백질	• 단백질은 태아 발달, 모체 혈액의 증가, 유선과 자궁조직 등 모체조직의 증가를 위해 아미노산과 질소를 공급한다. • 결핍은 비정상적 출혈 빈도를 증가시키고 저혈소판, 저능아를 유발한다. • 권장량 : 하루 14g 이상 증가하여 60g을 섭취한다. • 단백질 허용치 : 정상적인 비임신 여성은 46g/1일, 임신 여성은 76g/1일, 활동적인 여성은 매일 100g 이상으로 증가된다. • 음식 공급원 : 우유, 고기, 달걀, 치즈		
무기질	칼슘과 인	• 태아의 뼈와 치아 형성, 에너지와 조직성장, 임부의 필요에 의해 부수적인 섭취가 필요하다. • 임부와 수유부는 하루 1,000mg의 칼슘섭취가 필요하다. • 우유 1L에는 칼슘이 1,200mg이 함유되어 있으므로 우유 섭취로 요구량을 충족시킬 수 있다. • 음식 공급원 : 우유, 치즈 정어리, 진녹색 채소, 뼈째 먹는 생선, 시금치 등	
	마그네슘	• 뼈의 구성, 세포산화, 단백질, 지질대사, DNA와 RNA에 필요한 효소활동에 중요하다. • 음식 공급원 : 견과류, 콩과 식물, 코코아, 고기류, 전곡류	
	철 분	• 증가된 적혈구에 헤모글로빈 공급, 태반, 태아의 헤모글로빈, 미오글로빈, 효소합성, 임신 후반기 태아의 철분 저장, 영유아기 혈액손실을 보충하기 위해 필요하다. • 가임기 여성(15~49세)은 매일 18mg의 철분이 필요하나 일반적인 식사에서 충족될 수 없으므로, 모든 임부는 입덧이 사라진 후 임신 2기부터 하루 30~60mg의 철분제를 복용한다. • 비타민 C와 Heme 철분(육류)은 철분보충제의 흡수를 증가시킨다. • 철분은 공복에 흡수가 가장 잘되므로 식사와 식사 중간에 차, 커피, 우유를 제외한 음료와 복용한다. • 식간에 복용하여 복통이 있으면 취침 전에 복용한다. • 복용을 잊었을 경우 복용했어야 할 시간 13시간 이내면 빨리 복용하고, 다음 복용시간에 2배로 복용하지 않는다. • 변비가 흔하므로 섬유질과 적절한 수분섭취가 필요하다. • 철분제로 인해 변이 검거나 진한 녹색일 수 있다. • 음식 공급원 : 간, 고기류, 전곡류, 시리얼, 진녹색 채소	
	염 분	• 체액 균형을 조절하고 신진대사를 위해 필수적이다. • 권장량 : 2~3g, 모체의 입맛에 맞게 섭취한다.	
	아 연	• DNA와 RNA 합성과 단백질 대사에 관련, 효소 구성성분, 부족 시 태아 중추신경계 기형과 관련이 있다. • 음식 공급원 : 간, 조개, 고기류, 전곡류, 우유	
	요오드	• 모든 체내 조직에 존재하는 티록신의 필수요소이다(임부의 신진대사증가와 관련). • 권장량 : 요오드염을 통해 220mcg 정도 • 음식 공급원 : 요오드 추가 소금, 해산물, 우유, 유제품, 효소함유 빵, 도넛	
물	• 원활한 신진대사에 도움을 준다. • 여성은 매일 6~8잔을 섭취하고 물과 주스가 가장 좋다.		

③ 임신 중 경증 불편감에 대한 완화요법

㉠ 임신 1기(~14주)

불편감	생리	간호
유방 변화(아픔)	• 호르몬 자극 • 유선조직 비대 • 유륜의 착색, 유두 증가	• 임부용 브래지어로 유방을 적절히 지지한다. • 온수로 깨끗이 씻고 건조하게 유지한다. • 유두는 물로만 세척한다.
긴박뇨, 빈뇨	• 자궁증대로 방광용적 감소 • 호르몬으로 방광기능 변화	• 골반저근운동(Pelvic floor muscle exercise)을 한다. • 자기 전에는 수분 섭취를 제한하고, 회음부 패드를 착용한다.
오심, 구토(입덧)	• 융모생식샘 자극호르몬(hCG)의 증가 • 대사변화 • 정서적 요인 • 4~6주 출현, 12주까지 지속 • 아침에 더욱 심하다.	• 공복 상태나 과식을 피한다. • 조금씩 자주 먹기(5~6회/1일) • 기상 전 마른 탄수화물식이, 따뜻한 차를 마신다. • 자극적인 식이, 가스 생성 음식, 튀긴 음식, 임부가 좋아하지 않는 음식은 피한다. • 갑작스런 자세변경을 피한다. • 심리적 지지를 한다.
타액과다 (Ptyalism)	• 에스트로겐 증가 • 오심으로 삼키는 것을 싫어하는 것과 관련될 수 있다.	• 추잉껌을 씹는다. • 수렴제로 구강을 청결히 한다.
피 로	• 대사율 증가, 에너지 부족 • 사회심리적 원인	• 규칙적인 운동을 한다. • 충분한 수면과 휴식을 취한다. • 균형식이를 취한다.
백대하	경부비후, 점액량 증가	• 질 세척은 금한다. • 회음패드를 사용한다. • 기본적인 회음 위생 간호를 한다. • 팬티스타킹은 피한다.

㉡ 임신 2기(15~26주)

불편감	생리	간호
앙와위성(체위성) 저혈압	앙와위 시 자궁 무게로 인한 하대정맥 압박	• 가볍게 무릎을 구부린 측위 또는 반좌위 • 자세변경 시 천천히
가슴앓이	• 프로게스테론 영향 : 위의 분문괄약근 이완, 위식도 역류, 연동운동 지연 • 자궁압박으로 위 상승 • 임신 말기에 심함 : 자궁증대로 위와 십이지장의 위치 상승 • 증상 : 역류, 트림, 식도압박	• 가스형성, 자극적 식이, 지방성 식이, 과식을 제한한다. • 상체를 반듯하게 유지한다. • 우유를 조금씩 섭취한다(일시적 완화). • 나비운동을 한다. • 필요 시 처방하에 제산제를 투여한다. • 하루에 물 6~8잔을 섭취한다. • 여유 있는 옷을 입는다.
변 비	• 프로게스테론 영향 : 위장관의 이완, 연동운동 감소 • 철분제 복용 • 증대된 자궁 압박	• 충분한 수분을 섭취한다. • 규칙적인 운동과 배변습관을 가진다. • 섬유질 식이를 섭취한다. • 관장은 피한다. • 미네랄오일 복용을 금지한다(지용성 비타민 흡수 방해).

안심Touch

불편감	생리	간호
정맥류	• 임신 중 혈액량의 증가 • 커진 자궁의 압력으로 인한 외음부, 항문주위의 정맥류 야기 • 임신 동안 해소되지 않으며 분만 후 없어지기는 하나 완전히 없어지지 않는다.	• 비만, 장시간 앉아 있는 것, 조이는 의복, 변비를 피한다. • 탄력스타킹을 착용한다. • 하지를 상승시킨다. • 다리 꼬는 자세는 피한다. • 자주 걷는다. • 굽이 낮고 편한 신발을 신는다.
관절통, 요통, 골반중압감	• 프로게스테론 영향 • 커지는 자궁의 보상으로 척추만곡, 근육신장, 무게중심의 변화	• 임부용 거들을 사용한다. • 좋은 자세를 유지한다. • 5cm 이하의 신발을 신는다. • 규칙적인 운동을 한다(산전운동, 요가). • 국소 열찜질을 적용한다. • 적절한 체중 증가를 유지한다.
손가락의 주기적인 마비와 쑤심	상완신경총 긴장증후군 (Brachial plextraction syndrome)	• 좋은 자세를 유지한다. • 분만 후 소실된다.
	수근관증후군 (Capal tunnel syndrome)	• 이환된 팔 상승 • 임신 후 악화될 수 있고, 수술로 완치할 수 있다.
두통	• 임신성 고혈압과 구별 • 피로, 정서적 긴장	• 이완운동을 하고, 두통을 야기할 수 있는 일은 피한다. • 규칙적 식사를 한다. • 처방 없이 약을 복용하지 않는다.

ⓒ 임신 3기(27~40주)

불편감	생리	간호
불면증	• 태아움직임 • 근육경련 • 빈뇨 • 호흡곤란	• 의식적 이완 • 마사지, 온수 목욕
Braxton Hick's contraction	분만 진행 준비로 자궁 수축 강화	• 정상적인 증상임을 인지시킨다. • 휴식 및 마사지 • 체위 변경
하지 경련	• 자궁증대에 의한 신경 압박 • 칼슘과 인의 불균형(Ca↓, P↑) • 피로, 근육긴장	• 취침 전 온수목욕 • 경련이 발생한 근육을 신장 • 탄산칼슘, 유산칼슘 경구투여 • Aluminium hydroxide gel 경구투여로 인을 배출시킨다. • 국소 열찜질 적용 • 규칙적인 운동
발목 부종	• 장기간 서 있거나 나쁜 자세 • 운동부족 • 수분정체 • 꽉 끼는 옷을 입거나 더운 날씨에 증가	• 충분한 단백질 섭취 • 권장량의 염분섭취 • 휴식 시 1일 2~3회 20~30분씩 하지 상승 • 오래 서 있는 것 자제 • 이뇨제 사용 금지

출제유형문제 최다빈출문제

7-1. 다음 열거하는 내용 중 옳지 않은 것은?

① 입덧은 hCG 호르몬이 원인이다.
② 태동은 산부와 아기의 일체감을 느끼게 한다.
❸ 임부의 앙와위성 저혈압은 복위를 취하면 즉시 교정된다.
④ 임산부의 90%에서 수축기 심잡음이 들린다.
⑤ 입덧이 심할 경우는 공복상태가 좋다.

해설
임부의 앙와위성 저혈압은 좌측위를 취하면 즉시 교정된다.

7-2. 36세 여성이 유산을 1회하였고, 39주에 쌍둥이를 출산하였으며, 현재 임신 3주차이다. 이 여성의 산과력을 5자리 숫자로 표현한 경우는?

❶ 3-1-0-1-2
② 3-1-0-2-1
③ 2-1-0-1-2
④ 3-2-0-1-2
⑤ 2-1-1-1-2

해설
• 5자리 숫자 체계 : G(총임신횟수, 현재 임신 포함) - T(총만삭분만수) - P(조산수) - A(유산수) - L(현재 살아 있는 아이수)
• 쌍둥이는 임신 1회 출산 1회로 간주
• 임신은 유산을 포함하여 3회이며, 만삭분만은 1회(쌍둥이), 조산은 0회, 유산은 1회, 현재 생존아수 2명(쌍둥이)으로 3-1-0-1-2로 표기한다.

7-3. 임부의 산전 신체검진 시 레오폴드촉진 3단계에 대한 설명으로 옳지 못한 것은?

① 치골결합 상부인 하복부를 촉진하여 골반진입과 태세를 확인한다.
② 둔부인지 머리인지 감별을 위해 모양, 크기, 강도, 운동을 촉진한다.
③ 진입이 안 된 경우에는 1단계처럼 부구감이 있다.
❹ 치골결합을 깊이 촉진하면서 하강 정도와 아두의 상태를 측정한다.
⑤ 선진부가 머리일 경우 진입 현상 시 쉽게 움직이지 않는다.

해설
④번은 4단계에서 시행하는 것이다.

제 **2** 장

태아의 발달과 건강사정

1 태아의 발달과 성숙

(1) 태아의 발달

배아전기 (Preembryonic stage)	• 배란일(또는 수정일)~첫 2주간 • 세포분열, 배포 형성, 배아막의 초기 형성, 원시 배엽 형성이 일어난다.
배아기 (Embryo stage)	• 수정 2주 이후(배란 후 약 3주)~8주까지 • 모든 주요 기관이 형성되는 시기로 바이러스, 약물 감염 등 환경요인에 취약하다.
태아기 (Fetal stage)	• 수정일 기준으로 대략 8주 이후 ~ 출생까지 • 신체적 구조와 기능이 완성되는 시기

① 생식세포의 성숙

난자의 발생과정 (Oogenesis)	• 여성 성세포의 근원은 태생기에 난소에서 만들어진 난원세포가 세포분열을 통해 1차 난모세포가 되고, 출생 시 난소에는 전기 세포분열까지 끝마친 1차 난모세포들이 약 40만 개 준비되어 있다. • 1차 난모세포는 46개의 염색체를 가지므로 남성 성세포의 핵과 결합할 수 없다. • 1차 난모세포는 사춘기에 이르러 매월 한 개가 성숙하여 1차 감수분열이 일어나고, 이때 두 개의 세포는 큰 세포와 작은 세포로 분리되는데 큰 쪽이 2차 난모세포 작은 쪽이 제1극체이다. • 배란 직전에 2차 감수분열을 시작하여 제2차 난모세포에서 1개의 성숙난자와 1개의 극체가 발생하고, 제1극체에서 2개의 제2극체가 생겨 난모세포에서 생긴 극체와 함께 사멸한다. • 생식샘자극호르몬의 영향에 의해 난포가 성숙되면 배란의 과정을 통해 난자가 배출된다. • 난자는 유전적인 물질을 포함하고, 24시간 동안 생식능력이 있으며, 정자를 만나 수정하지 못하면 퇴화하고 재흡수가 이루어진다.

정자의 발생과정
(Spermatogenesis)
	• 남성 성세포의 원조는 정원세포로 태생기에 형성되어 있으나, 활동하지 않고 있다가 사춘기 때 1차 정모세포로 성숙되는 정자발생이 시작된다.
	• 1차 정모세포는 2차 감수분열로 2개의 염색체가 23개로 반감된 2차 정모세포가 생성되고, 그 후 2차 감수분열로 4개의 정자세포가 형성된 후 정자로 분화된다.
	• 정액 : 남성 생식기에 있는 샘(Gland)에서 나온 액체이다.
	  – 평균량 : 1회 사정량은 평균 3.5mL이다.
	  – 평균밀도 : 정액 1mL당 정자 1억 마리
	  – 정자의 형태 : 20~25%는 이중형 또는 비정상인 형태를 가지고 있고, 정상 정자는 75% 이상이다.
	  – 정자의 운동성 : 사정 후 분당 2~3mm의 속도로 움직일 수 있으며, 실제 속도는 질의 산성에서는 느리고 자궁의 알칼리성 환경에서는 빨라지게 된다(48~72시간 생존가능).

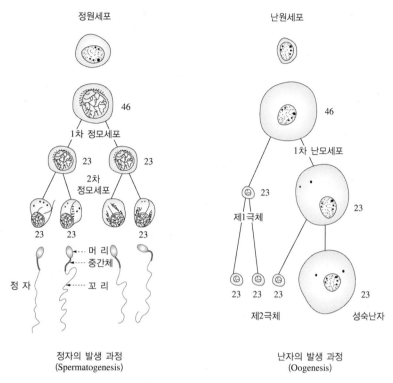

[정자와 난자의 발생과정]

② 수정(Fertilization)

　　㉠ 수정은 정자와 난자가 융합하는 과정으로 나팔관의 바깥쪽 1/3인 팽대부(Ampullary portion)에서 주로 일어난다.

　　㉡ 수정에 중요한 시기 : 배란 전 48시간 + 배란 후 24시간 = 72시간

　　㉢ 성숙난포에서 배란된 난자는 투명대(Zona pellucida)와 방사관(Corona radiata)에 둘러싸여 있으며, 24시간 정도 생존할 수 있다.

　　㉣ 사정된 정자는 90초면 자궁경부에 도달하고, 5분 이내로 나팔관에 도달하며, 정자가 편모와 자궁수축을 이용해 나팔관의 난자를 향해 움직인다.

　　㉤ 수정 직전에 정자는 생리적 변화인 수정력 획득과 구조적 변화인 선체반응이 일어난다.

　　　• 수정능력 획득 : 정자 머리 보호막을 벗어 결합수용체가 노출되는 것

　　　• 선체반응 : 용해효소 분비로 난자를 둘러싸고 있는 방사관과 투명대를 뚫고 들어가는 것

　　㉥ 투명대 반응 : 정자가 난자에 닿아 빨려 들어간 후에 다른 정자의 침입을 막기 위한 자체 방어현상이다.

　　㉦ 접합자(Zygote) : 정자와 난자의 핵이 융합되고 염색체가 합체되어 46개(23쌍)로 복귀된 수정란이다.

③ 난할과 착상

　　㉠ 난할 : 접합자 형성 직후 시작하는 초기 세포분열이며, 염색체의 DNA 합성과 빠른 체세포분열을 한다.

ⓛ 상실배(Morula) : 투명대에 쌓인 상태로 수정 후 3일 내에 완성되어 16개의 분할구(오디 모양)를 형성하며 자궁강에 도달한다.

ⓒ 배포(Blastocyst) : 상실배 내에 공간(Cavity)이 형성되고 나중에 이 공간은 난황낭(Yolk sac)이 된다.
- 배포 내부의 내층 세포덩어리(Inner cell mass)는 배아모체(Embryoblast) 및 배아(Embryo)를 형성한다.
- 배포의 바깥 외층벽은 영양막(Trophoblast)을 형성한다.
- 수정 후 7일에 영양막의 일부분인 합포영양막(Syncytiotrophoblast)이 자궁내막으로 파고들어 착상을 시작한다(착상혈 발생).
- 수정 후 14일에 영양막 외층(세포영양막, Cytotrophoblast)에서 융모막융모(Chorionic villi) 가 발생하여 합포영양막 속으로 뻗어 들어간다.

  ※ 합포영양막이 생산하는 융모생식샘자극호르몬(hCG)
   - 황체가 프로게스테론과 에스트로겐을 분비하게 하여 배란과 월경을 막고 착상을 유지하게 만든다.
   - 수정 2주말에 충분히 생산하기 때문에 임신검사의 근거가 된다.

  ※ 난황낭의 기능
   - 자궁태반 간 순환이 이루어지기 전까지 2~3주간 배아에게 영양을 공급한다.
   - 간에서 조혈작용이 이루어질 때까지 6주간 초기 혈액을 생성한다.
   - 난황난의 일부가 원시 소화관(Primitive gut)을 형성한다.

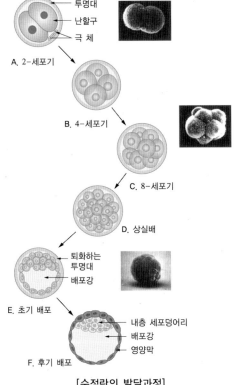

[수정란의 발달과정]

㉣ 탈락막(Decidua)

- 착상 후의 자궁내막으로 출산 시 자궁으로부터 분리되어 배출되는 부분을 말한다.

피포탈락막(Decidua capsularis)	배아를 덮고 있는 부분
기저탈락막(Decidua basalis)	배아가 착상한 바로 밑층으로 나중에 모체 측 태반으로 발전한다.
진탈락막(Decidua vera or parietalis)	자궁강의 나머지 부분

- 기저탈락막과 접하고 있는 융모막융모는 증식하여 번생융모(Chorion frondosum)이 되어 나중에 태아 측 태반으로 발전하고, 피포탈락막과 접한 융모막융모는 퇴화하여 평활융모막 (Chorion laeve)이 된다.

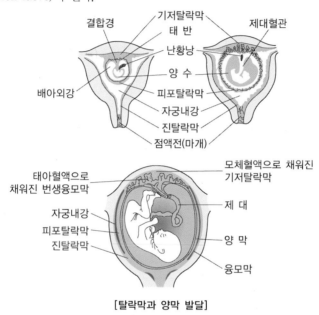

[탈락막과 양막 발달]

④ 배아(Embryo)

㉠ 내층 세포덩어리는 양막강(Amniotic cavity)을 형성하고 태아의 초기 배엽으로 발전한다.

㉡ 태아의 초기 배엽 형성

외배엽(Ectoderm) (외부 보호막, 신경계)	피부, 선, 손톱, 머리카락, 중추 및 말초신경계, 눈의 렌즈, 치아의 에나멜, 양막
중배엽(Mesoderm) (근골격계, 비뇨생식기계, 심맥관계)	뼈, 치아, 근육, 결체조직, 심혈관계, 비장, 신장
내배엽(Endoderm) (내장기관)	코를 제외한 호흡기계, 소화기계의 상피, 흉선, 간, 췌장, 방광, 요도, 갑상샘, 고막, 질의 상피

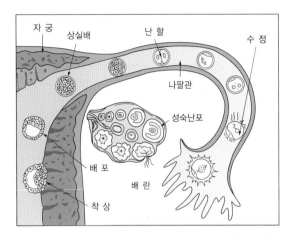

A. 난소에서 난포발달, 배란, 수정, 수정란의 나팔관 이동,
자궁 내에서 착상

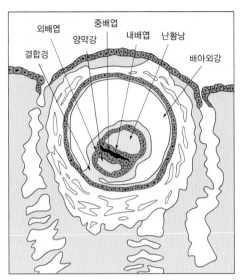

B. 자궁내막에 배포가 파묻힘, 배엽형성

[수정란의 발달(1주일)]

ⓒ 기형 발생

- 배아기인 수정 후 20일부터 55일 사이에 발생하는 것으로 알려져 있다.
- 수정 후 20일 이전은 착상 전기로 문제 발생 시 유산되거나, 정상으로 회복되는 시기이다.
- 수정 후 55일 이후에는 태아기로 성장과 발육에 장애를 가질 수 있는 시기이다.

⑤ 성 분화(Sex differentiation)

ⓐ 고환을 분화시키는 Y염색체의 존재 유무에 달려 있으며, 배란 후 7주 전에는 미분화 생식샘으로 남녀의 구별이 안 된다.

ⓑ Y염색체가 있으면 미분화 생식샘의 수질 부위가 발육하여 고환을 형성하고, Y염색체가 없으면 피질부위의 발육이 두드러져 난소를 형성하고 수질은 퇴화한다.

ⓒ 분화는 내부 생식기에서 외부 생식기의 분화로 진행된다.

⑥ 생존력(Viability)

ⓐ 자궁외부에서 태아가 살 수 있는 능력으로 의학기술과 간호의 발전으로 수정 후 20주(LMP 22주, 태아체중 500g 이상)로 생존력의 한계가 변경되었다.

ⓑ 생존력은 중추신경계의 기능과 폐의 산화능력에 따라 달라진다.

(2) 태아의 주변조직

① 태반(Placenta)

㉠ 태반과 탯줄의 형성

태 반	• 수정란의 번생융모막과 기저탈락막이 태반으로 발전한다. • 태반은 임신 12주까지 구조가 완성되고, 두께는 임신 16~20주까지 성장한다. • 성인에서 가스교환이 이루어지는 폐순환의 역할을 담당한다. − 산소 : 모체혈액 → 태반 막 → 태아혈액 − 이산화탄소 : 태아혈액 → 모체혈액 • 특 징 − 직경 : 15~20cm − 무게 : 400~600g(태아 : 태반 = 6 : 1) − 태아 면 : 편평하고 회백색의 양막으로 덮여 있고, 밑으로 큰 혈관들을 볼 수 있다. − 모체 면 : 암적색, 울퉁불퉁, 15~20개의 분엽(Cotyledon)으로 분리되어 있다.
탯줄 (Umbilical cord)	• 태아와 태반을 연결하는 줄로 태반의 태아 면~태아의 배꼽까지 뻗쳐 있어 태반으로부터 산소와 영양분을 태아에게 공급하고, 태아의 노폐물을 태반으로 배설하는 기능을 한다. • 구 조 − 직경 약 2cm, 길이 30~90cm(평균 55cm)이며, 통각 수용기가 없다. − 제대동맥 : 2개, 탄산가스가 많은 혈액이 태반으로 유입 − 제대정맥 : 1개, 산소가 풍부한 혈액이 태아에게 공급 − 교양조직(Wharton's Jelly) : 점액질을 포함하는 결합조직으로 탯줄의 혈관 지지, 혈액운반 촉진, 탯줄 내 혈관 압박 방지, 분만 후 제대가 위축되도록 한다.

② 태반의 기능

㉠ 태반의 물질이동 기전

기 전	요 소	
확 산	• 농도차에 기초하여 고농도 → 저농도 물질 이동 • 분압에 의거하여 가스 이동 • 태반막 특성에 의한 순수한 물리적 과정으로 에너지가 필요 없음	산소, 이산화탄소, 지용성 비타민, 나트륨, 염소, 전해질
촉진적 확산	• 모체 쪽 물질의 농도가 태아 면보다 클 때 농도차에 따라 이동 • 에너지를 이용하지 않고, 농도에 의해 설명될 수 있는 것보다 빠름 • 중개운반체가 있음(세포막에 존재하는 운반체를 이용한 확산)	D-포도당
능동적 이동	• 농도가 낮은 곳에서 높은 곳으로 이동 • 에너지가 요구됨 • 효소가 운반 매개자의 역할을 하여 일어남	아미노산, 수용성 비타민, 칼슘, 철분, 아이오딘, 인(Phosphorous)
흡수 작용	• 세포 표면에 작은 함몰을 만들고 액체를 내포한 소포를 만들어 세포체 내로 흡인하는 현상 • 미세한 입자를 삼켜 세포를 통과하여 운반	면역글로불린, 인지질(Phospholipid), 지방단백(lipoprotein)
태반막 결함	• 태반막의 결함이 큰 물질의 이동을 가능하게 함 • Rh(+) 태아의 적혈구가 모체 순환으로 들어가 Rh(−)인 모체에 항체 형성 • 분만 시 일어날 수 있음	적혈구
용적 흐름	• 세모막의 소포자를 통해 유체의 압력 혹은 삼투압에 의해 평형상태에 있는 물질이 이동	물, 용해된 전해질

ⓒ 태반의 내분비기능

융모생식샘자극호르몬 (hCG)	• 세포영양막(Trophoblast)에서 조기에 분비되므로 임신 유무검사에 사용 • 임신 초 황체기능 유지 → 배아 착상에 도움, 에스트로겐과 프로게스테론 분비(임신유지), 태반조직 거부반응 억제 • 임신 26일째 임부의 소변 중에서 발견가능 → 진단적 가치 • 임신 60~70일 최고점에 달하고 80일에 점차 사라짐
태반락토겐(hPL)	• 성장증진, 유즙분비 호르몬, 수정 3주째 모체혈액에서 검출 • 모체의 신진대사를 조절하며, 태아 성장에 필요한 영양 공급 • 통과하는 당의 이동을 쉽게 해 주며, 수유를 위한 유방발달 촉진
에스트로겐(Estrogen)	• 6~12주 사이 태반과 태아로부터 분비되어 말기까지 지속 • 태반만출 시 소실 → 프로락틴 분비 유도 → 유즙분비 • 자궁성장과 자궁 – 태반 – 혈류를 자극하며, 유방의 선조직을 증식시키고, 자궁근육의 수축을 자극한다. • 태아발달에 따라 자궁증대와 혈액공급을 증가시킨다. • 에스트라디올 : 난소에서 분비되는 에스트로겐 • 에스트리올 : 태반에서 분비되는 에스트로겐, 임신기간 소변과 혈액에서 증가 – 에스트리올 측정 : 태반의 기능과 태아의 상태 파악(정상치 : 14~26mg, 태아사망 : 3~4mg)
프로게스테론 (Progesterone)	• 임신 초 황체에서 분비되며, 12주부터 태반에서 분비되어 32주에 최고점에 이른다. • 자궁내막 유지 • 시상 하부 중추 자극 → 옥시토신 분비 억제 → 자궁근육 수축력 감소 → 칼륨(potassium, 포타슘)과 칼슘의 변화를 야기 → 자궁활동 감소 → 조산예방 • 호흡 중추를 자극 → 과호흡 유발 → 동맥과 폐의 CO_2분압 하강
릴락신(Relaxin)	골반인대를 이완시키고 출산 시 자궁경관을 부드럽게 한다.

ⓒ 면역기능 : 세포흡수작용을 통해 면역글로불린(IgG)이 태반막을 통과해 천연두, 디프테리아, 홍역의 면역체가 태아에게 전달된다.

ⓒ 보호기능 : 태반장벽(태반막)은 반투과성 장벽으로서 제한적으로 태아에게 해로운 물질의 통과를 막는다.

  • 1,000g/mol 이상의 분자량을 지닌 분자는 태반막을 통과하지 않으므로 임신 중 헤파린 치료는 안전하다.

  • 항응고제인 다이쿠마롤(Dicumarol), 카페인, 알코올, 니코틴, 마취제, 진통제, 풍진바이러스, 수두바이러스, 홍역바이러스는 태반을 통과하여 태아에게 영향을 준다.

  • 일반세균은 태반막의 파괴, 태반염 외에는 태아에게 감염되지 않는다.

③ 난막(Fetal membrane) : 2개의 막이 서로 떨어져 발생한 태아와 양수를 둘러싼 막

양막(Amnion)	융모막(Chorion)
• 태아와 양수를 내부에 갖고 있는 태아면, 즉 난막 중 안쪽의 투명한 막 • 임신 2주에 생성 • 양수 생산, 양수 지지 • 인지질 생산, 프로스타글란딘(자궁수축) 형성	• 난막의 모체면인 외측의 불투명한 막 • 융모막 표면에 있는 융모는 기저탈락막으로 파고들어가 태반으로 발전한다. • 양막과 융모막 → 무혈관 양막융모막 형성 → 물질이동, 대사활동

④ 양수(Amniotic fluid)

생 성	• 임신 초기에는 모체 혈청에서 생성되고, 임신이 진행되면서 태아의 소변에서 생성된다. • 임신 1기에는 1주에 25mL, 2기에는 50mL씩 증가하여, 34주에는 1,000mL에 이른다.	
특 성	• 중성이나 약알칼리성(pH 7.0~7.5)으로 백색 또는 노르스름한 색을 띤다. • 물 98%, 유기물 2%, 알부민, 요소, 요산, 크레아티닌, 빌리루빈, 지방, 과당, 소량의 백혈구, 태아의 소변 등이 포함되어 있다. • 계속적으로 생성되고 흡수되어 양막 내에서 머무르지 않는다. • 태아가 삼키는 양수는 태아의 장을 통해 태아 혈류로 흡수된다.	
기 능	임신 중	• 태아를 외부 충격으로부터 보호한다. • 태아를 난막과 분리시킨다. • 태아가 운동할 수 있도록 하여 근골격의 발달을 돕는다. • 열손실을 막고 일정한 온도를 유지한다. • 양수 내 성장호르몬으로 태아의 성숙을 돕는다. • 태아 경구수액의 근원이 된다. • 분비물의 집합 장소로 태아 건강에 대한 정보를 알 수 있다.
	분만 시	• 윤활 역할을 하여 산도 통과를 용이하게 한다. • 진통 시 강한 자궁수축의 압력을 방지한다. • 태반의 조기박리를 방지한다. • 태포를 형성하여 자궁경관의 개대 및 숙화를 진행시킨다.
진단적 가치	• 태아의 성별, 건강상태, 성숙도에 관한 정보를 알려 준다. • 질병이나 비정상을 알아 낼 수 있어 치료적 유산이나 자궁 내 치료를 선택할 수 있다. • 식도폐쇄, 무뇌아 : 양수를 삼킬 수 없어 양수과다(2,000mL 이상)가 발생된다. • 신장발육부전 : 양수과소증(500mL 이하)이나 양수량 감소를 가져온다.	

(3) 태아의 생리

① 심맥관계

㉠ 태아가 발생할 때 가장 먼저 기능을 발휘하는 기관이다.

㉡ 모체로부터 산소와 영양소를 태아에게 공급하기 위해 혈관과 혈액 세포형성이 3주경에 시작되고, 3주 말에는 심장박동이 시작된다.

㉢ 4~5주 동안 심장은 4개의 방으로 발달하고 배아기 말(약 7~8주)에 심장은 완벽하게 발달된다.

㉣ 태아의 산소교환은 태반에서 이루어진다.

㉤ 태아 혈액순환

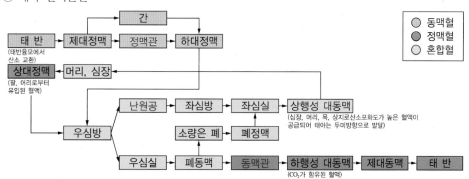

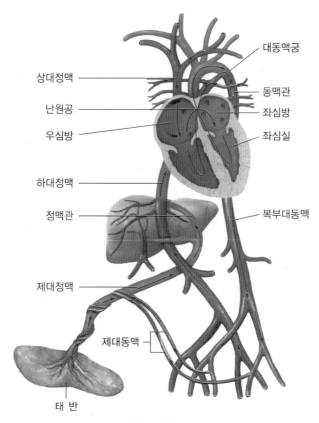

[태아의 혈액순환]

Ⓗ 출생 시 순환계의 변화 : 정맥관, 난원공, 동맥관, 제대혈관은 태아에게만 있는 순환통로로서 출생 직후 생리적 변화가 일어난다.

태아의 구조	출생 후 변화(신생아)
제대정맥(Umbilical vein)	간원인대(Ligamentum teres)
제대동맥(Umbilical artery)	제대인대(Umbilical ligament)
정맥관(Ductus venosus)	정맥인대(Ligamentum venosum)
동맥관(Ductus arteriosus)	동맥인대(Ligamentum arteriosum)
난원공(Foramen ovale)	난원와(Fossa ovalis)

② 호흡계

　㉠ 태아의 폐는 배아기에 발달하기 시작하지만, 출산 후에 기능을 시작하여 유아기까지 계속 발달한다.

　㉡ 계면활성제(Surfactant)

　　• 폐 인지질(Phospholipid) 물질로써, 출생 시 폐의 확장을 용이하게 한다.

　　• 계면활성제의 양이 불충분하면 폐의 확장이 불완전하고, 심하면 호흡장애증후군(Respiratory distress syndrome, RDS)으로 발전할 수도 있다.

　　• 레시틴(Lecithin) : 계면 활성제의 주요성분으로 약 24주째부터 양수 내에 증가하여 축적되면서 35주 때 최고에 달한다.

- 스핑고미엘린(Sphingomyelin) : 다른 폐 인지질로 임신 동안에 양이 일정하다.
- L/S 비율(Lecithin/Sphingomyelin ratio) = 2:1(임신 35주) → 태아 폐성숙의 지표(Fetal lung maturation index)

[태아의 폐 계면활성제 비율]

임신 주수	L/S 비율	폐 성숙
26~27주	폐포공간 내 분비개시	생존능력 획득
30~32주	1.2 : 1	
35주	2 : 1	폐 성숙

ⓒ 태아 폐에 남아 있는 양수의 대부분은 호흡의 개시와 동시에 폐혈관의 저항이 감소함으로써 순환에 흡수된다.
ⓔ 태반을 쉽게 통과하는 진정제를 과다하게 투여하면 태아의 중추신경계 중 호흡중추가 억제되어 위험하다.

③ 조혈계
ⓐ 조혈생성 기관
- 임신 3주 : 난황낭(Yolk sac)에서 조혈 시작(난황난은 임신 2~3주간 배아에게 영양공급과 혈구생성, 9주에 소멸)
- 임신 5주 : 태아의 간에서 조혈생성세포 형성
- 임신 6주 : 태아의 간, 혈액형을 구별하는 항원이 적혈구에 존재하게 된다.
- 임신 8~9주 : 태아 골수, 비장, 흉선 및 임파절
- Rh(-) 여성은 6주 이상 지속된 임신에서 동종면역(Isoimmunization) 위험이 있다.
ⓑ 태아 헤모글로빈(Hb-F)의 특징
- 구소 : $2\alpha + 2\gamma - chain$(성인 $2\alpha + 2\beta - chain$)
- 산소와 결합력이 모체 헤모글로빈보다 20~30% 높다(모체보다 더 많은 산소 운반).
- 임신 32~34주에 $2\alpha + 2\beta - chain$으로 전환하기 시작한다.

④ 신장계
ⓐ 신장은 임신 5주에 만들어져 8주부터 기능을 하고, 16주가 되면 양수 내에 소변이 배설되어 이를 태아가 삼킨다.
ⓑ 양수과소는 양수의 양이 비정상적으로 적은 것으로 신장기능부전의 지표가 된다.
ⓒ 임신 말기에 태아는 하루에 500mL의 소변을 배설한다.

⑤ 신경계
ⓐ 임신 4주에 신경관(Neural tube) 형성, 신경관과 신경능이 발달한다.
ⓑ 먼저 뇌와 척수, 중추신경계로 분화하며 다음 말초신경계로 이어진다.
ⓒ 신경관은 임신 5주가 되면 굴곡 되면서 전뇌, 중뇌, 후뇌로 분화, 가장 긴 부분이 척수(Spinal cord)가 된다.

ⓔ 감 각
- 청각 : 임신 24~26주에 소리에 반응
- 미각 : 임신 3개월에 맛 구별, 혀 움직임, 삼키기
- 시각 : 임신 7개월에 빛에 반응

⑥ 위장계

㉠ 태생기 3주에 호흡기계와 소화기계는 하나의 관으로 되어 있다가 임신 4주에 호흡기계로부터 중격 형성에 의해 분화된다.

난황난	원시장(Primitive gut)으로 머리에서 꼬리까지 몸체 안으로 통합된다.
전장(Foregut)	인두, 호흡기계 하부, 식도, 위십이지장 1/2 부위, 간·췌장, 담낭이 5~6주에 형성된다.
중장(Midgut)	• 원위 십이지장의 1/2, 공장, 회장, 맹장, 대장의 근위 1/2에 해당, 복부 내 간, 신장 등의 공간부족으로 임신 5~10주 내에 제대로 들어간다. • 10주 후에 복부로 돌아오지 못하면 탈장이 발생한다(멕켈 게실, Meckel's diverticulum이 가장 흔함).
후장(Hindgut)	원위 직장의 1/2, 직장, 항문, 방광, 요도로 발달한다.

㉡ 태변은 16주 초에 장에서 형성되며 출생 후 48시간 내에 직장으로 배설되지만 둔위나 태아가사(태아곤란증)일 때 태아는 양수에 태변을 배설한다(태아가 짙은 녹색으로 착색).

㉢ 태아는 9주에 간 내에서 당원질(글리코겐)을 합성, 저장하며, 임신 36주에 자궁 외 추위에 대비하여 갈색지방을 저장한다.

㉣ 임신 5개월에 양수를 삼키기 시작하면서 장의 연동운동이 일어나며, 연하반사는 임신 32주 또는 태아 몸무게가 1,500g이 될 때까지 완성되지 않는다.

⑦ 간장계

㉠ 간과 담도는 임신 4주에 전장으로부터 발달하여 임신 6주에 조혈이 시작된다.

㉡ 임신 12주에 담즙이 분비되기 시작하여 태변의 구성물이 되고, 철분도 간에 저장된다.

㉢ 태아의 장에서는 비타민 K 합성이 안 되므로, 태아의 간에서는 응고요인 II, VII, IX, X의 합성이 일어나지 않는다. 이 때문에 응고부전이 지속될 수 있으므로, 신생아에게 출생 즉시 예방적으로 비타민 K를 주사한다.

⑧ 내분비계

갑상샘	• 임신 3~4주에 머리와 목 구조와 함께 발달하며, 임신 8주에 갑상샘호르몬(Thyroxine)이 분비된다. • 모체 갑상샘 호르몬은 태반을 통과하지 않으므로 태아가 스스로 생산하지 못하면 선천성 갑상샘기능 저하로 치료하지 않으면 심한 정신지체가 된다.
부신피질	• 임신 6주에 형성되고 8~9주에 호르몬을 생산한다. • 태반 에스트로겐 합성의 전구물질을 분비하며, 임신 말기에 태아는 다량의 코티졸을 생성하고 이는 모체 프로스타글란딘의 생산자극에 의하여 분만의 개시를 돕는다.
췌 장	• 임신 12주에 랑게르한스섬이 발달하고 β-cell에서 인슐린이 생산된다. • 인슐린은 모체에서 태아에게 전달되지 않는다. 조절되지 않은 임부의 당뇨는 태아의 과혈당, 고인슐린혈증, 섬세포(Isletcell)의 비대로 태아가 커진다. • 고인슐린혈증은 태아 폐성숙 장애를 가져와 신생아 호흡장애를 초래하고 출산 시 모체의 당원상실로 인해 태아 저혈당을 유발한다.

⑨ 생식기계

㉠ 남아와 여아의 외생식기는 임신 9주 이후부터 분화되어 임신 12주경 남녀 생식기 구별이 가능하며, 16주경에 이르러 난자발생을 보게 된다.

㉡ 태아의 고환에서 생성되는 테스토스테론이 볼프관(Wolffian duct : 남성관)의 유도체 발육과 남성 외성기를 형성하게 된다.

㉢ 테스토스테론의 분비가 없으면 여성으로 성 분화가 일어난다.

㉣ 고환에서 테스토스테론 분비가 부족하면 뮐러관(Mullerian duct : 여성관)과 볼프관(Wolffian duct : 남성관)이 모두 발달되는 가성반음양(Pseudohermaphroditism)이 된다.

㉤ 고환의 하강 : 고환길잡이를 따라 이루어지며, 12주에 앞 골반부위, 28주에 내측 서혜륜, 32주에 음낭에 이르게 된다.

⑩ 면역계

IgG	• 임신 3기에 태반을 통과하는 면역글로불린으로 특수한 세균독소에 수동면역을 갖게 한다(소아마비, 파상풍, 홍역, 디프테리아, 풍진, 이하선염, 백일해). • IgG는 출생 시 면역력이 가장 높고, 9개월 이후에는 감소된다. • 출생 후 2개월 정도면 태아기의 수동면역이 감소되므로 소아마비, 파상풍, 디프테리아, 백일해 접종을 시작해야 한다.
IgM	• 임신 1기말에 모체의 혈액형 항원, 그람음성 장내균, 풍진바이러스에 대한 반응으로 태아에게서 만들어진다. • 태아에게서 발견되면 자궁내 감염을 의미한다.
IgA	초유에 많이 포함되어 있으며 신생아에게 수동면역을 제공한다.

⑪ 근골격계

㉠ 임신 4주에 중배엽으로부터 뼈와 근육이 발달하며, 이미 심장근육은 박동하기 시작한다.

㉡ 6주에 어깨, 팔, 둔부, 다리뼈가 보이나 관절은 없으며, 7주에 자연적으로 근육이 수축되고 팔, 다리의 움직임을 초음파상에서 보게 되나 임부는 느끼지 못한다.

㉢ 16~20주 : 첫 태동을 느낀다.

⑫ 피부계

㉠ 임신 4주의 외배엽으로부터 표피가 발생하기 시작한다.

㉡ 임신 16주 : 지문 형성

㉢ 임신 20주 : 태지형성, 눈썹, 속눈썹, 머리카락이 자란다.

㉣ 임신 32주 : 손톱 형성

㉤ 임신 36주 : 발톱 형성

[태아의 발달]

임신 시기	발달 양상
~4주	• 심장형성, 박동시작 • 혈액순환 시작(24일)
~8주	• 재태낭 발견, 임신진단 가능 • 외생식기 융기(5주) • 간에서 혈액 생성(6주) • 외부 생식기가 나타나지만 성은 구별되지 않는다.
~12주	• 손, 발톱 형성 시작 • 태아순환과 태반 완성 • 담즙 분비, 골수에서 혈액 생성 • 도플러를 통해 태아심박동 청취 가능 • 성별과 외생식기 감별 가능 • 빠는 움직임과 바빈스키반사가 나타난다. • 신장은 소변분비가 가능하다.
~16주	• 솜털 생성 시작 • 근육의 움직임 식별 가능 • 비장에서 혈액 생성 • 양수는 삼키지만 연하반사는 조절되지 않음 • 적소에 신장위치, 전형적인 모양과 기능으로 소변 배설 • 성별이 확실해진다.
~20주	• 몸이 솜털로 덮인다. • 기름샘, 속눈썹, 모발, 갈색지방 형성 • 모체는 태동을 강하게 느낌 • 청진기로 태아심음 청진 가능 • 크림치즈 같은 태지가 형성되어 태생기 동안 피부 보호막으로 작용 • 췌장에서 인슐린 생성
~24주	• 붉고 주름진 피부, 땀샘 형성 • 혈액 생성이 골수에서 증가 • 태변이 직장에서 발견 • 폐포관과 낭이 출현, 폐 계면활성제 생산 시작 • 들을 수 있고 동공이 빛에 반응
~28주	• 레시틴이 양수에 나타남(26~27주) • 고환이 음낭으로 하강하기 시작 • 불분명한 수면과 각성주기 • 망막층 완성(미숙아 간호 시 고려)

임신 시기	발달 양상
~32주	• 피부는 주름지고 분홍색이며 손톱이 자람 • L/S 비율 = 1.2 : 1 • 모체의 신체 외부 소리 인식 • 모로반사가 나타남 • 고환이 음낭에 완전하강
~36주	• 솜털이 사라지기 시작하고, 발바닥에 한두 개의 지문 출현 • L/S 비율 = 2 : 1 • 새로운 네프론 형성 중지
~40주	• 피부가 부드럽고 분홍색이며, 태지가 형성되며 솜털은 거의 사라짐 • 머리를 들어올리기도 함 • 빠는 반사가 강함 • 음낭이 고환 안에 있으며 대음순이 잘 발달됨

출제유형문제 최다빈출문제

1-1. 다음 설명 중 옳지 않은 것은?

① 임신 20주경에는 태생기 동안 피부를 보호하기 위해 태지가 형성되고 전신이 솜털로 덮인다.

② 임신 24주경에는 폐포와 모세혈관이 형성되고 폐 계면활성제를 분비한다.

❸ 정맥관, 제대혈관, 동맥관은 태아기에만 있는 순환통로로 출생 후 모두 닫힌다.

④ 번생융모막은 기저탈락막과 접하고 있던 융모로 번식하여 태반으로 발전한다.

⑤ 태변은 출생 후 48시간 내에 직장으로 배설된다.

해설

정맥관, 제대혈관, 동맥관은 태아기에만 있는 순환통로로 출생 후 이들 혈관은 수축하여 인대(Ligament)로 변한다.

1-2. 태아의 폐성숙을 평가하는 방법으로 양수의 인지질 분석이 있다. 폐성숙의 지표인 L(레시틴)과 S(스핑고마이엘린)의 비율은?

① L/S 비율 = 1:1

② L/S 비율 = 1.5:1

③ L/S 비율 = 1:2

❹ L/S 비율 = 2:1

⑤ L/S 비율 = 1.5:2

해설

폐성숙의 지표는 레시틴(Lecithin)과 스핑고마이엘린(Sphingomyelin)의 비율이 2:1 이상일 때다. 스핑고마이엘린의 농도는 상대적으로 일정하지만, 레시틴의 상승으로 비율이 증가하면 계면활성제의 생산 증가를 의미한다. 레시틴이 스핑고마이엘린보다 2배는 높아야 태아 호흡성장애증후군이 발생하지 않는다.

2 임신 중 태아건강사정

(1) 초음파검사

① 목 적

ⓐ 태아의 수, 태위, 태아 생존력 확인, 태반의 위치, 태아선진부, 양수의 양, 재태연령 측정, 태아 심장활동, 모체 골반 종양의 유무, 비정상적 해부학적 구조(기형) 등을 조사한다.

ⓑ 양수천자와 같은 침습적 검사 시 합병증을 줄이기 위한 가이드로 활용되기도 한다.

② 검사방법

ⓐ 질식 초음파

• 방광을 비우고, 탐촉자를 질 속으로 삽입하여 골반구조를 관찰하는 방법으로 복부 초음파에 비해 명확하게 골반구조를 관찰할 수 있다.

• 주로 임신 초기에 정상임신과 임신 주수 및 다태임신 확인, 염색체 이상아 선별, 임신 초기 태아의 구조적 기형유무 선별, 임부의 자궁 및 난소를 확인하는데 사용된다.

ⓑ 복부 초음파

• 방광을 가득 채운 후, 탐촉자를 산부 배위에 놓고 더 넓은 시야를 확보하여 골반구조를 관찰하는 방법이다.

• 주로 임신 중반기 이후 태아의 신체계측, 구조적 기형, 양수, 태반, 탯줄 등 태아환경 평가에 이용된다.

ⓒ 도플러 초음파 : 산부와 태아의 혈류량과 혈류의 속도를 측정할 수 있다.

ⓓ M-mode 초음파 : 임신 초기에 배아의 심장이 뛰는지를 확인하여 정상임신 유무를 확인하는데 사용된다.

③ 임상활용

정상 임신 확인	• 정상 임신에서 태낭(임신낭, 재태낭)은 임신 4~5주에 질식 초음파로 관찰된다. • 임신 5주경 태낭의 크기는 5mm 정도로 초음파를 통해 영상으로 볼 수 있다. • 심박동 움직임은 질식 초음파는 6주 후, 복부 초음파로는 7~8주에 관찰할 수 있다. • 비정상 초음파 소견 : 불완전 유산, 무배아성 임신(Blighted ovum), 자궁외 임신(Ectopic pregnancy), 포상기태(Gestatonal trophoblastic disease)일 가능성 높다.
재태연령 측정	• 6~10주 : 두둔(Crown-rump)길이 측정이 가장 정확하다. • 12주 이후 : 두정골간경(대횡경선, Biparietal diameter, BPD), 태아머리둘레(Head circumstance, HC), 대퇴길이(Femur Length, FL) 및 복부둘레(Abdominal circumstance, AC)를 측정하여 재태연령을 사정할 수 있다.

태아성장의 사정	• 임신 3기에 태아의 체중을 확인하는 것이 중요하다.
	• 자궁내 성장지연(Intrauterine growth restriction, IUGR)
	  – 태아의 체중이 재태연령의 평균체중에 비해 하위 10% 미만인 경우
	  – 자궁 내 성장지연을 보인 신생아 4명 중 1명은 사산되는 것으로 알려져 있다.
	• 재태연령 대비 거대아(Large for gestational age, LGA) : 태아의 체중이 4,000~4,500g 이상인 경우로 전체 분만의 약 1%를 차지한다.

선천성 기형 발견	• 해부학적 기형은 신생아의 7%, 주산기 사망의 20%를 차지한다. • 목덜미 투명대 측정(Nuchal translucency test) 검사 : 염색체 이상을 발견하기 위한 검사로 투명대 두께가 3mm 이상인 경우 다운증후군의 발생빈도가 높다.

태아 환경 사정	양수사정	• 양수지수(Amniotic fluid index, AFI) : 모체 복부를 배꼽과 임신선을 중심으로 4등분 후 각 등분의 가장 큰 양수 포켓의 수직선을 측정하여 합친 숫자 • 양수과소증 : AFI < 5cm(요로폐쇄, 태아질식, 신장결손, 성장지연) • 양수과다증 : AFI > 24cm(식도폐쇄, 무뇌아, 태아수종)
	태반사정	태반의 위치, 크기, 성숙도 등을 판단하여 전치태반과 태반조기박리를 진단할 수 있다.
다태임신 진단		접합자와 관련한 태반과 양막의 양상을 사정, 단일 양막의 쌍둥이는 합병증의 위험이 증가할 수 있다.
자궁의 이상 여부		임신유지에 영향을 미치는 자궁의 종양, 기형적 발육을 확인할 수 있다.

(2) 임부의 혈청 생화학적 검사

① 모체 혈청 3중 검사(Maternal serum triple test)

㉠ 임신 15~22주 사이에 알파태아단백(α-fetoprotein, AFP), 베타융모생식샘자극호르몬(β-hCG), 에스트리올(E_3) 검사를 시행하는 것이다.

AFP	• 알파피토프로테인은 임신 13~20주 사이에 태아의 간에서 생성되는 물질이다. • 수치 상승 : 이분 척추나 무뇌아와 같은 태아 신경관 결함, 태아용혈성 질환, 양수과소, 태아출혈, 식도폐쇄, 정상 다태임신 등 • 수치 하강 : 다운증후군, 임신성 영양막성 질환, 태아사망 등
β-hCG	• 영양막 또는 태반에서 생산되는 것으로 현재의 임신상태나 태반의 건강상태를 정확하게 나타낸다. • 임신 60~90일경 농도가 최고에 달하며 임신 2~3기에 상대적으로 감소한다. • 임신 초기, 48시간 동안 변화가 없거나 감소 → 유산, 자궁외 임신 • 임신 100일 이후 계속된 증가 → 포상기태, 다태 임신과 감별 • 임신 중기 모체연령, AFP, E3 수준과 관련시켜 다운증후군을 예측할 수 있다.
E_3	• 태반에서 분비되는 호르몬 • 태아-태반 안녕상태 평가 기준

㉡ 모체 혈청 4중 검사 : 3중 검사에 인히빈 A(Ingibin-A) 검사를 추가한 것이다.

② 프로게스테론

㉠ 임신 8주경에 태반에서 생산되기 시작하며, 낮은 프로게스테론 수치는 자연유산이나 자궁 외 임신과 관련이 있다.

㉡ 태아안녕 평가에서는 가치가 없다.

③ 태아섬유결합소(fetal fibronectin, fFN) 검사 : 임신 20~34주경 질경부에서 발견되는 것으로 조기진통 또는 조기파막으로 인해 발생하는 조산을 예측하는데 사용된다.

(3) **침습적 검사**

① **양수천자(Aminocentesis)**

㉠ 임신 15~20주 사이에 양수와 태아 체세포를 얻기 위해 시행하며, 유전질환 진단에 가장 많이 이용된다.

㉡ 적응증

- 산부의 나이가 35세 이상
- 결함을 가진 아이를 출산한 과거력
- 부모가 염색체 이상, 특히 전좌나 상염색체 열성질환으로 진단받은 경우
- 반성유전성 질환을 진단받은 여성
- 신경관 결함의 가족력
- 현재 임신에서 모체혈청 알파피토프로테인이 상승한 경우
- 초음파에서 태아 이상이 확인된 경우
- 다른 유전검사에서 비정상적 결과가 있는 경우

㉢ 양수평가

- 태아 폐성숙도 평가(Shake test) : L/S(Lecithin/Sphingomyelin) 비율 2:1 또는 그 이상이 정상
- 빌리루빈 사정(동종면역 임신사정) : 태아의 용혈성 질환 사정
- 양수 내 태변 : 태아질식을 의미

㉣ 부작용 및 합병증 : 출혈, 감염, 유산, 조산, 양수의 누출, 태아와 태아 부속물의 손상, 태아사망 등

② **융모생검(Chorionic villi sampling, CVS)**

㉠ 유전적 진단을 위해 임신 9~11주 사이에 시행한다.

㉡ 양수천자에 비해 태아 측 결함을 조기에 발견하고 관리할 수 있으나 신경관 결손을 확인하지는 못한다.

㉢ 부작용 및 합병증 : 융모양막염, 자연파막, 양수과소증, 질출혈, 자연유산 등

③ **경피적 제대혈액 채취(Cordocentesis, Percutaneous umbilica blood sample)**

㉠ 임신 2기와 3기 태아순환에 대한 직접적인 사정을 위해 사용되는 방법이다.

㉡ 부작용 및 합병증 : 천자 부위 출혈, 조기 양막파열, 융모양막염, 태아서맥, 자연 유산, 태아 사망 및 제대혈종 등

(4) **생물리학계수(Biophysical profile, BPP)**

① **목적** : 태아의 중추신경계 기능의 보존 정도를 측정, 태아의 건강상태 확인과 질병 예시

② **생물리학 계수의 5가지 변수** : 태아 심박동수, 태아 호흡(Fetal breathing), 태아 움직임(Fetal movement), 태아 긴장도(Fetal tone), 양수량(Amniotic fluid volume)

③ **검사방법** : 태아 심박동수 상승은 무자극 검사(Non-stress test, NST)를 통해 확인하고, 다른 4가지 변수들은 초음파검사로 확인한다.

④ **가장 중요한 변수** : NST(신경계 손상 유무 반영), 양수지수(신장관류에 대한 정보제공)

⑤ 정상/비정상 평가 기준

구 성	정상(점수=2)	비정상(점수=0)
태아 호흡운동	30분간 관찰 시 30초 이상 지속되는 율동성 호흡운동이 1회 이상 있을 때	30분 동안 태아의 호흡이 30초 또는 그 이하로 지속되는 호흡이 있을 때
태 동	30분간 관찰 시 3회 이상의 몸통 혹은 사지의 구별된 움직임이 있을 때	3회 미만의 움직임이 있을 때
태아 긴장력	30분간 관찰 시 사지가 신전되었다가 다시 굴곡되는 운동, 혹은 손을 펴거나 쥐는 운동이 1회 이상 있을 때	움직임이 없거나 신전/굴곡하지 않을 때
양수량 측정*	• 수직으로 2cm가 넘는 양수 포켓이 있을 때 • 양수지수가 5cm 이상일 때	• 가장 큰 양수 포켓이 수직으로 2cm 이하일 때 • 양수지수가 5cm 미만일 때
태아 심박동수 반응성**	20~40분간 관찰 시 분당 15회 이상, 15초 이상 지속되는 태아심박수 증가가 2회 이상 있을 때	20~40분간 태아심박수 증가가 없거나 1회 있을 때

* 생물리학적계수 점수와 상관없이, 가장 큰 양수포켓이 수직으로 2cm 이하이면 추가적인 검사가 필요하다.

** 4가지 초음파검사의 소견이 정상이면 생략할 수 있다.

⑥ 결과 해석과 중재

ⓐ 합계 점수 8~10점 : 정상

ⓑ 6점 : 태아가사(태아곤란증)의 가능성 또는 위험이 있다.

　• 정상 양수 → 24시간 이내에 재검

　• 비정상 양수 → 분만

　• 36주 이상으로 정상 양수, 양호한 자궁 경부 → 분만

　• 36주 이하 또는 L/S ratio < 2 혹은 부적절한 자궁 경부 → 24시간 후 재검

　　- 재검에서 합계 점수 6점 이하 → 분만

　　- 재검에서 합계 점수 6점 이상 → 재검

ⓒ 4점 : 태아가사 상태(태아곤란증) 의심 → 같은 날 재검하여 6점 이하이면 분만

ⓓ 0~2점 : 확실한 태아가사(태아곤란증) 상태 → 분만

(5) 태동사정

① 태아의 움직임을 관찰함으로써 태아의 중추신경계의 기능을 간접적으로 평가할 수 있다.

② 임신 28주경부터 시작하며 태동은 임신 26~32주경에 가장 많고, 이후에는 자궁 내 환경의 제약으로 움직임이 감소하기 시작한다.

③ Cardiff count-to-ten method

ⓐ 매일 아침마다 처음 10번의 태동이 있을 때 임부가 노트에 기록하는 방법이다.

ⓑ 12시간 이내에 태아운동이 10회 이하로 측정되면 보고를 하도록 교육한다.

(6) 산전 태아심박동 모니터링

① 태아심음 청진

㉠ 정상범위 : 120~160회/분

㉡ 모체의 맥박, 자궁잡음, 제대잡음 등과 구별이 필요하다.

② 태아심음 감시 : 임신 3기 고위험 임신에서 태아의 건강을 평가하기 위한 방법이다.

㉠ 무자극검사(Non-stress test, NST)

- 태동에 대한 반응으로 태아심박수가 적절히 증가하는지 검사하여 태아의 건강상태를 평가하는 방법이다.
- 스크린검사로써 신뢰도가 높아 자궁수축검사 횟수를 현저히 감소시켰다.
- 검사 과정
  - 식사를 거르거나 흡연한 경우 결과에 영향을 줄 수 있어 이러한 행동을 피하게 한다.
  - 임부가 반좌위를 취하게 하고 오른쪽 엉덩이에 베개를 고여 자궁이 왼쪽으로 치우치도록 한다.
  - 외부전자감시장치 부착 : 태아심음 청진부위에 초음파 변환기를 부착하고 자궁수축 변환기는 자궁저부에 부착한다.
  - 임부에게 태동이 있을 때마다 자가작동장치를 누르도록 한다.
  - 태아 심박동 수는 20분간 관찰하며 태아가 수면주기라면 40분간 관찰한다.
- 무자극 검사의 해석

반응 (Reactive, 정상)	20분간 임부가 태아의 움직임을 느끼는 것과 상관없이 태아심박동의 증가가 15회/분 이상, 15초간 지속되는 것이 2회 이상 있을 때
무반응 (Nonreactive)	40분 동안의 검사 시간 동안 태아심박동의 상승이 부족한 경우
불만족	기록된 심박동이 해석하는데 부적합할 때

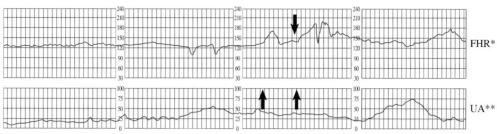

(A) Reactive NST

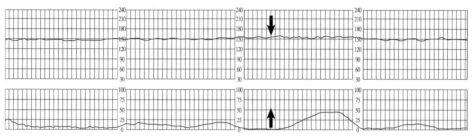

(B) Nonreactive NST

* FHR : fetal heart rate(태아심박동), ** UA : uterine activity(태동)

[무자극검사(NST)의 결과]

  ⓒ 태아청각자극검사(Fetal acoustic stimulation test, FAST)
- 산부의 복벽에서 20cm 이상 떨어져 90dB 이상의 음향으로 1~3초 동안 자극한 후 심박수 상승 유무를 파악한다.
- NST 결과가 의심스러울 때 위양성률을 감소시킨다.
- 정상 반응
  - 석어노 2분산 심박동수가 15회/분 증가한 경우
  - 5분 관찰에서 심박동수가 15회/분 이상 상승하여 15초 이상 지속되는 심음가속이 2회 이상인 경우

  ⓒ 자궁수축검사(Contraction stress test, CST)
- 자궁의 수축을 통해 태아에게 인위적으로 스트레스를 주어 심박동수의 반응을 관찰함으로써 태아가 자궁 내 질식 위험이 있는지 확인하는 검사로 태반의 호흡 기능을 평가하는 방법이다.
- 임신 28주 이전에는 시행하지 않고, 일반적으로 32~34주 사이에 시행된다.
- 적응증과 금기증

적응증	• 자궁 내 성장지연 • 당뇨, 과숙임신(42주 이상) • NST 검사 무반응 • 생물리학계수 검사에서 비정상이거나, 결과가 의심될 경우
금기증	• 임신 3기 출혈(전치태반, 태반 조기박리, 원인불명의 질 출혈) • 고전적 제왕절개술의 과거력, • 조기파막, 조기진통 • 자궁 경부 무력증, 시로드카 시술을 받은 경우 • 양수과다증, 다태임신

안심Touch

- 검사 과정
  - CST 검사를 위해서는 10분 동안 최소 40초 이상의 자궁수축이 3회 이상 나타나야 한다.
  - 산부의 유두 자극(→옥시토신 분비)이나 옥시토신을 정맥주사하여 인위적으로 자궁수축을 유발하는 방법이 있다.
- 결과 해석

결 과	해 석	임상적 의의
음성 (Negative, 정상)	10분 내에 40~60초간 지속되는 자궁수축이 3회 이상 있고, 만기 하강이 없을 때	태아가 태반을 통해 산소를 적절하게 공급받고 있음을 의미한다.
양성(Positive)	수축의 절반 이상에서 지속적인 만기 하강이 있을 때	후기 하강 또는 변이성 하강이 있는 것으로, 자궁태반관류가 부적절하여 태아가 산소공급을 적절히 받지 못함을 의미한다.
의심-애매함 (Equivocal or suspicious)	수축의 절반 이하에서 만기 하강이 나타나며 수축양상도 있을 때	후기 하강 또는 의미 있는 변이성 하강이 간헐적으로 나타나는 경우, 반복 검사를 통해 재확인한다.
과자극(과다수축, Hyperstimulation)	자궁수축 빈도가 2분 미만으로 나타나거나, 자궁수축 지속시간이 90초 이상 또는 10분 동안 수축이 3회 이상 나타나는 경우	정맥주입을 충분히 하고 안정을 취한 후 재검사한다.
불만족 (Unsatisfactory)	10분 동안의 검사 동안 40~60초 동안 지속되는 자궁수축이 3번 미만으로 나타나는 경우	부적절하거나 해석할 수 없는 결과

(7) 기타 태아사정 방법
① 태아 두피 자극 : 두피에 압력을 15초 가하면 정상 태아에서 적어도 15초 동안에 분당 15회의 심박동이 상승한다.
② 태아 두피 혈액 pH검사
  ㉠ 태아 질식의 진단에 임상적으로 유용하다.
  ㉡ 정상 범위(7.25~7.35) 내에서 수축이 진행되면 pH는 약간 감소된다.

출제유형문제 최다빈출문제

자궁수축검사(CST)에 대한 설명으로 적절하지 못한 것은?

❶ 태아의 건강상태를 평가하는 검사방법이다.
② 유두 자극이나 옥시토신을 이용해 인위적으로 자궁수축을 유발하는 방법이 있다.
③ 10분 내에 40~60초간 지속되는 자궁수축이 3회 이상 있고, 만기 하강이 없을 때는 음성으로 간주한다.
④ 금기증으로는 조기 진통, 전치태반, 양수과다 등이 있다.
⑤ 태반의 기능을 평가하는 방법이다.

해설
CST는 태반의 호흡 기능을 평가하는 방법이며, NST는 태아의 건강상태를 평가하는 방법이다.

3 분만 중 태아건강사정

(1) 전자태아감시장치(Electronic fetal monitoring, EFM)

① 목적 : 태아심음을 지속적으로 관찰하고 이를 통해 태아 심박동수의 특성을 관찰하고 평가하는 데 이용된다.

② 방 법

외부 전자감시장치	• 비침습적인 방법 • 양막 파열 전이나 자궁경부의 개대가 이루어지지 않은 경우에도 자궁의 수축기와 휴식기 사이의 상대적 복부압력의 변화를 알 수 있다. • 자궁수축기간과 빈도를 측정할 수 있다. • 분만하는 동안 태아의 스트레스 사정에 유용하다.
내부 전자감시장치	• 외부 감시기로 적절한 자료수집이 용이하지 않거나 정확한 자료가 요구될 때 적용한다. • 적용을 위해서는 양막이 파열되고 경부가 2cm는 개대되어야 하며, 질검진으로 태아선진부가 확인되어야 한다. • 자궁내압 측정이 가능하다.

(2) 태아심음 양상

① 태아심박동수의 기본선(Baseline fetal heart rate)

㉠ 10분 동안의 태아 심박동수의 평균값으로 정상적인 태아 심박동수의 기본선 범위는 120~160회/분이다.

㉡ 태아의 평균 심박동수는 앙와위로 누워 있을 때보다 직립 시에 더 빠르다.

㉢ 태아 심박수 패턴 : 그래프 종이 설정

• 그래프 종이의 세로에는 태아의 분당 심박동수, 가로에는 시간이 표시된다.

• 분당 심박동수의 단위는 bpm(beats per minute)으로 표기한다.

• 기록용지에서 자궁수축의 간격, 기간, 강도를 확인할 수 있다.

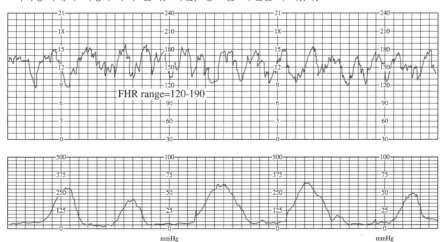

[태아심박동수의 기본선]

② 기본선의 변이성(Variability)

    ㉠ 양상 : 자율 신경계를 반영하는 정상적인 태아심박동수(FHR)의 변이로 태아 심혈관 기능의 주요한 지표

    ㉡ 병태생리학 : 산부의 약물 투입, 태아의 산증, 태아의 신경학적 미숙, 태아의 수면

    ㉢ 분류 및 결과 해석

분 류	정 의	원 인	중 재
없 음	태아 심박동의 진폭 변화가 없음	자궁태반 순환장애, 제대압박, 태반 조기박리 등 태아저산소증의 결과	• 정맥 내 주입속도 증가 • 산소 공급 • 측 위
최 소	태아 심박동의 진폭 변화가 있으나 5회 미만인 경우		
중등도	태아 심박동의 진폭 변화가 6~25회 사이	정 상	
과 다	태아 심박동의 진폭 변화가 25회 이상인 경우	제대탈출이나 압박, 산부의 저혈압, 자궁의 과다자극과 태반조기박리 등에 의한 태아질식 상태	• 원인 파악 • 산소 공급 • 옥시토신 중단 • 지속적 FHR 관찰

③ 정현 기본선(Sinusoidal baseline/pattern)

    ㉠ 파동성과 같은 기본선의 반복적인 기복이 있는 비정상적인 태아심박동

    ㉡ 모체의 약물투여와 관련하여 정상 태아에서도 일시적으로 나타나기도 한다.

    ㉢ 지속적인 정현패턴은 태아의 저산소증과 또는 심한 태아 빈혈 시 나타난다.

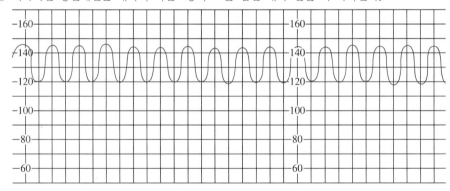
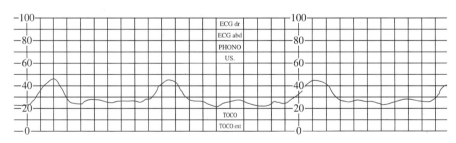

[정현 기본선]

④ 태아의 빈맥과 서맥

구 분	빈 맥	서 맥
양 상	태아 심박동수의 기본선이 160회/분 이상으로 10분 이상 지속되는 경우	태아 심박동수의 기본선이 110회/분 미만으로 10분 이상 지속되는 경우
원 인	태아 저산소증, 산부의 열, 불안, 조산, 약물 관련, 태아 부정맥	선천성 심장 기형, 모체 저체온과 저혈당, 약물, 바이러스 감염
임상적 의의	• 빈맥이 주기적인 변화와 관계가 없으면 신생아 결과가 심각하지 않다(모체 체온상승의 경우). • 후기(만기) 하강, 심각한 가변성 하강 또는 가변(변이)성과 관련이 되면 위태로운 징후이다.	• 서맥이 주기적인 변화와 관계가 없으며 태아 심박동이 80회/분 이상이면 태아질식이 아니다. • 저산소증으로 인한 서맥 증상은 위험한 증상이며 가변(변이)성 상실, 후기(만기) 하강과 관련된다.
치료 및 중재	• FHR, 산부의 활력징후와 자궁수축 측정 • 산부의 자세를 변경 • 기록지를 재검사하고 지속적으로 관찰하여 변화 양상을 확인한다. • 산소 공급(10~12L/분)	• 산부의 자세 변경 • 산소 공급(10~12L/분) • 옥시토신 중단

⑤ 태아심박동수의 주기적 변화

㉠ 상승(Acceleration)
- 양상 : 기본선에서 30초 미만의 시간 동안 태아심박동수가 증가되어 있는 것이다.
  - 재태연령 32주 이상 : 15회/분 이상의 상승이 15초 이상 지속되다가 기본선으로 돌아오게 된다.
  - 일시적(자연적) 상승 : 자궁수축과 연관성 없이 태아의 움직임과 같은 환경적 자극에 의해 나타나므로 문제가 되지 않는다.
  - 중추신경계의 자극에 의해 상승이 나타나는 경우는, 태아의 신경계가 정상이며 건강함을 의미한다.
- 원인 : 태아의 움직임, 질검진, 후방후두위, 자궁수축, 자궁저부의 압박, 태아두피자극
- 임상적 의의 : 정상 양상, 태아의 신경계가 정상적으로 반응함을 시사한다.

㉡ 조기 하강(Early deceleration), (그림 태아심박동의 유형 A)
- 양상 : 태아심박동수의 하강이 자궁수축과 함께 서서히 시작해서 자궁수축이 끝나면 기본선으로 돌아온다.
- 원인 : 일시적인 아두 압박, 분만 1기의 활동기(경부개대 4~7cm)
- 임상적 의의 : 정상 양상
- 치료 및 간호 : 지속적이지 않으면 임상적 의미가 없다.

㉢ 후기 하강(Late deceleration), (그림 태아심박동의 유형 B)
- 양상 : 자궁수축이 최고정점에 도달했을 때 하강이 시작되어 수축 후에도 회복이 즉시 되지 않는 경우
- 원인 : 자궁과 태반의 혈액순환 부적절에 의한 태아가사(태아곤란증) 상태
- 임상적 의의 : 태아저산소증, 산혈증, 낮은 아프가 점수와 관련된 비정상적 양상

- 치료 및 간호
  - 산부의 체위 변경(좌측위)
  - 다리의 상승으로 모체 저혈압 교정
  - 산소 공급(10L/분)
  - 정맥주입속도 증가, 옥시토신 투여 중단
  - 교정되지 않는 경우 즉시 제왕절개
  - ㉣ 변이성 하강(Variability deceleration), (그림 태아심박동의 유형 C)
    - 양상 : 15회 또는 그 이상의 심박동수의 감소가 15초 이상 지속되나 2분 이상 지속되지 않으며, 양상이 U자나 V, W자 모양으로 갑자기 떨어졌다가 회복되는 경우
    - 원인 : 제대압박, 양수부족
    - 임상적 의의 : 일시적으로 나타나고 교정이 된다.
    - 치료 및 간호
      - 산부의 체위 변경(좌측위)
      - 내진하여 제대 탈출 확인
      - 산소 공급(10L/분)
      - 옥시토신 투여 중단
      - 교정되지 않는 경우 즉시 분만

A. 두위 압박
　(조기 하강)

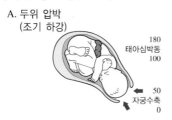
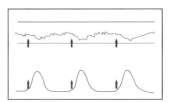

B. 자궁 내 혈관 압박
　태반 압박
　(후기 하강)

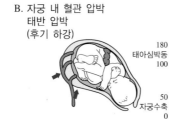
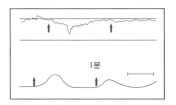

C. 제대 압박
　(변이성 하강)

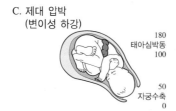
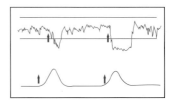

[태아심박동의 유형]

◻ 지연된 하강(Prolonged deceleration)
- 양상 : 태아심박동수가 기본선 이하로 2분 이상의 하강이 지속되나 10분 이상 지속되지 않는 상태
- 원인 : 모체 저혈압, 제대압박 또는 제대탈출, 자궁의 과도한 수축 또는 파열, 급격한 태아 하강, 질 검진으로 인한 자극
- 치료 및 간호
  - 산부의 체위 변경
  - 수액요법
  - 산소 공급(10L/분)
  - 질 검진과 옥시토신 투여 중단
  - 교정되지 않는 경우 즉시 분만

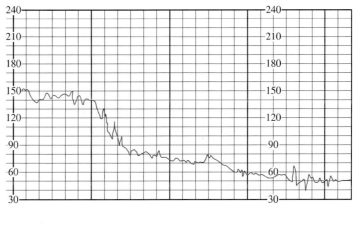

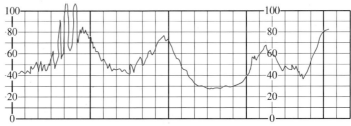

[지연된 하강]

출제유형문제 최다빈출문제

3-1. 다음 그래프로 알 수 있는 태아심박동의 양상은?

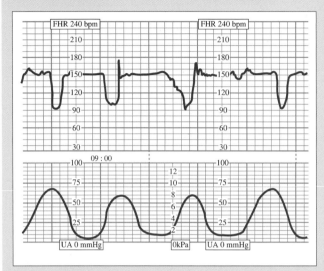

① 조기 하강
② 후기 하강
❸ 가변성 하강
④ 지연된 하강
⑤ 일시적 상승

해설

가변성 하강은 자궁수축과 관계가 일정하지 않으며, 양상이 V자나 U자 모양으로 갑자기 태아 심박동수가 감소하는 것이다.
주로 제대의 압박이나, 양수가 적을 때도 발생한다.

3-2. 30세 A씨는 임신 40주 5일째이다. 분만 유도 중 태아전자 감시기 적용 중 다음과 같은 그래프가 나타났다. 이 그래프의 태아심박동 양상은 어떤가?

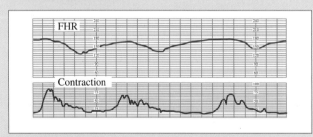

❶ 후기 하강
② 조기 하강
③ 변이성 하강
④ 지연된 하강
⑤ 과강진통

해설

후기 하강은 자궁수축 최고조에서 떨어지기 시작하여 자궁수축이 멈춘 후 기본선으로 회복되는 것이 지연된다. 태아심박수는 정상이며, 하강은 좋지 않은 결과를 의미한다.

제3장

고위험 임신 간호

1 고위험 임신의 개념과 요인

(1) 고위험 임신 개념

임신으로 인해 모체의 생명이나 건강 또는 태아에게 독특한 질병이 초래되는 위험을 말하며, 임부의 고위험 문제는 산욕기간까지 영향을 미친다.

(2) 모성 사망 위험요인

① 모성 사망 : 임신기간의 사망, 출산 후 42일 이내의 사망
② 3대 원인 : 분만 직후 출혈, 고혈압성 장애, 색전증
③ 위험요인 : 산부의 연령, 전신마취, 고혈압성 질환(자간전증), 제왕절개, 심장질환

(3) 고위험 임신의 모체 요인

① 일반적 과거력 : 임부 나이, 분만력, 결혼상태, 산전관리 이행률
② 산과력 : 미산부, 경산부, 조산, 4kg 이상의 신생아, 선천적 기형, 자궁 외 임신, 제왕절개, 출혈, 임신성 고혈압
③ 가족력
　　㉠ 모계 : 고혈압, 다태분만, 당뇨, 자궁섬유종, 자간증
　　㉡ 모계와 부계 : 정신지체, 선천적 기형과 청각장애, 알레르기
④ 기타 : 흡연, 약물, 알코올

출제유형문제 최다빈출문제

우리나라 모성사망의 3대 원인은?

① 다태분만　　　　　❷ 색전증
③ 심장질환　　　　　④ 고령임신
⑤ 전치태반

해설
우리나라 주요 모성 사망의 3대 원인은 분만직후 출혈, 고혈압성 장애, 색전증이다.

2 **임신 중 출혈성 합병증**

(1) 임신 전반기 출혈성 합병증

① 유 산

  ㉠ 태아가 생존능력을 갖기 전에 임신이 종결되는 것

  ㉡ 태아의 체중이 500g 이하, 임신 20주 이내 임신이 중단되는 경우

  ㉢ 원인 : 대부분 이미 결함을 가진 배아 때문에 발생한다.

   • 조기 유산(12주 이내) : 내분비 이상, 염색체 이상, 결함을 가진 배아, 유전적 요인, 면역학적 요인, 감염(세균뇨, 클라미디아), 전신성 질환(홍반성 낭창) 등

   • 후기 유산(12~20주) : 고령임신, 산과력(분만 후 3개월 이내 임신), 자궁경관무력증, 자궁 발육부전, 만성감염, 영양결핍, 생식기 기형 등 모체 측 문제

  ㉣ 유산의 종류

종 류	특 징	치료 및 간호
절박유산	• 임신 초기 혈성 질 분비물이나 점상 출혈 • 대부분 착상 부위의 출혈 • 경한 경련 • 경관 : 닫혀 있음 • 조직배출 : 없음	• 안정, 금욕 • 적절한 치료 시 임신유지 가능
불가피유산	• 출혈이 많고 통증이 심하다. • 경관 : 개대와 소실 • 조직배출 : 없음	• 안정, 투약으로 임신을 지속시킬 수 없다. • 심한 출혈 : 수혈과 자궁내막 소파술
불완전유산	• 태반의 일부나 전부가 자궁 내에 남아 있는 경우로 자궁경련과 심한 출혈이 중요한 증상이다. • 경관 : 개대 • 조직배출 : 있음	출혈, 감염예방을 위해 소파술, 시행 (고열이 있는 경우 항생제 병용)
완전유산	• 수태산물이 모두 배출됨 → 통증이 사라지고 출혈이 멈춘다. • 경관 : 닫혀 있음 • 조직배출 : 있음	• 자궁수축제 3~5일간 투여 • 출혈 시 : 수혈, 철분공급 • 3~4주 금욕, 휴식 • 3~4개월 후 임신 고려
계류유산	• 태아가 사망한 상태로 자궁 내에 남은 것 • 질 출혈이 나타나 절박유산과 비슷한 증상 • 임신반응검사 : 양성 → 음성 • 파종성 혈액응고장애(DIC) : 임신 12주 이후 사망하여 5주 이상 자궁강 내에 계류할 경우 • 저섬유소원혈증 : DIC에 의해 속발되어 자궁 내용물 제거 시 다량의 출혈 위험이 있다. • 경관 : 닫혀 있음 • 조직배출 : 없음	• 보통 자연 배출된다. • 옥시토신이나 프로스타글란딘 질정을 투여하여 유도분만하거나 소파술을 시행한다. • 파종성 혈액응고장애(DIC) 관리 : 응고장애요인 보충, V/S, 소변배출량 확인, 자궁 내용물 제거, 수혈, 좌측위(혈류량 증가) 등
습관성유산	정상 분만의 과거력이 없이 3회 또는 그 이상 계속되는 자연유산	원인에 따른 치료 : 기형자궁 교정, 경관무력증 치료
무배아란	배아가 발달되지 않아 태아는 없고 재태낭만 있다.	

② 경관무력증(Incompetent cervix)

　　㉠ 원 인

　　　• 선천성 : 짧은 경관, 자궁 기형
　　　• 외상성 : 과거 분만 시 받은 경관열상, 자궁경부외상(소파술, 원추절제술, 전기소작법), 다이에
　　　　틸스틸베스트롤(DES) 노출

　　㉡ 증상 : 임신 중기 이후(18~32주)에 무통성 자궁경관개대가 있으며, 양막파열과 함께 조산되어
　　　　태아가 배출된다(태아생존력 없음).

　　㉢ 의학적 관리 및 간호관리

　　　• 경관 주위를 묶어주는 주위봉합법을 시도한다.
　　　　- 맥도날드법 : 임신 시마다 반복시술
　　　　- 시로드카법 : 반영구 봉합
　　　• 이런 경관교정술은 반드시 태아와 임부의 내분비계가 정상이고 양막이 파열되지 않고 경관의
　　　　상태가 개대는 3cm 이내, 소실은 50% 이내일 때 가능하다.
　　　• 교정시기 : 임신 14주경
　　　• 봉합사는 임신 37주경에 제거한다(분만진통 시 즉시 제거).

③ 자궁 외 임신(Ectopic pregnancy)

　　㉠ 정의 : 수정란이 자궁강 외의 다른 부분에 착상되는 것으로 대부분 난관 임신(95%)이며, 그 중
　　　　팽대부 착상이 가장 흔하다.

　　㉡ 원 인

　　　• 수정란의 이동장애 및 통과지연
　　　　- 인공유산 후의 난관염, 난관의 선천성 기형
　　　　- 골반내 염증 과거력
　　　　- 자궁외임신의 과거력
　　　　- 자궁내막증, 자궁내 장치(IUD) 삽입
　　　　- 흡 연
　　　• 난관점막의 수정란에 대한 수용력 증가
　　　• 수정란 자체의 이상

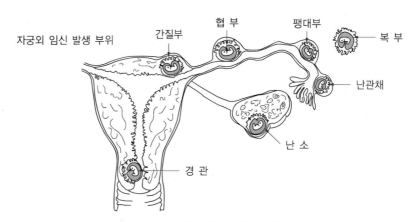

자궁외 임신 발생 부위 　간질부　협부　팽대부　복부　난관채　난소　경관

[자궁외 임신의 원인과 발생 부위]

ⓒ 증상
- 무월경
- 수정란 파열 전에는 증상이 없다가, 마지막 월경(LMP) 후 6~8주 정도에 수정란이 파열되면서 심한 하복부 통증과 질내 점적 출혈의 증상이 나타난다.
- 통증은 복강 전체로 퍼지며, 갑작스럽고 날카로우며 칼로 찌르는 듯하다.
- 기타 : 미열(10% 이하), 어지럼증(현훈), 견갑통, 골반의 팽만감, 저혈량 쇼크(혈색소와 혈소판 수치 저하, 저혈압, 빠르고 약한 맥박, 빈호흡 등)
- 드물게 Cullens sign(제와부 주위의 점상출혈)이 나타나기도 한다.

ⓔ 진단
- 최종 월경일, 질 출혈, 증상의 발병 시기 등을 자세히 확인한다.
- 질식 초음파 : 자궁 내 재태낭 확인(임신여부 확인)
- β-hCG 연속 측정
  - 1,000-2,000mLU/mL 이상이면서 초음파로 재태낭이 없는 경우
  - β-hCG가 계속 상승하거나 정체상태일 경우(doubling time > 7일)
  - 대체로 정상임신에 비해 hCG수치가 덜 상승함
- 골반검사 : 수정란의 파열로 인해 복강 내 출혈 시 자궁 부속기 또는 맹낭의 덩어리가 촉지된다.
- 맹낭천자 : 응고되지 않은 혈액이 있고, 맹낭 절개부위를 통해 유산된 내용물을 확인할 수 있다.
- 복강경 : 자궁외 임신의 확진 방법

ⓜ 치료 및 간호
- 출혈 정도 확인(수혈 준비), 매 15분 V/S
- MTX(Metho trexate) 투여 : 엽산길항제로 혈역동학적으로 안정된 환자에게 주치료법으로 사용한다(2개월간 피임).

- 수술(복강경) : 손상된 조직을 제거하기 위해 하게 된다.
  - 난관절제술 : 임신되지 않은 난관이 정상일 경우
  - 난관개구술(Salpingostomy) : 임신되지 않은 난관이 비정상이면서 임신을 원할 경우

④ 포상기태(Hydatidiform mole)

㉠ 정 의

- 융모막 융모가 어떠한 원인으로 수포성 변성을 일으켜 작은 낭포를 형성하는 임신성 영양막 질환으로, 융모상피암(Choriocarcinoma)으로 진행되므로 임상적으로 중요하다.
- 염색체 수에 따라 완전기태(Complete H-mole)와 부분기태(Partial H-mole)로 분류된다.

㉡ 위험요인

- 10대 초반, 40세 이상, 배란촉진제(Clomiphene)를 투여한 여성
- 다산부, 다태임신, 반복성 포상기태, 유전요인, 식습관(단백질과 엽산 부족)

㉢ 증상 및 징후

완전기태 **(Complete Mole)**	• 핵이 없거나 불활성화 된 난자에 1개의 정자가 수정되어 배우자의 염색체가 이배수로 분열하여 이루어진 것(23, X → 46, XX) • 임신 16주경 간헐적 혹은 지속적인 암자색의 질 출혈(95%)이 나타나 혈괴와 함께 수포를 배출한다. • 임신 주수에 비해 큰 자궁 • 태아의 움직임, 심음, 태아 촉진이 불가능하다. • 임신 1기 이후에도 임신오조증(hCG 분비증가)이 나타난다(다태임신, 당뇨, 뇌종양과 감별). • 자간전증(27%) : 임신 9~12주 • 임신 20~24주 이전에 임신성 고혈압 증상이 나타나면 포상기태를 의심한다. • 갑상샘기능항진증 • 영양막 세포 색전증 : 사망 원인의 대부분을 차지한다.
부분기태 **(Partial Mole)**	• 정상 난자(23X)에 2개의 정자(23X, 23Y)가 각각 수정되어 69개의 염색체(69XXY)를 가지게 되는 것 • 특징적인 증상이 없다. • 재태연령보다 작은 자궁 • 초기의 hCG 수치가 완전기태보다 낮다.

㉣ 진 단

- 초음파
  - 포상기태와 정상 임신의 구별에 가장 좋은 방법이다.
  - 완전기태일 경우 태아골격이 확인되지 않고 '벌집모양'이나 '눈보라'가 내리는 모양으로 확인한다.
- β-hCG 측정
  - 혈청 hCG 역가가 정상적으로 떨어지는 시기(70~100일) 후에도 높은 수준을 유지한다.
  - 정상 임신에서도 높게 나타나기도 하므로 확진 방법은 아니다.
- 혈액 검사
  - 출혈로 인한 혈소판, 혈색소, 적혈구 수 감소
  - 감염으로 인한 적혈구 침강속도(ESR)와 백혈구 수(WBC)의 증가

ⓜ 치료 및 간호
- 흡인소파술
  - 자궁의 크기가 임신 12주 또는 그 이하이면 시행한다.
  - 옥시토신 점적을 병행하면 출혈과 자궁천공의 위험을 낮출 수 있다.
- 자궁절제술 : 포상기태로 인한 자궁 파열, 임신을 원치 않을 경우, 40세 이상에서 선택
- Rho(D) Ig 투여 : Rh(−) 임부의 동종면역 예방

ⓗ 예 후
- 기태제거 후 자연 치유(80%)
- 영양배엽 증식이 다른 조직에 침윤하는 침윤성 기태(12~15%)
- 융모상피암(5~8%)
- 포상기태와 관련된 합병증으로 황체낭종, 폐의 영양배엽 색전증, 파종성 혈액응고장애(DIC)가 있다.

ⓢ 추후 관리

β-hCG의 연속적 측정	• 3주 연속으로 정상화될 때까지 매주 측정하고, 2~3개월 동안은 격주로 측정 • 정상화 이후 12개월간 매월 측정
흉부 X-선 촬영	• 융모상피암 전이가 가장 잘되는 곳은 폐이다. • β-hCG가 음성일 때까지 4주 간격 그 후 8주 간격으로 1년 동안 검사 • 기태제거 후 첫 X-선 촬영에서 전이가 없고, β-hCG가 감소되면 4주 간격으로 촬영할 필요는 없다. • 지속성 임신성 영양막성 질환 : 최소 2주 간격으로 촬영
피 임	• 임신증상과 혼돈을 피하기 위해 정상 β-hCG 값 이후 1년 동안 피임 • 경구피임약이나 콘돔 권장
뇌척수액의 β-hCG 검사	뇌 전이 유무 파악
화학요법	• β-hCG 수치가 증가되거나 변화가 없고 자궁의 증대가 보일 경우 • 조직검사에서 악성세포 발견 시

(2) 임신 후반기 출혈
① 전치태반(Placenta previa)
  ㉠ 정의 : 태반이 자궁하부에 부착되어 자궁경부를 완전히 또는 부분적으로 덮고 있는 상태로 임신 후반기(7개월 이후)에 잘 발생한다.
  ㉡ 분 류
    - 완전전치태반(Total placenta previa) : 태반이 자궁내구를 완전히 덮고 있는 경우
    - 부분전치태반(Partial placenta previa) : 태반이 자궁내구를 부분적으로 덮고 있는 경우
    - 변연전치태반(Marginal placenta previa) : 태반 변연부위만 자궁내구에 도달해 있을 때

- 하부전치태반(Low lying placenta previa) : 자궁내구에 닿지 않고 근접해 있는 경우

  ※ 과거에는 태반위치에 따라 위와 같이 분류하였으나, 질 초음파로 태반의 가장자리와 자궁내구의 위치를 정확하게 판별할 수 있기 때문에 자궁내구를 덮고 있으면 모두 전치태반, 자궁내구를 덮지 않고 자궁하부쪽으로만 내려와 있으면 하부태반으로 분류한다(Silver, 2015).

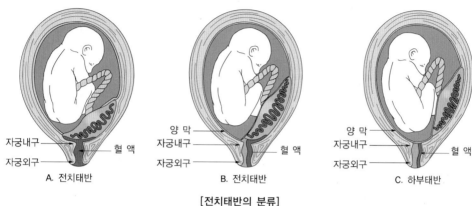

A. 전치태반   B. 전치태반   C. 하부태반

[전치태반의 분류]

ⓒ 원인(위험요인)

- 300~400명 출산 중 0.3~1명꼴, 임신 3기 출혈의 주요 원인이다.
- 제왕절개술에 의한 자궁내막 반흔(가장 중요한 위험요인), 자궁 수술
- 다산부, 다태임신(태반이 크기 때문), 35세 이상 고령임부
- 이전 전치태반 병력, 터울이 짧은 임신
- 당뇨, 고혈압, 흡연

ⓔ 증 상

- 임신 3기(20주 이후)에 무통성의 선홍색 자궁출혈이 주증상이다.
- 태반조기박리와는 달리 파종성 혈액응고장애(DIC)는 드물다.
- 임신주수보다 높은 자궁저부 : 태위가 종위일 때, 태반의 하부 착상이 태아선진부의 하강을 방해하기 때문이다.

ⓜ 진 단

- 질 출혈과 함께 진통이 있을 때는 초음파를 통해 태반의 위치를 확인한다.
- 질 검진 : 검진자의 손가락이나 질경이 경부개대를 자극시켜 태반을 분리시킴으로써 다량의 출혈을 야기하기 때문에 전치태반이 아니라고 확인되기 전까지는 절대 금기이다.

ⓗ 치료적 관리

- 태반의 위치, 출혈량과 재태기간, 태아상태에 따라 보존요법이나 제왕절개를 실시한다.
- 임신 34주 미만 : 산부는 침상안정, 태아 폐성숙을 위한 스테로이드(Betamethasone)를 투여한다.
- 임신 36주 미만 : 출혈이 적거나(<250mL) 멈추고 분만 시작이 없다면 36주 후까지 분만을 미룬다.

- 제왕절개분만
  - 태아가 36주 이상이고 분만이 시작되거나, 감염, 다량의 출혈이 지속되는 경우
  - 분만이 진행되고 경부가 개대되면서 출혈이 심한 경우
  - 응급상황에서는 임신기간에 상관없이 즉시 수술한다.
- 하부태반 : 출혈이 미약할 경우 시도 → 파막을 시키면 골반 내로 진입한 선진부가 태반을 압박하여 출혈을 조절할 수도 있으나, 급성출혈의 가능성으로 응급 제왕절개 분만을 대비한다.
- 전치태반은 유착이 되지 않더라도 산후출혈의 위험이 크기 때문에 수혈이 필요하다.

ⓧ 예 후
- 임부 : 저혈량성 쇼크, 출혈, 산도폐쇄, 조산아 분만
- 태아 : 저산소증(태반박리로 인한 산소공급 저하), 자궁 내 성장지연(혈액순환 감소)

② 태반조기박리(Abruptio placenta)
ⓧ 정의 : 정상적으로 착상된 태반의 일부 또는 전체가 태아가 만출되기 전에 자궁에서 박리되는 것으로, 기저탈락막 부위에서 일어난다.

ⓛ 원 인
- 자궁내막과 태반에 혈액을 공급하는 자궁의 나선동맥 변성(정맥압이 높을 때)
- 고혈압, 자간전증, 자간증 임부
- 양수과다증에서 파막될 때(다량의 양수가 갑자기 소실되므로)
- 쌍태 분만에서 첫 아기 분만 후
- 제대가 짧거나 이상 태위를 교정하기 위해 외회전술 시 탯줄 견인
- 흡연, 복부외상, 코카인(혈관파열 초래), 알코올 등

ⓒ 분 류
- 외출혈 : 출혈이 외부로 배출되는 것으로 태반의 변연부위가 박리되어 발생되는 출혈은 난막 뒤로 배출되어 경관으로 흘러나온다.
- 은닉출혈 : 태반의 중앙부분이 분리되어 출혈이 외부로 배출되지 않고 태반 후방으로 축적되는 형태이다. 출혈 정도를 인식하지 못하고 통증이 나타나며 태아심박동은 흔히 들리지 않는다.

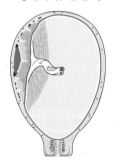 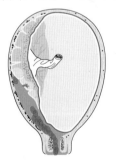 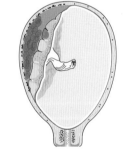

| A. 부분적 박리(은닉출혈) | B. 부분적 박리(외부출혈) | C. 완전 박리(은닉출혈) |

[태반조기박리]

ㄹ 증 상
- 갑자기 심한 복통과 자궁압통을 지속적으로 호소한다(날카로운 통증 → 둔한 통증이나 산통).
- 자궁 강직 : 수축과 수축 사이에 이완이 없어 자궁의 긴장력이 증가하고, 태반박리와 출혈의 정도가 심하다.
- 자궁태반졸중(Couvelaire uterus) : 분리된 태반과 자궁벽 사이에 고인 출혈이 자궁근층 내로 스며들어 자궁의 색이 푸른색을 보이며, 자궁은 나무판자처럼 딱딱하여 태아촉지가 어렵다.
- 검사 소견 : APT(양수 내 혈액검사) 양성, Hb, Hct, 응고요소 저하
- 태아모체 간 출혈 확인 : KB(Kleihauser-Betke)검사 → 면역글로불린 투여 필요성 판단
ㅁ 합병증
- 출혈, 저혈량 쇼크 → 2차적으로 뇌나 신장, 뇌하수체 등의 허혈성 괴사 초래
- 신부전증 : 적극적인 수혈과 전해질 공급으로 예방이 가능하다.
- 파종성 혈액응고장애(DIC) : 박리 정도가 심한 경우 40%에서 나타난다.
ㅂ 치료 및 간호
- 태아 상태에 따라 분만법을 결정한다.
  - 태아생존 및 출혈이 심하지 않은 경우 : 질식분만 유도
  - 태아곤란증, 심한 출혈, 응고장애 : 응급 제왕절개분만
- 양막파열술, 옥시토신 투여, 수액치료, 수혈 준비

(3) 출혈에 따른 문제

① 저섬유소혈증(Hypofibrinogenemia)
  ㄱ 원인 : 응고에 비해 출혈을 조절하는 혈장섬유소원이 감소되어 초래된다.
  ㄴ 관련 질환 : 태반조기박리, 양수색전증, 계류유산, 패혈유산
② 파종성 혈액응고장애(Disseminated intravascular coagulation, DIC)
  ㄱ 정의 : 만성출혈로 프로트롬빈과 혈소판 농도의 증가, 기타 응고인자들이 증가되어 광범위한 혈전형성이 나타나며, 이로 인해 혈액응고인자가 소모되어 심한 출혈이 시작된다.
  ㄴ 관련 질환 : 태반조기박리, 양수색전증, 계류유산, 패혈증, 자간전증, 자간증, 태아사망

(4) 인공임신중절(Artificial abortion)

임신 시기	종류	방법	장점	단점 및 부작용
1기	월경조절법	• 강압적인 자궁내막 흡인법 • 월경 예정일 후 14일 이내 실시	• 법적 처방 불필요 • 외래에서 처치 가능 • 소요시간 5~15분	• 경관외상 및 손상 • 출혈
	진공흡인술	• 국소마취하에 경관 확대 후 삽관 흡인 • 임신 12주 이내	• 합병증 거의 없다. • 출혈 및 불편감 최소 • 외래에서 처치 가능 • 5~15분 소요	• 경관외상(시술 4~24시간 전 라미나리아 삽입으로 이완이 안 될 때) • 자궁천공, 출혈, 감염
	자궁경관확장과 소파술	• 헤가 개대기로 경관 개대 후 큐렛으로 긁어냄 • 임신 12주 이내	15분 소요	자궁천공, 감염(25%), 출혈, 경관손상, 마취 후유증
2기	양수 내 식염수 또는 요소 주입법	• 복부천자로 양수 추출 후 동량의 식염수 또는 요소 주입 • 임신 14~24주 사이에 실시	개복술 불필요(약물 주입 후 24시간 내 분만 시작)	• 재태기간에 비례한 합병증 • 과나트륨혈증에 의한 부작용(이명, 빈맥) • 유도분만 가능성 • 태반 잔여로 소파 가능성 • 패혈증
	양수 내 프로스타글란딘 주입법		• 분만시간이 식염수보다 짧음 • 수분중독증 • 과나트륨혈증 합병증 없음 • 입원 기간이 짧음	• 구토 설사, 오심, 생존 태아 분만 가능성 • 태반 잔여로 소파 가능성
2~3기	자궁절개법	• 난관결찰술이나 자궁절제술 시 추천되는 방법		• 수술 후 합병증 • 생존 태아 분만 가능성 • 윤리 · 법적 문제

출제유형문제 〔최다빈출문제〕

2-1. 다음 중 임부의 자간전증, 자간증으로 발생 가능한 합병증은 무엇인가?

① 양수과소증
② 기형아 출산
❸ 태반조기박리
④ 계류유산
⑤ 자궁파열

> **해설**
> 태반조기박리는 자궁내막과 태반에 혈액을 공급하는 자궁의 나선동맥의 변성으로 온다. 나선동맥 변성의 원인은 확실히 알 수 없으나, 정맥압이 높을 때 이와 같은 변화가 있어 자간전증이나 자간증 임부에게 태반조기박리의 발생률이 높다.

2-2. 임신 13주 임부가 포상기태 진단을 받았다. 진단의 근거는?

① 태아 심박수 99회로 체크된다.
② 자궁의 크기가 비정상적으로 작다.
③ 태동이 비교적 빠른 시기에 느껴진다.
❹ 오심이 심각한 정도이다.
⑤ 혈액검사 시 ESR, WBC가 감소하는 경향을 보인다.

> **해설**
> • 포상기태는 태반의 영양막 세포가 비정상적으로 증식하는 것으로 태아의 심박수나 태동은 촉진이 불가능하다.
> • 비정상적으로 자궁이 커지며, 심각한 오심과 구토증상이 나타난다.
> • 혈액검사상 감염으로 인해 ESR과 WBC는 상승한다.

3 임신과 관련된 질환

(1) 임신오조증(Hyperemesis gravidarum)

① 정의 : 경미한 정도부터 중등도의 오심과 구토는 임산부의 66~90% 사이에서 발생하는 임신 초기의 일반적인 증상이나, 임산부의 약 0.5~2%에서는 중증의 오심과 구토에 의한 탈수, 전해질 불균형, 영양결핍, 체중저하가 심한 병리적 상태이다.

② 원인 및 진단기준

원 인	• 원인은 명확하지 않지만 융모생식샘자극호르몬(hCG), 에스트로겐, 프로게스테론의 상승과 관련이 있다.
	• 위 운동 저하, 식도역류, 헬리코박터 파일로리 유기체, 일시적 갑상샘항진증과도 연관
	• 뇌하수체 전엽과 부신피질의 기능 저하
	• 비정상적인 황체
	• 정서적 요소 : 임신에 대한 자부심 혹은 거부반응 등 양가감정
	• 병리적 기전 : 오심, 구토 → 탈수
	  – 체액의 전해질 불균형과 위액의 염산 감소로 인한 알칼리증, 저칼륨혈증
	  – 체액의 전해질 불균형과 알칼리증 야기
	  – 저혈량증 : 저혈압, Hct/BUN 증가, 소변배출량 감소, 저혈압, 심박수 증가
	  – 칼륨(포타슘) 손실(Hypokalemia) : 소변을 농축하는 신장의 기능을 방해하고 심장 기능 붕괴
	  – 케톤뇨
	• 음식 섭취 불가능
	  – 근육소비, 체중감소
	  – 심각한 단백질 및 비타민 결핍
	  – 황달, 고열증 및 말초신경염
	• 적절한 치료 부재 시
	  – 비타민 B 결핍으로 인한 Wernicke 뇌질환(언어 이해가 어려움)
	  – 식도파열
	  – 사 망

진단기준	• 임신 초기 통제 불가능한 오심, 구토, 탈수, 케톤뇨증(Ketonuria) • 임신 전 체중의 5% 이상 감소 • 포상기태의 가능성을 배제하기 위한 초음파 검사

③ 치료의 목표 및 간호

㉠ 목표 : 통제 가능한 구토, 적절한 탈수교정, 전해질의 균형, 적절한 영양의 유지이다.

㉡ 통제 불능의 구토 : 임시적인 항오조증 약물을 사용하고, 개선되지 않는다면 입원이 필요하다.

㉢ 탈수 관리 : 정맥 수액요법

㉣ 저칼륨혈증 예방 : Potassium chloride 정맥주입

㉤ 비타민 결핍 교정, 말초신경질환의 예방 : 비타민 B_1(Thiamine)과 B_6(Pyroxidine)투여

㉥ 구토증상 개선 : 코르티코스테로이드

㉦ 치료거부 시 비경구적 영양요법 제공

㉧ 보완요법

• 생강시럽, 저탄수화물, 고단백 스낵 섭취, 저지방식이, 규칙적인 식사

• 다리와 머리를 높인 상태로 휴식

㉨ 심리적 지지 : 조용하고 비판적이지 않은 태도, 심리적인 갈등을 표현하도록 돕는다.

ⓒ 예 후

- 임부의 체중이 임신 전 5% 이상 저하 : 태아성장지연 유발
- 중증 임신오조증 : 충분한 수분공급과 전해질 균형을 맞춘다면 쉽게 회복된다.

(2) 임신성 고혈압(Gestational hypertension)

① 원 인

ㄱ 20세 이하, 35세 이상의 임부

ㄴ 고혈압 기왕력

ㄷ 낮은 사회경제적 수준

② **병태생리** : 레닌과 안지오텐신 II의 민감성 증가 → 세동맥 혈관수축 및 혈관 경련 → 혈관 내피세포 손상 → 장기 내 혈류 감소 → 혈압 상승 및 부종

③ 진단 방법

ㄱ 규칙적인 산전검사를 통한 조기 발견

ㄴ 위험요인을 가진 임부의 조기 확인

구 분	임신 전	임신 중
위험요인	• 미산부 • 20세 이하 혹은 35세 이상 • 저체중, 비만 • 영양결핍 • 고혈압성 질환의 가족력 • 당뇨, 신장질환	• 포상기태 • 양수과다 • 큰 태아 • 초임부, 다태임신 • 사구체염 • 태아수종

ㄷ 롤오버검사

- 임신 28~32주 사이 초임부의 임신성 고혈압 예측검사
- 방법 : 임부를 좌측위에서 등쪽으로 굴려 즉시 혈압을 측정하고 5분 후 다시 측정하여 이완기 혈압이 20mmHg 이상 상승한 경우 임신성 고혈압의 위험군으로 본다.

ㄹ 평균혈압을 측정하여 20mmHg 이상 증가할 경우 임신성 고혈압을 예측할 수 있다.

④ 분 류

임신성 고혈압	• 혈압 140/90mmHg 이상(6시간 간격 2회 측정) • 단백뇨 없음 • 출산 후 12주 이내에 혈압 정상 • 최종 진단은 출산 후에 함	
자간전증	최소 진단기준	증 증
	• 임신 20주 이후에 혈압 > 140/90mmHg • 단백뇨>300mg/24h 또는 Dip stick > 1+	• 혈압 160/110mmHg 이상(6시간 간격 최소 2회 측정) • 단백뇨 > 5.0g/24h, 2회 이상 Dip stick > 3+ • 혈청 크레아티닌 > 1.2mg/dL • 혈소판 < 100,000/mm³ • 간 효소 수치 증가 • 지속적인 두통 또는 시야 장애 • 지속적인 상복부 통증
자간증	• 자간전증의 좀 더 심각한 형태 • 자간전증에서 다른 원인에 기여하지 않은 발작과 경련	

⑤ 증 상

자간전증	• 3대 증상 : 고혈압, 단백뇨, 체중 증가(부종) • 자간전증의 증상은 치료나 분만으로 없어질 수 있다. • 체중증가 : 첫 증상, 조직 내의 수분 축적으로 인하여 발생 • 단백뇨 : 24시간 소변수집으로 검사한다(임신성 고혈압 진행 정도의 지표). • 두통, 희미해진 시야, 눈꺼풀이나 손가락의 부종(임부가 인식할 수 있는 증상) • 중증 자간전증 : 핍뇨, 간기능 손상, 혈소판 감소증, 태아발육지연, 폐부종, 청색증
자간증	• 항상 두통이 선행된다. • 경련, 흥분이나 과민반응 • 시각장애(흐린 시야, 일시적 실명) • 심와부 통증, 혈액농축, 심한 단백뇨

HELLP 증후군	• 자간전증 환자의 4~12%에서 나타나며, 중증의 자간전증 환자에게서 주로 발견된다.
	• 병리적 소견
	   – 용혈(Hemolysis)
	   – 간 효소 수치 증가(Elevated liver enzyme)
	   – 혈소판 수치 감소(Low platelet)
	• 임신 36주 이전에 증상이 나타난다.
	• 오심, 구토, 권태감, 흉통, 우측 상복부 통증

⑥ **치료 및 간호** : 규칙적인 혈압, 당뇨, 단백뇨 검사로 조기 발견하는 것이 중요하다.

산전간호		• 통원치료의 적응증 - 혈압 150/100mmHg 이하 - 단백뇨 1g/24시간 이하, 혹은 Dip stick > 3+, 혈소판 수치 120,000/mL 이상 - 정상적인 태아성장 • 혈압, 체중, 단백뇨 : 매일 측정 • 무자극검사(NST) : 1회/2주 • 침상안정, 증상의 악화, 중증 자간전증의 증상 의심 시 입원치료
입원 시	**경증 자간전증**	• 좌측위 : 대정맥이 눌리지 않도록 하여 혈류량을 증가시킨다. • 균형 잡힌 식이 섭취, 단백질 섭취 증가 • 적당량의 염분 섭취 : 6g/1일, 짠 음식과 무염식이 제한 • 이뇨제 제한 • 혈압 측정 : 4회/1일 • 체중 측정 : 매일 • 단백뇨 검사 : 매일 • 24시간 소변검사 : 총단백과 크레아티닌 확인 • CBC : 혈소판 수치 확인을 위해 1회/2일 • 크레아티닌, 요산, 간기능(AST, ALT, Bilirubin)검사 : 주 1회 혹은 2회 • 무자극검사(NST)나 태동 기록, 양수천자(태아 폐성숙 확인), 초음파(3~4주)
	중증 자간전증	• 침상안정 : 경련을 일으킬 수 있는 자극 최소화 • 식이 : 의식이 명료하고 오심, 경련 증상이 없으면, 고단백식이와 적절한 염분이 함유된 식이를 제공한다. • 항경련제 - 황산마그네슘(MgSO$_4$) 투여 - 기전 : 중추신경계 억제 → 경련조절, 혈관확장 → 혈압하강 - 투여 중지 : 호흡수 12~14회/min 이하, 맥박과 혈압 저하, 심부건반사 소실 - 중추신경계 반응 사정 - 심부건반사 확인 : 지속적 투여 시 4시간마다, 간헐적 투여 시는 투여 직전 - 독성 반응 관찰 : 갑작스런 저혈압, 소변량 감소(25mL/1h, 100mL/4h 이하), 호흡수 감소(12회/min 이하), 심정지 • 10% 글루콘산 칼슘(Calcium gluconate) : 황산마그네슘의 중화제, 독성반응으로 호흡이 나 심정지가 나타날 때 천천히 정맥 주입한다. • 혈압하강제(Hydralazine) - 이완기 혈압이 110mmHg 이상인 경우 투여 - 치료적인 수준 : 90~100mmHg 사이 • 스테로이드 제제 : 분만 24~48시간 전에 태아의 폐성숙을 위해 투여한다. • 수분 및 전해질 조절, 진정제(Diazepam) 투여
	자간증	• 경련 발생 시 - 기도의 개방성과 흡인방지를 위해 머리를 옆으로 돌린다. - 황산마그네슘(MgSO$_4$), 디아제팜(Diazepam), 딜란틴(Dilantin) 투여 • 경련 후 - 기관 삽관과 분비물 흡인 - 산소공급(비강 캐뉼러), 임부의 V/S(Vital Sign) 측정(5분 간격) - 지속적인 태아심음 관찰 - 이뇨제(폐부종 치료), 강심제(순환장애 치료) 투여

분만 중 간호	• 임신성 고혈압의 가장 확실한 치료 방법은 분만이며 임부와 태아의 상태에 따라 결정된다. • 중증 자간전증이나 자간증의 증상 출현 시 임신기간과 관계없이 즉각적인 분만 진행(모체, 태아 모두에게 치명적) • 혈압, 부종, 단백뇨 확인, 측위 • 간호사는 자간증의 악화 증상, 태반조기박리, 폐부종, 신장기능장애 태아질식의 증상에 대해 알고 있어야 한다.
산욕기 간호	• HELLP 증후군, 간 손상, 경련의 재발가능성 인식 • 질 출혈의 양, 혈압과 맥박(48시간 동안 4시간 간격), 소변배설량(감소는 실혈량의 증가), 두통, 시력장애, I&O(4시간 간격) 사정 • 자궁수축제 투여 중지

(3) 임신성 당뇨병(Gestational diabetes)

① 정의 : 당뇨병은 임신 시 나타날 수 있는 합병증으로 임신과 동시에 발생하였을 경우 질병의 과정을 현저하게 변화시키며 임부와 태아에게 많은 영향을 미친다.

② 분류

ㄱ 임신 전 당뇨 : 당뇨병이 임신 전부터 있었고 분만 후까지도 증상이 지속되는 것

ㄴ 임신성 당뇨 : 임신으로 인한 생리적 변화에 의해서 임신 중 발견, 임부 70%에서 출산 후 영구적인 당뇨병 발생

③ 임신이 당뇨병에 미치는 영향(2, 3기 발병 증가)

ㄱ 임신성 당뇨의 발생 기전

• 임신 시 태반호르몬(에스트로겐, 프로게스테론, 태반락토겐), 코티솔(부신피질), 성장호르몬(뇌하수체 전엽) 등이 인슐린 저항성을 증가시킨다.

• 정상 임신인 경우 인슐린 저항성을 극복하기 위해 췌장에서 2~3배의 인슐린을 분비하여 정상혈당을 유지하지만, 그렇지 못 할 경우 임신성 당뇨가 발생한다.

ㄴ 임신 시기와 당뇨병과의 관계

구 분	인슐린 요구도
임신 1기	뇌하수체 전엽의 성장호르몬 억제로 감소
임신 2기	태반호르몬에 의한 인슐린 저항성 증가로 인슐린 요구량 증가
임신 3기	태반호르몬 증가로 인슐린 요구량이 현저하게 증가
분 만	분만 시 어려움과 신진대사 증가로 요구량이 감소
분만 후	태반호르몬 감소로 인슐린 요구량이 현저히 감소

④ 당뇨병이 임신에 미치는 영향

임부에게 미치는 영향	• 비뇨기계 감염 증가 : 모닐리아성(칸디다)질염, 무증상 세균뇨, 신우신염 • 임신성 고혈압 발생률 4배 증가(자간증, 자간전증) • 양수과다증의 빈도 증가 : 삼투압, 태아 과혈당증으로 인한 이뇨작용과 연관된다. • 태아 거구증으로 산도 손상 및 제왕절개의 빈도 증가 • 케톤산증(Ketoacidosis) : 과혈당, 케톤뇨, 산증 유발 • 산후 출혈의 빈도 증가
태아, 신생아에게 미치는 영향	• 거구증 : 인슐린의 자극으로 태아 세포 내로 다량의 포도당 이동 • 저혈당증과 저칼슘혈증 : 태반이 만출되면 모체로부터 혈당 공급이 중단되어 분만 후 1~3시간 이 내에 저혈당 증상(뇌손상 유발)이 나타나고, 24~36시간 사이에 저칼슘혈증이 발생한다. • 고빌리루빈혈증 : 미성숙한 간기능 • 호흡장애 증후군 : 태아 내 인슐린 농도가 높아 계면활성제의 합성 지연 • 임부의 혈관계 변화 : 저산소증→조산, 태아성장지연 • 선천성 기형 : 신경관 결함, 심장 결함, 위장계통 결함, 신장기형 등

⑤ 진 단

㉠ 선별검사

- 임신 24~28주 사이에 시행
- 포도당 50g 경구투여검사(OSTT) : 50g의 포도당 용액을 섭취하고 1시간 후에 혈당을 측정하여 140mg/dL(고위험 산부는 130mg/dL) 이상이면 양성이다.
- 양성일 경우 100g 경구당부하검사를 실시하여 결과를 평가한다.

㉡ 진단적 검사

- 포도당 100g 경구투여검사(100g OGTT) : 공복 혈당을 측정하고 이어서 100g 포도당 용액 섭취 1, 2, 3시간 후에 각각 혈당을 측정하여 결과 수치 중 2개 이상이 증가되면 임신성 당뇨로 진단하며, 이 중 하나라도 증가되어 있으면 32주에 다시 검사한다.

[단위 : mg/dL]

당 측정시간	100g 경구당부하검사	75g 경구당부하검사
공복 시 혈당	≥ 95	≥ 95
1시간 후 혈당	≥ 180	≥ 180
2시간 후 혈당	≥ 155	≥ 153
3시간 후 혈당	≥ 140	

⑥ 치료 및 간호

식 이	• 영양요구량은 비당뇨 임부와 동일 • 칼로리 : 35kcal/kg, 2,000~2,500kcal/day(비만임부 : 1,500~1,800kcal) • 전체 칼로리의 40~50%는 탄수화물, 30~35%는 지방, 20~25%는 단백질로 섭취한다. • 당 흡수를 지연시키는 복합 탄수화물 제공 • 규칙적인 식사(전체 칼로리를 3번의 식사와 3번의 간식으로 분배·섭취)

혈당측정	• 공복 혈당보다 식후 혈당 조절이 중요하다.
	• 목표 혈당(1일 4회 측정)
	  – 공복 혈당 ≤ 95mg/dL
	  – 식후 1시간 혈당 ≤ 140mg/dL
	  – 식후 2시간 혈당 ≤ 120mg/dL

소변검사	• 세균수가 10만 이상이면 무균뇨가 나올 때까지 항생제로 철저히 치료한다. • 당 수준이 4+일 경우 의사에게 보고한다.
인슐린	• 경구용 혈당강하제(Tolbutamide) 금기 : 태아 기형 위험(톨부타마이드 제외) • NPH 인슐린과 레귤러 인슐린(2:1)을 병용 투여한다.
운 동	• 규칙적인 운동(포도당의 근육 내 이동으로 혈당 저하, 운동의 영향은 12시간 지속) • 운동 전 단백질이나 탄수화물이 조화된 음식을 섭취한다. • 고혈압의 합병증이 있다면 운동계획을 중지한다.
태아사정	• 임신 30~32주에 24시간 소변 내 에스트리올을 측정한다. • 초음파 검사 : 태아의 연령, 기형, 발육이상, 양수과다증을 사정한다. • 무자극검사(NST) : 1~2회/주 실시하여 태아 안녕상태를 사정한다.
분 만	• 임신 34~38주부터 분만 때까지 입원하는 것이 좋다. • 임신 37~38주경 L/S 비율을 측정하여 2.0 이상이면 38주 이후에 분만을 시도한다. • 제왕절개 : 거대아로 인한 난산으로 손상을 피하고 안전 분만을 원할 때 선택한다. • 분만 당일 임부는 공복상태이므로 인슐린의 양을 감소시키고 레귤러 인슐린을 투여한다.
분만 후	• 인슐린 요구량이 급격히 감소 → 레귤러 인슐린 사용, 적절한 수액공급, 혈당측정(수시) • 경구 피임제(당뇨병 악화)나 지궁 내 피임장치(골반 내 감염) 금기 • 출산 후 6~12주에 공복혈당 또는 75g 당부하 검사를 실시한다.

(4) 심장질환

① 임신 중 심장질환의 원인 : 선천성 심장질환이 가장 흔하다.

② 분류(NYHD의 기능 분류)

종 류	증 상	임 신
Class Ⅰ	신체활동을 할 때 불편함이 없으며 심부전증과 흉통이 없다.	적절한 관리로 임신 유지
Class Ⅱ	안정 시 증상이 없지만, 일상의 활동으로 피로, 심계항진, 호흡곤란, 흉통 등이 일시적으로 있다.	
Class Ⅲ	신체활동에 제한이 많으며, 약간의 신체활동으로도 피로, 심계항진, 호흡곤란, 흉통 등이 있다	• 치료 후 임신 • 치료적 유산
Class Ⅳ	모든 활동에 불편함이 있으며 안정 시에도 심부전증이나 흉통이 있다	

③ 임신이 심장질환에 미치는 영향

　㉠ 임신 8주부터 혈액량이 약간 증가하기 시작하여 임신 28~32주경 최고도에 도달한다.

　㉡ 임신으로 인한 혈액변화는 임신 중 심박출량을 30~50%가량 증가시킨다.

　㉢ 분만 중 심박출량 : 자궁 수축이 있을 때마다 약간씩 증가한다.

　㉣ 분만 후 1~2일 : 모체의 조직에 축적된 수분이 순환계로 돌아오므로 갑자기 심장은 부담을 갖게
　　되며, 이로 인하여 울혈성 심부전증이 초래될 수 있는 위험한 시기이다.

　㉤ 분만 후 : 3~4일 동안에는 현저한 이뇨작용으로 심부전증 위험이 다소 감소된다.

④ 치료 및 간호

산전간호	• 스트레스를 줄이고 충분한 휴식을 취한다(10시간 이상의 수면, 오전, 오후 낮잠). • 영양 : 저염식이, 철분 보충(빈혈 예방), 카페인 제한, 헤파린을 투여하고 있는 산부는 비타민 K가 든 날것의 진녹색 야채 섭취를 제한한다. • 임신 중 체중증가 : 10~12kg(심부담 감소) 이하 • 감염 예방 : 감염은 심장 손상의 원인이 되므로 기도 감염, 비뇨기계 감염(회음부 간호), 신우신염을 예방하고 감염의 증상이 나타나면 즉시 치료하도록 한다. • 자세 : 머리를 올리고 옆으로 눕는 자세(심장부담 경감) • 투 약 　− 강심제(Digitalis) : 처방받은 임부는 계속 복용 　− 부정맥 : 퀴니딘(Quinidine) 투여 　− 이뇨제 : Class Ⅲ, Ⅳ 임부에게는 흔히 티아지드(Thiazide)가 처방된다.
분만 시 간호	• 심장질환은 조기 유도분만의 적응증이 되지 않으며 보통 자연분만을 한다. • 분만 1기 진통제 투여 : 분만 시 통증 감소는 20% 정도 심장 부담을 감소시킨다. • 미단부 마취 또는 경막외 마취를 한다(복압 예방, 말초저항, 정맥순환, 심박출량 감소). • 분만 2기 단축과 복압 감소를 위해 회음절개를 할 수도 있다. • 분만 2기는 심장의 순환을 돕기 위해 머리와 어깨를 올리고 옆으로 눕는 자세가 좋으며, 슬와정맥의 압박을 피하기 위해 분만대 발걸이를 하지 않는다(하지가 심장 아래에 있는 상태에서 분만). • 분만 후 자궁수축제인 Ergot 제제는 혈압 상승 때문에 주지 않고, 출혈을 예방하기 위해 희석한 옥시토신을 정맥 주입한다.
분만 후 간호	• 분만 직후 24시간 : 가장 위험한 시기 → 자궁수축제 금기 　− 수분대사가 정상적으로 환원해야 하므로 심박출량이 급격히 증가한다. 　− 분만하는 순간의 복압상실로 정맥 압박이 소실되어 내장혈관의 울혈과 심장혈액 유입량이 증가된다. • 복압의 갑작스런 변화를 줄이기 위해 복대와 사지에 압박대를 적용한다. • 활력 징후, 출혈, 자궁수축, 소변 배설량, 통증을 확인한다. • 매일 체중을 측정하고, 심맥관계 회복 시까지 활동을 제한한다. • 충분한 휴식과 적절한 식이를 제공한다. • 진정제나 진통제 : 긴장과 스트레스 감소를 위해 필요시 투여한다. • 완화제 : 변비예방 • 모유수유 : Class Ⅰ, Ⅱ에서는 가능하다.

(5) 갑상샘기능장애

① 갑상샘의 과형성과 혈액공급의 증가로 갑상샘은 중 정도로 커진다.

② 태반 에스트로겐 분비에 의한 영향

　　㉠ 혈청 타이록신(Thyroxine T_3, T_4) 상승

　　㉡ 기초대사량과 산소소모량 증가

　　㉢ 열에 대한 내성이 없어진다.

　　㉣ 정서적 불안정

③ 갑상샘기능장애의 종류

갑상샘기능항진증	특 징	• Grave's Ds에 의한 발병이 대부분이다. • 항진증이 조절되지 않으면 배란이 되지 않아 임신이 불가능하다. • 임신 중 발견 시 치료하지 않으면 자연유산, 조산, 임신성 고혈압, 산후출혈과 같은 합병증이 초래된다.
	증 상	• 수면 시 빈맥, 심계항진 • 갑상샘 비대, 안구 돌출, 다한 • 전신쇠약, 심장대상부전, 체중감소
	진 단	혈청 내 T_4 > 12μg/dL
	치 료	• 항갑상샘 제제(Prophythiouracil, PTU) 투여 　- 과량 투여 시 태아에게 갑상샘종, 크레틴병 유발 • 프로필티오우라실(PTU) : 갑상샘기능이 정상이거나 경미할 경우 최소량 투여 • 갑상샘절제술 : 항갑상샘약물에 저항이 있거나 다량의 약물이 요구되는 경우(임신 중기 초부터 말기에 실시)
갑상샘기능저하증	특 징	• 갑상샘호르몬 부족으로 조직의 산소소모율이 감소되어 신진대사율이 느려지고 성격이 현저히 변화되는 질환이다. • 생리적으로 무배란성이거나 무월경을 보이므로 임신 중에 발병은 거의 드물다. • 태아는 건강하며, 갑상샘 기능 이상은 없다.
	증 상	• 추위에 약함, 손톱이 얇아짐, 심부건반사 저하 • 피로감, 식욕부진, 변비, 피부 건조, 두통 • 중증일 경우 　- 산부 : 자연유산, 태반조기박리, 사산, 체중저하 　- 태아 : 선천성 갑상샘종, 크레틴병
	진 단	T_3와 T_4 감소 & TSH 증가
	치 료	갑상샘 호르몬제(Synthyroid) 투약

(6) 혈액학적 장애들

① 빈혈(Anemia)

㉠ 임신 시 빈혈 기준

- 임신 초기 : Hb 11g/dL, Hct 37% 이하
- 임신 중기 : Hb 10.5g/dL, Hct 35% 이하
- 임신 말기 : Hb 10g/dL, Hct 33% 이하

㉡ 빈혈의 종류

구 분	철분결핍성 빈혈 (Iron deficiency anemia)	엽산결핍성 빈혈 (Folic acid deficiency anemia)
원 인	• 혈장량의 증가로 인한 적혈구 농도의 상대적 감소 • 태아의 철분 요구량 증가 • 빈혈의 75~90% 차지 • 기타 : 영양불량, 잦은 임신, 쌍태아, 다량의 산후출혈	• 야채나 동물성 지방이 결핍된 식이를 섭취하는 여성 • 다태임신
증 상	• 피로감, 운동 능력 저하(임신 자체의 증상과 구별하기 곤란) • 감염의 빈도 증가 • 산후출혈의 위험 증가 • 심한 빈혈(Hb 8g/dL 이하) : 심장기능부전 • 만성 빈혈 : 유산, 조산 등	• 비타민 B_{12} 결핍 • 임신 중 거대적아구성 빈혈유발 • 설염과 궤양형성 • 식욕부진 • 초기 유산과 태반조기박리

간호중재	• 철분이 풍부한 음식 섭취 : 곡류, 간, 비트, 건포도, 녹색 야채, 붉은 살코기, 계란 등
	• 우유, 커피, 차, 제산제 제한 : 철분 흡수 방해
	• 비타민 C는 철분 흡수를 위해 필수적이다.
	• 철분복합제를 구강으로 복용한다.
	   – 비타민 C와 함께 복용한다.
	   – 위장장애 및 변비 유발 : 섬유질과 수분섭취량 증가
	   – 녹색이나 검은색 대변
	   – 분만 후 1개월까지 복용한다.
		• 엽산을 4~5주간 경구 투여
		• 엽산이 풍부한 음식 섭취 : 푸른잎 채소, 바나나, 멜론, 땅콩, 살코기, 생선, 닭

② Rh 동종면역(Rh Isoimmunization)

㉠ 병태생리

- 임신 전의 Rh(-) 여성과 Rh(+)인 남편
- Rh(-) 여성이 Rh(+)인 태아를 임신 : Rh(+) 혈액의 일부가 모체혈액 내로 침투
- 태반박리 : Rh(+)적혈구가 모체 내로 다량 침투
- 분만 후 72시간 내에 모체에 항Rh(+) 항체 형성(Coomb's test 실시)
- 다음 임신 시 태아가 Rh(+)일 때 태아순환으로 모체의 항Rh(+) 항체가 들어가 태아의 적혈구 용혈을 유발한다.

㉡ 증 상

- 태아의 심한 빈혈
- 신생아 적아구증
- 심한 황달
- 자궁 내 사망, 출산 후 사망

㉢ 진단 : 쿰스 검사(Coomb's test) 양성

ㄹ 치료 및 간호 : Coomb's test가 음성인 경우

- 임신 28주경 예방적 RhD 면역글로불린(RhoGAM)을 투여한다.
- Rh 항체가 형성되기 전, 즉 첫 아이 출산 직후 바로 RhD 면역글로불린(RhoGAM)을 투여하여 Rh 감작을 예방한다.

③ ABO 부적합증(ABO Incompatibility)

ㄱ 병태생리 : A 또는 B형의 남편과 O형의 아내에서 발생

ㄴ 증상 : Rh 동종면역과 동일

ㄷ 영향 : 첫 임신부터 태아에게 영향을 미친다.

(7) 임신 중의 감염성 질환

유행성 감기(Influenza)	• 인플루엔자 예방 백신은 임신 주수와 상관없이 안전 • 항바이러스 제제(아만타딘)를 증상 발현 48시간 이내 투여하면 증상의 지속기간을 단축시킬 수 있고 예방적 투여도 가능하다.
홍역(Measles)	• 임신 중 감염은 자연유산율과 조산의 빈도를 증가 • 분만 직전에 임부가 감염되면 신생아 감염의 위험이 높다. → 출생 후 3일 이내 면역 글로불린을 근육주사함 • 임신 중 예방 접종은 금기
풍진(Rubella)	• 호흡기를 통한 비말감염 • 증상 : 미열, 발진, 전신권태, 다발성 관절염, 코감기, 목과 귀 뒤쪽의 림프선종 • 임신 4개월 이내 감염 : 선천성 심장질환, 청각장애, 백내장, 지능장애, 유산, 조산, 자궁 내 태아사망 • 예방 접종 : 임신 직전이나 임신 중에는 금기
수두(Chickenpox), 대상포진 (Herpes zoster)	• 임신 초기에 감염될 경우 선천성 기형 초래 • 가장 위험한 시기 : 임신 13~20주 사이 • 임신 중 예방 접종은 금기
볼거리(Mumps)	• 태아의 선천성 기형은 발생하지 않음 • 유산과 조산의 원인 • 임신 중 예방 접종은 금기
결핵(Tuberculosis)	• 임신 중 결핵이 진단되면 바로 치료 시작 • 저체중아의 원인 • 모유 수유 가능
TORCH	• 태반을 통과할 수 있는 감염군으로, 각 감염의 첫 글자 Toxoplasmosis, Other(Hepatitis B, HIV, Syphilis), Rubella, Cytomegalovirus, Herpes simplex로 이루어짐 • 임신 12주 이내의 노출은 태아의 성장발달에 심각한 영향을 미치므로 조기진단과 즉각적인 조치가 중요

출제유형문제 최다빈출문제

3-1. 다음 설명이 올바르지 못한 것은?

① 임신성 고혈압의 3대 증상은 혈압상승, 단백뇨, 부종이다.

② 임신 2, 3기에 인슐린 요구량이 증가하여 당뇨병 발생이 빈번하다.

③ 임신성 고혈압 산부의 경우 질식분만을 우선적으로 고려한다.

④ 황산마그네슘 투여 중 호흡이 12회/분 이하일 경우 즉시 투여를 중단한다.

❺ 분만 후 인슐린 요구량이 증가하는 것은 회복을 의미한다.

3-2. 심장병 산부에게 심장 부담이 가장 큰 시기는?

① 임신 8주

② 임신 28주

③ 임신 32주

❹ 분만 후 24시간

⑤ 분만 2기

해설

분만 후 태반만출에 의한 태반 호르몬 감소로 인슐린 요구량은 현저히 감소하며, 산후 감염의 증상이 있을 경우 요구량이 증가한다.

해설

분만 후 1~2일 이내에 모체의 조직에 축적된 수분이 순환계로 돌아오므로 갑자기 심장은 부담을 갖게 된다. 이로 인하여 울혈성 심부전증이 초래될 수 있는 위험한 시기이다.

4 다태임신과 양수이상

(1) 다태임신(Multiple pregnancy)

① 종 류

㉠ 일란성 쌍태아(Monozygotic twins) : 하나의 수정란이 발달 초기에 두 개의 배아형태로 분할되어 성숙되는 것

㉡ 이란성 쌍태아(Dizygotic twins) : 두 개의 난자에 각각 수정

㉢ 쌍태아의 70% 정도는 이란성이고, 남아보다는 여아가 많다.

㉣ 분할 시기에 따라 태반, 융모막, 양막의 숫자가 서로 다르지만, 대개 일란성은 태반과 융모막은 하나이지만 양막은 2개이다.

[분할시기에 따른 형성의 차이]

	분할시기	태 반	융모막	양 막	유전형질	성	외 모
일란성	수정 후 13일 이후	1	1	1	같다.	같다.	같다.
	수정 후 8~13일	1	1	1			
	수정 후 4~8일	1	1	2			
	수정 후 3일 이내	1 or 2	2	2			
이란성		2	2	2	다르다.	같거나 다르다.	다르다.

② 다태임신에서 태아의 발달

㉠ 쌍태아 간 수혈증후군(Twin-to-twin transfusion syndrome)

• 단일 융모막 쌍태아에서 주로 발생한다.

• 혈액을 주는 쪽 태아는 출산 시에 빈혈, 저혈압, 양수과소증, 자궁 내 사망으로 사산될 수 있다.

• 받은 쪽 태아는 크고, 과나혈량증, 다혈구증, 24시간 내에 신천성 심장기능부진증에 빠지게 된다.

• 예후 : 매우 나쁘다. 일측 태아 사망 및 조산의 가능성이 높다.

㉡ 불균형 쌍태아(Discordant twins)

• 같은 쌍태아에서도 크기가 서로 다를 수 있다.

• 체중이 적은 태아는 자궁내 성장지연, 출산 후 저혈당의 위험이 올 수 있다.

• 큰 쌍태아가 태아 사망의 가능성이 높다.

③ 다태임신 중의 건강문제

모체 측 건강문제	• 혈액량 증가로 인한 심맥관계 부담 • 태아의 철분요구량 증가로 인한 빈혈 발생 • 현저한 자궁증대와 인접 장기, 골반혈관계 압박 • 전치태반, 태반조기박리 • 양수과증, 자간전증 • 과도한 자궁증대로 인한 자궁기능부전
태아 측 건강문제	• 선천성 기형 발생률이 일란성인 경우 단태아보다 2배 높다. • 태아위치 이상(대부분은 둘 다 두정위) • 신생아 호흡곤란증 • 조산 : 다태아의 대표적 주산기 사망의 원인

④ 다태임신의 산전관리

ⓐ 진 단
- 임신 주수에 비해 자궁이 크며 성장속도가 빠르다.
- 복부촉진 시 많은 수의 태아 소부분들이 만져진다.
- 식이나 부종과 관계없이 비정상적으로 과다한 체중 증가를 보인다.
- 서로 다른 두 개의 태아심음이 청취된다.
- 양수과다
- 초음파 촬영 시 하나 이상의 태낭이 확인된다.

ⓑ 쌍태임신 시 태아의 위치 : 태아가 둘 다 두정위로 있는 경우가 과반수를 차지한다.

ⓒ 간호중재
- 임신 중기부터 1회/2주 정기적 산전관리
- 식이 및 체중조절 : 정상 임부의 체중증가 16~20kg 범위 내, 300cal 더 공급
- 요통 예방을 위한 임산부 거들, 하지정맥류 예방을 위한 탄력스타킹 착용
- 혈액 순환 증진을 위해 좌측위로 휴식을 취한다.

⑤ 다태임신의 분만관리

ⓐ 정상 질분만이 가능하나, 주로 제왕절개수술을 권유하고 있다.

ⓑ 자궁수축을 확인하여 산후출혈을 예방한다.

ⓒ 두 아기가 모두 분만된 후 자궁수축제를 투여한다.

⑥ 산욕기 관리

ⓐ 산후출혈의 경향이 높으므로 자궁저부의 높이를 확인하고 회음패드를 점검하여 출혈의 여부를 사정한다.

ⓑ 정서적 지지

ⓒ 모유수유가 문제가 되므로 가능한 한 수유시간 계획을 세우는 것이 중요하다.

(2) 양수이상

총양수량은 임신 말기 800~1,200mL로 정상범위를 벗어난 경우 문제가 된다.

구 분	양수과다증(Hydramnios)	양수과소증(Oligohydramnios)
정 의	성분은 정상이나 양수의 추정량이 2,000mL 이상이거나, 양수지수(AFI)가 24cm 이상인 경우	양수의 추정량이 500mL 이하이거나, 양수지수(AFI)가 5cm 이하인 경우
원 인	• 무뇌아(50%), 다태아(5%) • 태아의 식도나 위장계통의 폐쇄증(소화기계 이상) • 거대태반, 태반이상 • 임신성 고혈압, 모성의 심장질환과 당뇨병	• 양수의 누수 • 조기 파막 • 소변 형성 장애로 인한 태아의 요로 폐쇄 • 신장결손증
증 상	• 임신 32주 이후에 서서히 증가하는 만성형이 대부분이다. • 임신 주수에 비해 큰 자궁 • 하지, 음순, 하복부 부종 • 복부 불편감, 심한 복통 • 유산, 조산 • 비정상적인 태위 및 조기파수 및 제대탈출 • 파막 시 태반 조기박리 • 출산 후 이완성 산후출혈	• 임신 주수에 비해 작은 자궁 • 태아 부분을 복벽에서 쉽게 만질 수 있다. • 제대 압박의 위험과 태아 질식 증가 → 신생아 이환율과 주산기 사망률 증가 • 임신 초기 발생 : 양막과 태아의 일부분이 유착되어 절단을 포함한 심한 기형을 초래 • 제대압박 • 자궁태반기능부전 : 태아 저산소증, 자궁 내 성장 지연, 태변흡인
치료 및 간호	• 경증~중등도 : 주의 깊은 관찰과 지속적인 양수량 사정 • 중 증 – 짧은 호흡, 복통, 보행 곤란 : 양수천자로 양수제거(일시적) – 이뇨제, 수분과 염분 섭취 제한은 양수를 줄이는데 효과가 없다. – 프로스타글란딘 합성 억제제(Indomethacin therapy) : 태아 요배설량 감소 → 양수 생성 감소 → 태아동맥관 조기 폐쇄의 합병증 유발 – 자궁저부 높이를 확인한다. – 자궁의 과다한 성장과 신전에 따른 복부불편감과 자궁수축 여부를 사정한다. – 하지부종 조사 – 조기 진통과 조기 파막의 증상이 나타나면 의료진에게 연락하도록 교육한다. – 안위제공, 정서적 지지 – 조산 시 태반검사와 자궁의 과다신전으로 인한 산후출혈의 예방에 힘쓴다. – 신생아의 위장, 식도폐쇄, 누공 사정 : 처음 젖을 먹일 때 끓인 물을 먹이면서 신생아의 구토와 복부확장 유무를 살핀다.	• 양막 내 수액주입(생리식염수) : 제대압박 완화 • 분만 후 신생아의 신장, 요로배설계의 이상 유무 조사 • 임부의 V/S, 자궁수축 양상, 태아심음 측정 • 제왕절개수술

출제유형문제 `최다빈출문제`

양수과소증의 원인이 아닌 것은?

① 양수의 만성적 누수
❷ 신경계 이상
③ 요로계 이상
④ 다태임신
⑤ 조기파막

해설
양수과다증은 신경계나 소화기계의 이상으로 무뇌아 또는 태아의 식도나 위장계통의 폐쇄로 태아가 양수를 마시지 못해 양수량은 증가하고, 요로계 이상은 태아가 양수를 마시기는 하지만 배설하지 못하므로 양수량이 감소하는 차이점이 있다.

5

분만기 여성

간호사 국가고시

모성간호학

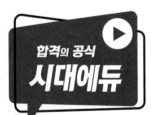

정상 분만간호

1 분만의 5요소(5P)

① 만출물질(Passenger) : 태아, 태반
② 산도(Passage)
③ 만출력(Power)
④ 산부의 자세(Position)
⑤ 산부의 심리반응(Psychologic response)

(1) 태 아

① 태아 머리(Fetal head)

두개골	두정골(마루뼈, 2개), 측두골(관자뼈, 2개), 전두골(이마뼈, 1개), 후두골(뒤통수뼈, 1개)
봉 합	• 시상봉합 : 두정골과 두정골이 만나는 부위 • 후두봉합 : 후두골과 양두정골 사이의 봉합 • 관상봉합 : 전두골과 양두정골 사이의 봉합 • 전두봉합 : 좌우 전두골 사이에서 이루어지는 봉합
천 문	• 전천문(대천문) : 다이아몬드 모양, 생후 14~18개월경에 닫힌다. • 후천문(소천문) : 삼각형, 생후 6~8주경에 닫힌다. • 분만 시 파막되면 질을 통해 아두의 봉합, 천문을 촉진하여 태아의 선진부, 태향, 태세 등을 확인할 수 있다.
전후경선	• 소사경선(9.5cm) : 대천문 중심~후두융기 후하방 약 9.5cm • 전후경선(12cm) : 미간~후두융기 약 12cm • 이하대천문경선(9.5cm) : 턱~대천문 중심 약 9.5cm • 대사경선(13.5cm) : 턱~소천문 약 13.5cm, 태아 머리에서 가장 긴 경선
횡경선	• 대횡경선(9.25cm) : 두정골의 좌우 융기 사이 약 9.25cm • 소횡경선(8.0cm) : 관상봉합의 좌우 최대 거리 8cm

안심Touch

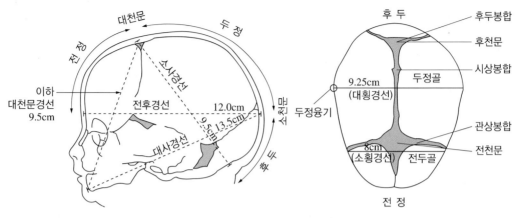

[태아 아두 측정치]

② 태위(Fetal lie)

ⓐ 태아의 장축과 모체의 장축(척추)과의 상호관계

ⓑ 종위(Longitudinal lie) : 태아의 장축이 모체의 장축과 평행선을 이룬다.

ⓒ 횡위(Transverse lie) : 태아의 장축이 모체의 장축과 직각을 이룬다.

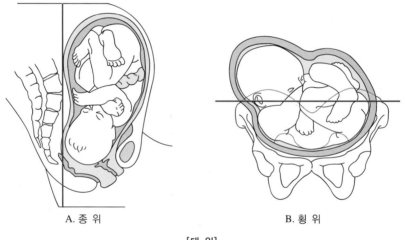

[태 위]

③ 태세(Fetal attitude)

ⓐ 임신 후반기에 취하는 태아 자세, 즉 태아의 머리, 몸통, 사지의 상호관계를 말한다.

ⓑ 완전굴곡(Complete flexion), 불완전굴곡(Moderate flexion), 완전신전(Complete extension), 불완전 신전(Partial extension)으로 나뉜다.

ⓒ 두위에서 아두가 완전굴곡(정상태세)이 되면, 가장 작은 경선으로 골반을 통과할 수 있으나, 아두가 신전되면 골반통과가 어려워 분만이 지연된다.

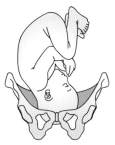 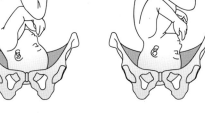 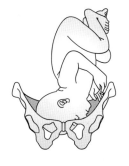 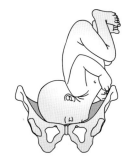

| A. 완전굴곡 | B. 불완전굴곡 | C. 불완전신전 | D. 완전신전 |

[두위 시 태세의 다양성]

④ 선진부(Presenting part) : 골반 입구에 먼저 들어간 태아의 신체 부분

구 분	선진부	특 징
두위 (Cephalic presentation, 96~97%)	두정위(Vertex)	• 가장 흔하다. • 태아의 두부는 앞으로 숙여지고 턱은 앞가슴에 바짝 붙은 자세 • 선진부 : 후두골 • 완전굴곡
	전정위(Sinciput)	• 두부가 약간 구부러진 상태 • 선진부 : 대천문 • 불완전굴곡
	전액위(Brow)	• 태아의 목이 약간 뒤로 젖혀진 상태 • 선진부 : 이마 • 불완전신전
	안면위(Face)	• 태아의 목이 뒤로 젖혀지고 후두골이 태아의 등에 붙은 상태 • 선진부 : 안면 • 완전신전
둔위 (Breech, 3~4%)	단둔위(Frank)	• 무릎이 신전되어 양다리를 머리쪽으로 뻗고 있다. • 둔위의 50~70%를 차지한다.
	완전둔위(Complete)	• 대퇴가 복부 위로 굴곡되고 양다리는 대퇴로 굴곡된 상태 • 선진부 : 둔부와 발
	불완전둔위(Imcomplete)	• 한쪽이나 양다리, 무릎이 둔부 밑으로 빠져 나온 상태 • 선진부 : 다리나 무릎
	족위(Footling)	
견갑위 (Schoulder, 1%)	• 횡위의 형태, 발생률이 낮고 다산부, 복근이완, 태아기형, 전치태반, 양수과다증 시 나타날 수 있다. • 선진부 : 어깨	

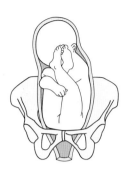 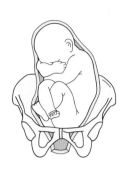 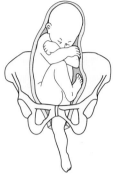 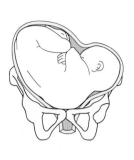

A. 단둔위　　　B. 완전둔위　　　C. 불완전둔위　　　D. 견갑위

[둔위 및 견갑위]

⑤ 태향(Fetal Position) : 태아의 선진부와 모체 골반의 전후 좌우면과의 관계로 선진부와 골반과의 상호관계를 의미한다.

　㉠ 준거지표(Reference point)
　　• 두정위 : 후두골(Occiput, O)
　　• 안면위 : 턱(Mentum, M)
　　• 둔위 : 천골(Sacrum, S)
　　• 견갑위 : 견갑골(Scapula) 'Sc' 혹은 견봉(Acromion) 'A'

　㉡ 명명법 : 태향(Position)−선진부(Presentation)−기준점의 방향(Ant/Post/Transverse)
　　• 첫 글자 : 모체골반의 좌−우면에 대한 선진부의 위치
　　　− 왼쪽 : L, 오른쪽 : R
　　• 두 번째 글자 : 선진부의 지적부위
　　　− 두정위 : 후두골(Occiput, O)
　　　− 안면위 : 턱(Mentum, M)
　　　− 둔위 : 천골(Sacrum, S)
　　　− 견갑위 : 견갑골(Scapula) 'Sc' 혹은 견봉(Acromion) 'A'
　　• 세 번째 글자 : 모체골반의 전−후−횡측면에 대한 선진부의 위치
　　　− 전면/후면/측면(Ant/Post/Transverse)
　　　　예 LOP(Left occipito P.)는 태아의 후두골이 모체 골반의 왼쪽, 뒤에 위치한다.

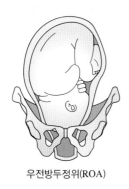

우전방두정위(ROA)

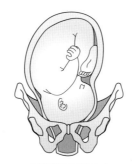

우측방두정위(ROT)

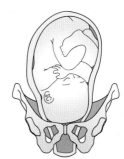

우후방두정위(ROP)

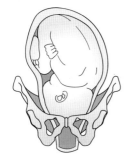

좌전방두정위(LOA)

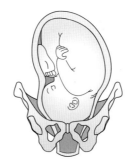

좌측방두정위(LOT)

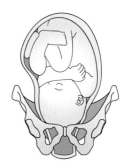

좌후방두정위(LOP)

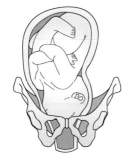

우전방안면위(RMA)

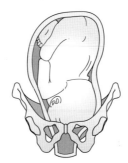

우후방안면위(RMP)

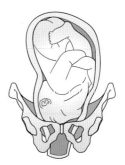

좌전방안면위(LMA)

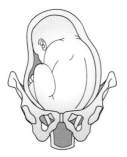

좌전방둔위(LSA)

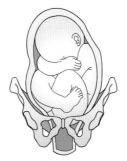

좌후방둔위(LSP)

[선진부에 따른 태향]

(2) 산 도

① 골반(Pelvis)

㉠ 구조 : 2개의 무명골(관골, Hip bone)이 앞과 옆에 위치하고, 천골과 미골이 뒤에 위치한다.

관골 (Hip bone)	장골(Ilium)	골반의 위쪽과 뒷면을 구성하는 가장 큰 부분
	좌골(Ichium)	• 고관절 아랫부분 • 좌골결절 : 앉을 때 힘을 받는 부분 • 좌골극 : 안쪽의 돌출부위
	치골(Pubis)	• 골반의 앞쪽에 위치 • 강한 인대와 두꺼운 연골로 형성된 치골결합이 되며, 치골궁이 90° 이상으로 자연분만에 좋은 지표가 된다.
천골(Sacrum)		• 골반의 후벽을 이루는 5개의 척추골로 융합된 뼈 • 천골갑 : 제5요추와 제1천추의 접합부 돌출부위
미골(Coccyx)		• 골반의 후벽 천골 끝부분에 4~5개의 척추골이 융합되어 형성 • 미골은 가동성이 있어 분만 시 골반 출구의 전후경선을 넓혀 준다.
관 절	천장골 관절	좌우 2개, 천골과 장골을 연결하는 관절로 골반의 뒤에 있다.
	천미골 관절	• 천골과 미골 사이의 관절 • 아두 만출 시 뒤로 움직여 태아만출을 돕는다.
	치골결합	• 양쪽의 치골이 연골로 결합 • 관절 표면의 섬유성 연골은 임신 중 비후되고 부드러워져 가동성이 증가되고, 이는 임신 말기 요통과 하지통의 원인이 된다.

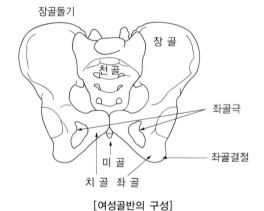

[여성골반의 구성]

ⓛ 분 류

골반입구
(Pelvic inlet)
	• 골반의 분계선, 위쪽을 가골반 아래쪽을 진골반이라고 한다.
	• 태아머리 중 가장 긴 경선(전후경)이 골반 입구의 가장 긴 횡경선에 일치하여 진입한다.
	• 횡경선 >전후경선
	• 전후경선 : 정상분만의 여부를 파악하는 기준이 된다.
	  – 진결합선
	    ⓐ 치골결합 상연~천골갑(평균 11cm)
	    ⓑ 대각결합선에서 1.5~2cm를 뺀 길이로 예측할 수 있다.
	  – 대각결합선
	    ⓐ 치골결합 하연~천골갑(평균 12.5~13cm)
	    ⓑ 임상적으로 중요하고 내진에 의해 직접 측정이 가능하다.
	  – 산과적결합선
	    ⓐ 치골결합 내면~천골갑(입구의 가장 짧은 경선, 10.5cm)
	    ⓑ 진결합선에서 0.5cm 뺀 길이로 10cm 이상일 때만 정상 분만이 가능하다.
	• 횡경선 : 골반입구의 최대 경선 13.5cm

골반강 : 중골반
(Pelvic cavity)
	• 횡경선<전후경선
	• 횡경선
	  – 좌골극 사이의 길이로 10cm 이상이어야 하며, 골반강에서 가장 짧은 경선이다.
	  – 횡경선이 9.5cm 이하 : 난산
	  – 횡경선이 8.0cm 이하 : 제왕절개술

골반출구
(Pelvic outlet)
	• 횡경선<전후경선
	• 옆면은 양측 좌골결절, 후면은 미골하단의 정점, 앞면은 치골결합의 하단으로 다이아몬드형이
	  된다.
	• 전후경선 : 치골결합 하단~천골단(11.5cm)
	• 횡경선 : 좌골결절 양측 내연 간의 거리(10.5~11cm)
	• 입구의 긴 경선은 횡경선, 출구의 긴 경선은 전후경선이므로 아두는 입구의 횡경선으로 들어가
	  출구의 전후경선으로 회전하면서 분만하게 된다.

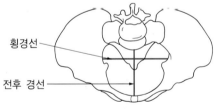

A. 골반 입구의 전후경선과 횡경선

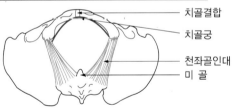

C. 골반 출구와 천좌골인대

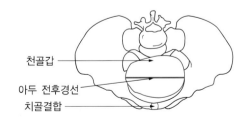

B. 골반 입구 횡경과 아두 전후경이 일치하여 진입

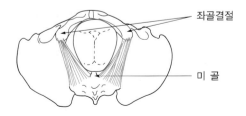

D. 골반 출구에 아두 전후경선 만출

[골반입구와 출구]

ⓒ 골반의 유형

여성형(Gynecoid, 50%)	• 가장 흔하며 골반 입구가 둥그스름한 횡타원형으로 정상분만에 적합하다. • 좌골극간경이 10cm 이상이며 치골궁이 넓다.
남성형(Android, 23%)	• 골반 입구가 삼각형 모양 • 좌골극은 돌출되고 치골궁이 좁아 제왕절개의 비율이 높다.
유인원형(Anthropoid)	• 골반 입구의 전후경선이 길고 횡경선이 짧은 것이 특징이다. • 태아의 하강이 용이하나 좌골극 간경이 작으므로 골반강 내의 회전이 힘들고 골반 출구가 좁아 후방두정위 분만 가능성이 높다(전방두정위 제외).
편평형(Platypelloid)	• 가장 드문 유형(3%) • 골반 입구의 횡경선이 길고 전후경선이 짧은 편평한 모양 • 골반 입구에서 아두의 진입이 힘들다. • 대각결합선의 측정으로 자연분만 여부를 파악한다.

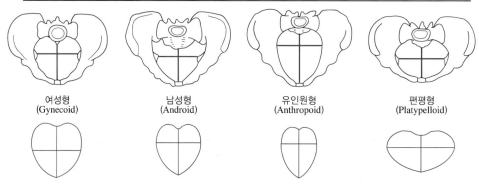

[골반의 유형]

ⓡ 진골반의 추정
  • 정상분만의 가능성을 예측하는데 매우 중요하며 내진으로 파악이 가능하다.
  • 내진 시 태아의 선진부, 태위, 태향도 함께 사정한다.
  • X선 계측법 : 임신 중반기 이후 난산, 골반협착, 둔위의 질 분만, 골반질환이나 손상의 과거력이 있는 임부에게도 유용하다.

② 연산도
  ㉠ 태아의 통로를 형성한다.
  ㉡ 자궁하절부, 경부, 골반저, 질, 질구 등

(3) 만출력

① 특 징
  ㉠ 분만 1기 : 불수의적인 자궁수축을 말하며 분만 시작의 신호
  ㉡ 분만 2기 : 불수의적인 자궁수축과 산부가 수의적으로 아래로 힘주는 노력
② 자궁수축의 특성
  ㉠ 수축의 주기성 : 수축과 이완의 반복, 분만이 진행될수록 강도는 점차 강해지고, 수축기간은 점차 길어지며, 주기는 점차 짧아진다.

ⓛ 수축의 불수의성 : 하지마비 여성도 질 분만을 할 수 있고, 척추마취를 하여도 자궁수축이 있는 것을 보면 산부의 의지와 상관없는 자궁 외적인 신경의 조정을 받는다.

ⓒ 수축의 통증성 : '자궁수축', '뭉친다.'라고 표현한다.

ⓔ 수축의 강도 : 정상적인 수축 시의 압력은 20~75mmHg이고 평균 60mmHg이다.

③ 자궁수축으로 인한 변화

ⓐ 생리적 견축륜(Physiologic retraction ring)
- 분만이 진행됨에 따라 자궁 상부(자궁저부)의 근육은 짧고 두꺼워지며, 하부(자궁경부)의 근육은 늘어나고 얇아져서 자궁이 상하로 구분되는 경계선(Ridge)
- 난산이나 기능적 자궁부전이 있을 때는 병리적 견축륜이 나타난다.

ⓑ 자궁 내압의 증가
- 분만 1기에는 30~50mmHg 정도이며, 분만 2기에는 80~100mmHg까지 상승한다.
- 자궁 내압이 25mmHg 정도이면, 임부가 통증을 느끼고 30mmHg 이상되어야 경부의 개대가 시작된다.

ⓒ 자궁경부의 소실(Effacement)과 개대(Dilatation)
- 견축륜(Retraction) : 태아가 자궁수축에 의해 만출되면서 자궁저부의 근육들이 짧아지면서 두꺼워지는 것
- 근육이 수축되었다가 이완될 때 전보다 덜 이완됨으로써, 자궁근이 두꺼워지면서 자궁하부와 경관의 조직을 잡아당겨 올리는 역할을 하여 경부의 소실과 개대가 일어난다.
- 자궁경부의 수축은 저부의 수축과 견축보다 약해야 소실과 개대가 가능하다.

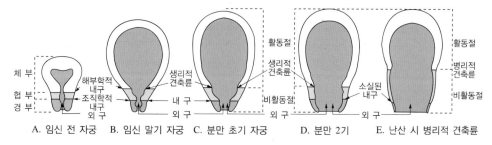

[자궁변화와 견축륜]

④ 수의적으로 내려미는 힘

ⓐ 숨을 깊게 들여 마시고 횡격막과 복근을 수축시켜 복강 내 압력을 상승시켜 자궁 내의 물질을 만출시킨다.

ⓑ 분만 2기 선진부 만출 후에는 수의적인 힘을 쓰지 않고 자궁수축으로만 태아가 만출되도록 한다 (회음 손상 방지).

(4) 산부의 자세

① 산부의 자세 변화는 자궁수축이 좀 더 강하고 효율적으로 되어 분만시간을 단축시키고 피로감을 감소시킨다.

② 산부의 일어서기, 앉기, 걷기, 쭈그리기 등의 선 자세는 아두의 하강 촉진과 산부의 혈액순환에도 도움이 되어 장기 곳곳에 흐르는 혈액공급과 태반으로 가는 혈액의 양도 증가시켜 태아의 상태가 좋아지게 한다.

(5) 산부의 심리적 반응

자궁수축에 대한 산모의 반응, 분만 진통에 대한 문화적 영향과 지각, 산전 출산교육, 의미 있는 사람과 감정을 의사소통할 수 있는 능력, 지지체계 등에 의해 영향을 받는다.

출제유형문제 최다빈출문제

1-1. 자궁수축의 특징이 아닌 것은?

① 수축과 이완이 교대로 온다.
② 불수의적인 수축이다.
③ 수축 시 압력은 평균 60mmHg이다.
❹ 자궁 수축은 산부가 호흡으로 조절 가능하다.
⑤ 분만이 진행될수록 수축의 간격은 단축된다.

해설
수축의 불수의성
하지마비 여성도 질 분만을 할 수 있고, 척추마취를 하여도 자궁수축이 있는 것을 보면 산부의 의지와 상관없는 자궁 외적인 신경의 조정을 받는다.

1-2. 진골반과 가골반을 구분하는 경계선은?

① 대각결합선
② 좌골극
❸ 골반 입구
④ 중골반
⑤ 진결합선

해설
골반 입구
• 가골반과 진골반의 분계선
• 태아머리 중 가장 긴 전후경이 골반 입구의 가장 긴 횡경선에 일치하여 진입한다.

2 분만생리

(1) 분만의 전구증상

① 태아 하강감(Lightening)

　㉠ 태아의 머리가 골반강 내로 들어가게 됨으로써, 복부팽만과 횡격막 압박이 경감되는 감각을 의미한다.

　㉡ 주로 초임부에게 많이 나타나며 분만 2~4주 전에 시작된다(경산부는 분만 직전).

　㉢ 증 상

　　• 자궁 저부가 낮아져 횡격막의 압박 감소 → 호흡은 편해지고 위장의 부담감과 복부 팽만감 완화

　　• 골반강 내 압력 증가 → 하지경련 또는 동통, 하지부종, 빈뇨, 질 분비물 증가

② 가진통(False labor)

　㉠ 분만 시작 전에 불규칙적인 자궁수축이 반복되면서 느끼는 심한 불편감

　㉡ 대개 이슬은 나타나지 않으며 경관의 개대가 일어나지 않으므로 분만 진행은 안 된다.

[진진통과 가진통의 비교]

항 목	가진통	진진통
자궁수축의 규칙성	불규칙적	규칙적
수축간격	변화 없다.	점점 짧아진다.
수축 기간과 강도	변화 없다.	점점 증가한다.
통증 부위	• 주로 복부에 국한 • 걸으면 완화 • 휴식을 취하면 통증이 감소된다.	• 허리 부분에서 시작하여 복부로 방사 • 걸으면 더욱 심해진다. • 휴식을 취해도 통증이 감소되지 않는다.
자궁경부의 개대와 소실	변화 없다.	진행된다.

③ 이슬(Show)

　㉠ 선진부 하강으로 자궁경관의 미세혈관들의 압박, 파열에 의한 혈액이 임신 중 자궁경부를 막고 있던 점액 마개(Mucous plug)와 섞여 나오는 혈성 점액질

　㉡ 만삭 임신 시 이슬이 나오면 분만이 시작되었거나 24~48시간 이내에 분만이 시작됨을 의미한다.

④ 양막파열(Membrane rupture)

　㉠ 양수를 싸고 있었던 막이 파열되는 것으로 분만 시작의 신호

　㉡ 임부의 80%에서 양막파열 후 24시간 이내에 분만이 시작된다.

　㉢ 파막 후 24시간 이내에 분만이 시작되지 않으면 유도분만을 실시한다(감염예방).

　㉣ 선진부 진입 전 양막파열이 일어날 경우 제대 탈출, 자궁내 감염의 가능성이 있다.

⑤ **자궁 경부의 연화(Ripening)** : 태아를 통과시킬 수 있도록 늘어나고 팽창하기 위한 것

⑥ 기 타

   ㉠ 갑작스런 에너지 분출(Sudden burst of energy) 증상 : 과도한 에너지 사용을 자제시켜 분만 시작 시 소진과 피로를 느끼지 않도록 교육한다.

   ㉡ 체중감소 : 에스트로겐과 프로게스테론 수준의 변화에 의해 전해질 변화와 수분소실로 체중이 2~6kg 정도 감소될 수 있다.

(2) 분만 시작에 관한 이론

  ① 에스트로겐-프로게스테론 이론

    ㉠ 두 호르몬 간의 비율이 임신과 분만에 중요하다고 제시하는 이론

    ㉡ 에스트로겐은 프로스타글란딘 합성을 촉진하며, 프로게스테론 감소 시 프로스타글란딘의 형성이 증가하여 자궁수축이 증가하는 것

  ② 옥시토신 이론 : 옥시토신이 직접적으로 자궁근육에 작용하여 수축을 유발하고 간접적으로는 프로스타글란딘 형성을 증가시킨다고 제시하는 이론

  ③ 태아의 내분비 조절이론 : 성숙한 태아의 부신이 분만기전을 자극하는 코르티코스테로이드를 분비한다는 가설로, 태아의 스테로이드는 자궁수축을 유발하는 프로스타글란딘의 전구물질을 분비한다는 이론

  ④ 프로스타글란딘 이론

    ㉠ 기전 : 지질 전구물질(스테로이드에 의해 분비) → 아라키돈산 자극 → 프로스타글란딘 합성의 증가와 활성화 → 자궁 근육 수축

    ㉡ 분만여성의 경우 프로스타글란딘의 전구물질에 필수적인 아라키돈산이 현저히 증가되어 있다.

    ㉢ 프로스타글란딘의 생성 : 자궁의 탈락막, 제대, 양막

  ⑤ 자궁신전이론 : 자궁근육이 일정한 정도로 신전되면 자궁수축이 유발된다는 이론으로, 다태임신이나 양수과다증에서 조기분만이 일어날 수 있음을 제시한다.

(3) 분만의 단계

  ① 분만 1기(개대기) : 규칙적인 자궁수축 시작~자궁경부의 완전개대

    ㉠ 특 징

      • 소요시간 : 초산부의 경우 평균 12~14시간, 경산부는 6~7시간 정도이다.

• 분 류

구 분	특 징

잠재기(Latent phase)	• 규칙적인 자궁수축과 함께 시작, 수축의 빈도, 기간, 강도는 점차 증가한다.
	• 임부는 통증과 불안감을 표현한다.
	• 평균소요시간
	  – 초산부 : 8.6시간, 20시간 이내
	  – 경산부 : 5.3시간, 14시간 이내

활동기(Active phase)	• 가속기(Acceleration phase), 최대경사기(Phase of maximum slope), 감속기(Deceleration phase)의 3단계로 나뉜다. • 자궁 경부는 4~7cm 개대되며 태아가 점차 하강한다. • 경부 개대의 정도 : 초산부 1.2cm/hr 이상, 경산부 1.5cm/hr 이상 • 심한 통증과 불안이 증가하기 시작한다.
이행기 (Transitional phase)	• 초산부 3시간, 경산부 1시간 이내 • 경부 개대 : 8~10cm • 태아 하강 속도는 빨라져서 초산부는 1cm/hr 이상, 경산부는 2cm/hr 이상 하강한다. • 심한 불안, 초조, 피로감, 혼자 있기 두려움

ⓛ 경부 소실(Effacement)
- 자궁 경부가 점차 짧아지면서 종이처럼 얇은 구조로 변화하는 과정이다.
- 이슬(Show)이 나오면서 또는 Braxton Hicks 수축에 의해 촉진될 수 있다.
- 초산부 : 경관 소실 후 개대
- 경산부 : 동시 소실, 개대

ⓒ 경부 개대(Dilatation)
- 분만 1기 동안 경부가 증대되고 확장되어 아기가 통과할 정도로 넓게 열리는 것으로 활동기에 주로 이루어진다.
- 기 전
  - 자궁근육의 수축 : 양막낭(양수) 압력 → 자궁하부 압박 → 경부 개대
  - 파막 후 태아 선진부의 자궁하부 압박 → 경부 개대
- 개대의 측정 : 내진 시 이루어지며 센티미터로 표시(완전 개대 10cm)
- 완전 개대 시 경부가 촉진되지 않게 된다.
- 분만 1기 동안의 개대는 불수의적 자궁수축의 결과이므로 모체의 힘주는 행위에 의해 촉진될 수 없다.

ⓔ 태포(Bag of water)
- 진통 시 양막이 태아 선진부보다 하방으로 유입되어 팽윤되며 자궁경관 내로 진입하는 것
- 자궁경부가 완전 개대 → 태포 파막 → 양수유출(20~30mL)

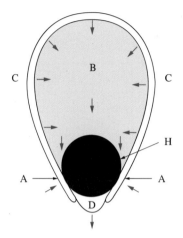

A. 자궁하부 H. 아두 B. 양막강 C. 자궁체부 D. 태포

[태포 형성]

② 분만 2기(태아 만출기) : 자궁경부의 완전 개대 ~ 태아 만출

　㉠ 특 징
　　• 초산부는 50분~1시간, 경산부는 15~30분 소요
　　• 불수의적인 자궁수축과 수의적 밀어내리기 힘에 의해 만출된다.

　㉡ 팽윤(Bulging)
　　• 선진부가 회음부를 압박하여 불룩해지는 현상
　　• 회음 뒷부분은 밀려서 얇게 골반구를 형성하고, 음순은 전상방으로 벌어지면서 산도가 형성된다.
　　• 가장 심한 변화는 항문올림근과 회음부층이 얇게 늘어나는 동시에 항문이 벌어져 항문전벽이 보이게 된다.
　　• 태아 선진부의 회음부 자극으로 옥시토신 분비가 촉진된다.

　㉢ 배림(Appearing) : 자궁수축 시 아두하강과 더불어 아두가 양 음순 사이로 보이다가 수축이 멎으면 안 보이는 현상

　㉣ 발로(Crowing)
　　• 자궁수축 시 밀려 나온 아두가 수축이 없어져도 양 음순 사이에 노출되어 있는 현상
　　• 회음절개술 실시 : 산부는 힘을 주지 않도록 하며, 헐떡거리는 호흡을 하도록 교육한다.

③ 분만 3기(태반 만출기) : 태아 만출 ~ 태반 만출

　㉠ 태반과 탈락막의 분리 및 기타 부속물의 배출 시기

　㉡ 태반박리기
　　• 태아 만출 직후 양수가 흘러나오고 약간의 출혈이 있으며, 자궁수축은 잠시 멎었다가 다시 시작되면서 5분 이내 태반박리가 시작된다.

- 태반박리 징후
  - 자궁이 동그란 공 모양으로 변한다.
  - 일시적으로 자궁저부의 위치가 제와부 이상으로 상승한다.
  - 갑자기 소량의 혈액이 질에서 분출된다.
  - 제대가 질 밖으로 늘어져 나온다.
- ㉢ 태반 만출기
  - 박리된 후 10분 이내에 만출되며, 산부의 힘주기는 태반만출에 도움이 된다.
  - 분만 3기의 혈액 손실은 약 500mL 이내이다.
  - 기 전

구 분	슐츠(Schultz, 80%)	던컨(Duncan)
먼저 떨어지는 부위	태반의 가운데	태반의 가장자리
질구에서 보이는 면	태아면	울퉁불퉁한 모체면(불완전 박리 가능성)
출 혈	태반 만출 전에는 혈액이 거의 외부로 나오지 않는다.	태반이 보이는 것보다 출혈이 먼저 있다.

④ 분만 4기(회복기) : 태반 만출 ~ 산후 1~4시간
- ㉠ 분만 후 1~4시간까지를 말하며 모체의 생리적 재적응이 시작되는 시기이다.
- ㉡ 자궁저부는 치골결합과 제와부의 중간 부위에 위치한다.
- ㉢ 자궁경부는 태반 만출 직후 단단해진다.
- ㉣ 모아 관계와 새로운 가족구성의 중요한 시기로 모아의 상호작용을 촉진한다.
- ㉤ 합병증 관리 : 소변 정체, 저혈압, 마취

(4) 두성위 분만기전

① 진입(Engagement)
- ㉠ 태아 두개골의 대횡경선이 골반 가장자리(입구)나 진골반에 들어서는 것
- ㉡ 초산부는 분만 시작 2주 전에, 경산부는 분만과 동시에 진입

② 하강(Dessente)
- ㉠ 태아가 골반 입구를 지나 골반 출구를 향하여 내려가는 모든 과정
- ㉡ 기전 : 양수의 압박, 태아의 둔부에 가해지는 자궁저부의 직접적인 압력, 복부근육의 수축, 태아 몸체의 신전
- ㉢ 초산부는 활동기 이후에 빠르게 진행되며, 경산부는 진입과 하강이 동시에 일어난다.
- ㉣ 하강 정도 : 골반 입구에서 골반 출구까지의 중간 지점인 좌골극을 중심으로 각각 상하로 3등분하여 Station으로 표시한다(-3 ~ +3, 병원에 따라 -5 ~ +5 사용).
  - 선진부가 좌골극보다 위쪽에 위치 : -1 ~ -3
  - 선진부가 좌골극을 연결한 평면상에 진입 : 0
  - 선진부가 좌골극보다 아래쪽에 위치 : +1 ~ +3

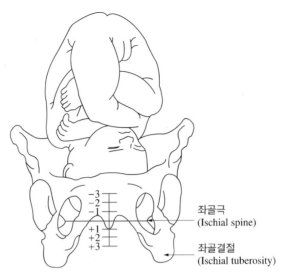

좌골극
(Ischial spine)

좌골결절
(Ischial tuberosity)

[선진부 하강 정도]

③ 굴곡(Flexion)
  ㉠ 태아의 선진부가 골반의 연조직과 골반저의 근육구조, 자궁경부의 저항을 받아 굴곡이 일어나는 현상
  ㉡ 태아는 턱을 가슴 쪽으로 바싹 붙여 구부림으로써 아두의 가장 짧은 전후경선(소사경)으로 골반을 통과한다.
④ 내회전
  ㉠ 골반 입구는 횡경선이 길어 아두는 횡위로 진입하지만, 골반 출구는 전후경선이 길어 회전을 해야 한다.
  ㉡ 골반강에서 골반 출구에 이를 때까지 시상봉합이 산부의 골반의 전후경선에 일치하도록 회전하는 것을 의미한다.
  ㉢ 대부분 치골결합을 향하는 전방회전을 한다(후방회전 시 난산 초래).
⑤ 신전(고개 젖힘) : 골반저의 저항과 질구를 향한 기계적인 움직임에 의해 아두가 신전하게 되어 치골결합 아래쪽을 통과하게 된다. 이러한 자세 변화에 의하여 후두, 이마 순으로 질 밖으로 배출이 이루어지게 된다.
⑥ 외회전(External rotation)과 원상회전(Restitution)
  ㉠ 외회전 : 내회전 이전의 원래의 방향으로 다시 회전하는 것, 즉 태아 어깨의 횡경선을 골반 출구의 전후경선에 맞추기 위한 회전
  ㉡ 원상회전 : 외회전 시 원래 태아의 후두가 모체의 왼쪽이었다면 왼쪽, 오른쪽이었다면 오른쪽으로 원상복귀를 위한 자연적인 회전을 실시하는 것
⑦ 만출 : 골반 전방에 위치한 태아의 어깨가 나온 후에 나머지 부분은 신속하게 만출된다.

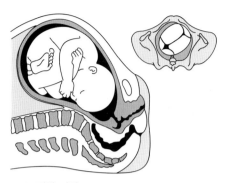

A. 진입 이전

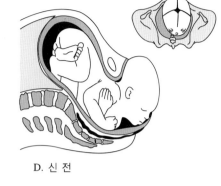

D. 신 전

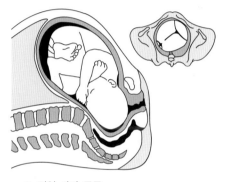

B. 진입 하강 굴곡

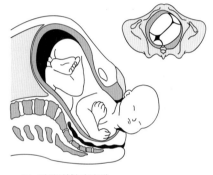

E. 외회전(원상회전)

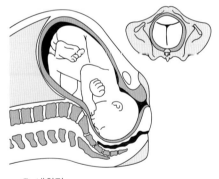

C. 내회전

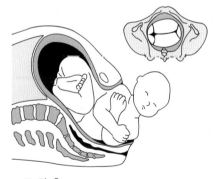

F. 만 출

[분만기전]

출제유형문제 최다빈출문제

2-1. 분만 진행 시 태아 선진부 하강의 기준이 것은?

❶ 좌골극
② 치골궁
③ 치골결합
④ 자궁수축
⑤ 좌골결절

해설

태아 선진부의 하강 정도는 좌골극을 중심으로 각각 상하로 3등분하여 station으로 표시한다. 좌골극을 Station 0으로 하여 -3 ~ +3으로 표시한다.

2-2. 태아가 하강하는 시기는?

① 분만 직전
❷ 분만 2~4주 전
③ 진진통 시작 전
④ 경관 개대 시
⑤ 양막파막 시

해설

분만의 전구증상인 하강감은, 임신 마지막 2~4주경 태아의 머리가 자궁하부로 하강하는 현상으로 초임부에서 주로 나타난다. 이로 인해 자궁저부가 낮아져 횡격막의 압박이 줄어 호흡이 편해지고 위장압박이 완화된다.

3 **산부와 태아의 생리적 변화**

(1) 산부의 생리적 변화

① 순환계

㉠ 분만 동안 심박출량, 혈압, 맥박이 증가된다.

㉡ 심박출량

- 분만 2기에 분만 전 수준보다 40~50% 정도, 임신 전 수준보다 80~100% 더 증가한다.
- 복부근육과 자궁수축으로 인한 카테콜아민에 의해 발생한다.

㉢ 혈압, 맥박

- 자궁수축 시에는 말초혈관 저항으로 중심 정맥압(CVP)도 상승한다.
- 통증과 두려움, 불안 등도 혈압 상승의 원인이 될 수 있다.
- 앙와위성(체위성)저혈압 → 측위(Lateral P.)로 증상 완화
- 산부의 불안과 근육활동에 따른 대사량 증가로 자궁수축 사이의 맥박이 증가한다(분만 2기 100회/분).
- 자궁수축 시에는 심혈관계의 변화가 유발되므로 활력징후는 수축과 수축 사이에 측정하는 것이 정확하다.

㉣ 분만 시 혈액손실 : 200~300mL, 임신 중 증가된 혈량을 임신 전 수준으로 감소시키는 역할로 이해한다.

② 조혈계

㉠ 임신기간 동안 증가된 혈량은 분만으로 인한 혈액손실을 보충하는데 도움이 된다.

㉡ 헤모글로빈 : 분만 동안 평균 1.2g/dL 증가하고, 비정상 출혈이 없다면 산욕 1일에 분만 전 수준으로 회복된다.

㉢ 혈당 : 분만 중 감소, 난산이나 지연분만 시 특히 현저하게 감소한다.

㉣ 혈액응고 시간 : 혈장 섬유소원의 증가로 감소하여 산후 출혈의 위험이 감소하게 된다.

㉤ 백혈구 수의 현저한 증가 : 경관 완전 개대 $15,000/mm^3$, 분만 $25,000~30,000/mm^3$

③ 호흡기계

㉠ 산부는 대사량 증가로 인한 산소요구량 증가 때문에 호흡수와 깊이가 증가한다.

㉡ 과호흡(이산화탄소 분압 16~18mmHg 이하) → 호흡성 알칼리증, 저산소증, 저탄소증을 초래한다.

㉢ 호흡성 알칼리증 증상 : 손과 발이 얼얼해지고(Tingling), 저리며(Numbness), 어지럼증(Dizziness)이 생긴다.

④ 비뇨기계

㉠ 다뇨증 : 사구체 여과율과 심박출량의 증가

㉡ 케톤뇨 : 산부의 피로, 탈수, 영양결핍, 전해질 불균형의 2차적 결과 → 수분공급

㉢ 대사작용 증가, 근조직의 분해 현상 : 극소량(Trace) ~ +1단백뇨

     ⓔ 방광팽만과 선진부의 압박

       • 방광팽만 : 선진부의 하강과 효과적인 자궁수축을 저해하여 지연분만을 초래한다.

       • 선진부의 압박 : 빈뇨증, 절박뇨(Urinary urgency), 절박성 요실금 등

       • 방광팽만과 선진부의 지속적인 압박은 방광 긴장도 저하, 소변정체, 비뇨기 감염을 유발하므로 2시간마다 배뇨하도록 권장한다.

  ⑤ 소화기계

     ㉠ 소화 시간 지연 : 위장 운동과 위액분비 저하 → 유동식 제공

     ㉡ 진통제 부작용 : 오심, 구토 → 당분을 첨가한 유동식 공급

     ㉢ 구강건조 : 구강호흡, 탈수, 정서적 반응 → 얼음조각 제공, 정맥주입

  ⑥ 근골격계

     ㉠ 릴랙신(Relaxin) : 연골 연화작용으로 치골결합과 천미골 관절을 늘려 골반 크기를 2cm 정도 증가시킨다.

     ㉡ 요통, 치골부위 통증을 경험한다.

     ㉢ 회음근 조직이 얇아진다(4~5cm → 1cm).

  ⑦ 신경계

     ㉠ 자궁수축과 경부개대가 불편감을 초래한다.

     ㉡ 감정변화 : 행복감과 진지함 → 섬망증(수축기 사이) → 의기양양, 피로(출산 후)

     ㉢ 내인성 엔드로핀 : 통증 역치 상승 → 진정작용

     ㉣ 회음통증 : 1분 내의 타는 듯하고 따끔거리는 통증으로, 선진부가 회음조직을 압박하면 생리적 마취 효과로 통증지각이 감소된다.

  ⑧ 대 사

     ㉠ 산부의 불안과 근골격 운동으로 탄수화물 대사 증가 → 체온, 맥박, 호흡, 심박출량 증가, 수분 소실 증가

     ㉡ 조기파막 시 체온 상승(2°F 이상) : 감염의 징후

(2) 태아의 생리적 변화

  ① 순환계

     ㉠ 정상 심박동수 : 120~160회/분

     ㉡ 태아의 혈액순환은 산부의 자세, 자궁수축, 혈압, 제대혈류 등에 영향을 받을 수 있다.

  ② 호흡과 운동

     ㉠ 분만 중 폐 활동은 거의 없다.

     ㉡ 태아의 운동 양상 : 양막파열이 파열된 후에는 감소한다.

  ③ 머리모양의 변화

     ㉠ 산류 : 경관 완전개대 전에 지연분만이 될 경우 경관 바로 앞에 있는 태아 두피의 부종

     ㉡ 주형 : 봉합이 겹쳐지는 상태로 주로 협골반에서 발생

     ㉢ 두혈종 : 분만이 24시간 이상 지연 시 두개골 표면에 혈액이 고인 것

출제유형문제 _{최다빈출문제}

분만 중 방광을 비워야 하는 이유는?

① 태아질식 예방

❷ 비뇨기 감염 예방

③ 조기파막 예방

④ 제대탈출 방지

⑤ 분만진통 경감

해설

분만 중 방광을 비움으로써 지연분만과 비뇨기 감염을 예방할 수 있다.

안심Touch

4 분만 단계별 간호

(1) 분만 1기

① 간호사정

㉠ 간호력

- 개인적 상황 : 입원동기, 연령, 배우자 정보, 가족형태, 가족관계, 출산교육 참가 여부, 수유계획, 출산에 대한 준비 정도
- 산과력

현재 임신력	• 마지막 월경 시작일, 자궁저부 높이, 태아 몸무게 추정으로 분만예정일(EDC)을 확인한다. • 활력징후, 몸무게 증가형태, 임상검사 결과는 정상임신 상태의 지표가 된다. • 태아심음과 위치는 초기 사정 결과를 비교할 수 있는 기준을 제공한다.
과거 산과력	• 임신횟수와 분만형태 유산, 사산, 생존아기수 • 합병증, 진통유형, 분만의 종류, 출산 시 아기상태, 과거 분만경험에 대한 산부의 지각 • 이전 출산의 문제점과 합병증

㉡ 분만 초기 징후 사정

- 진진통과 가진통 여부 확인
- Braxton Hick's 수축 : 간헐적이고 불규칙적인 무통성 수축으로 임신 말기 가진통을 유발하여, 분만시작과 혼동, 걷거나 운동 시 중지된다.
- 자궁수축의 빈도, 기간, 강도 등을 확인하여 분만의 진행 여부를 확인하고 분만시작 전인지, 잠재기인지, 활동기인지를 파악한다.
- 이슬 및 파막 확인 후 파수 의심 시 나이트라진검사를 실시한다.

㉢ 분만진행 사정

- 자궁수축 측정방법
  - 산부의 주관적 표현 : 수축의 시작시기, 시간, 간격, 규칙성, 강도 등을 질문한다.
  - 자궁저부 측정(손바닥으로 하는 것이 정확) : 수축과 수축 사이 태아의 등 부위에서 측정한다.
  - 자궁수축 감시기 이용
- 자궁수축 강도
  - 약한 수축(30초) : 자궁저부는 손가락으로 누르면 쉽게 들어간다.
  - 중 정도 수축(45초) : 자궁저부는 단단하여 손가락으로 눌러서 잘 들어가지 않는다.
  - 강한 수축(60초) : 자궁저부는 판자처럼 단단하여 손가락으로 눌러서 거의 들어가지 않는다.

[분만 1기 경관개대와 자궁수축의 특성]

내 용	경관개대에 따른 단계		
	잠재기(0~3cm)	활동기(4~7cm)	이행기(8~10cm)
수 축 강 도 리 듬 빈 도 기 간	• 경 미 • 불규칙적 • 5~30분 간격 • 10~30초	• 보 통 • 좀 더 규칙적 • 3~5분 간격 • 30~45초	• 강 함 • 규칙적 • 2~3분 간격 • 45~60초(90초 이하)
이슬(색깔/양)	갈색/거의 없음	분홍빛/보통	혈성/다량
선진부 하강 정도	• 초산부 : 0 • 경산부 : 0 ~ +2	• 초산부 : +1 ~ +2 • 경산부 : +1 ~ +2	• 초산부 : +2 ~ +3 • 경산부 : +2 ~ +3
행동과 외모	• 흥분, 긴장 • 자신과 진통, 분만, 아기에게 집중 • 진통을 잘 참음 • 지시를 잘 따른다.	• 통증이 심해지며 진통을 잘 참는다. • 격려해 주기를 기대 • 분만에만 집중 • 지시에 따르지 못한다. • 피로, 얼굴 홍조	• 진통, 요통 극심 • 자궁 수축 시 의사소통이 힘들고 건망증, 불안, 두려움 • 과호흡 시 오심, 구토 • 항문에 압박감과 배변감
총분만시간	• 초산부 : 8.6시간 • 경산부 : 5.3시간	• 초산부 : 4.6시간 • 경산부 : 2.4시간	• 초산부 : 1시간 • 경산부 : 1시간

- 복부검진(레오폴드의 4단계 촉진법) : 산부는 방광을 비우고 무릎을 구부린 상태로 눕게 한 후 자궁, 골반, 태아상태, 단태아, 쌍태아, 둔위, 횡위, 선진부 진입 여부, 태향, 태위를 확인한다.
- 질 내진 : 선진부와 태위, 선진부와 골반의 관계, 경관상태, 거상 및 개대 정도, 미골의 운동성, 질과 회음부의 유연성, 파막 여부와 파막 시 제대탈출 유무를 파악한다.
- 파막검사
  - 니트라진 검사 : 양수는 정상 질 분비물 pH(4.5~5.0)보다 높아서, 파막 시 청록색(pH 6.5), 청회색(pH 7.0), 담청색(pH 7.5)으로 변한다.
  - 액팁 파투스(Actim Partus Test) : 나이트라진보다 정확하며, 2줄이 나오면 파막으로 판정한다.
  - 양수의 성상

맑고 연한 노란색	정 상
두정위에서 검거나 암녹색	태아 저산소증 → 태아 산소결핍으로 항문조임근이 이완되어 양수 내로 태변배설
불쾌한 냄새	감 염
포도주색	출 혈

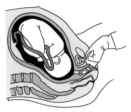

파막 전
· 황색 : pH 5.0
· 올리브-황색 : pH 5.5
· 올리브-녹색 : pH 6.0

파막 후
· 청-녹색 : pH 6.5
· 청-회색 : pH 7.0
· 짙은 청색 : pH 7.5

[피막 여부 검사]

ㄹ) 건강사정
- 맥박 : 분만과 입원으로 약간의 상승은 있으나, 지속적 상승은 탈수, 탈진을 의심할 수 있다.
- 체온 : 4시간마다 측정하고 파막이나 체온 상승의 우려 시 매시간 측정한다.
- 호흡 : 호흡의 깊이와 횟수 사정, 과호흡은 호흡성 알칼리증을 초래할 수 있으므로 종이백이나 손으로 코를 감싸서 호흡하게 하여 이산화탄소를 재흡수시킨다.
- 혈 압
  - 자궁수축 시 5~10mmHg 증가하나 이완기에 회복되므로 혈압은 이완기 동안 측정한다.
  - 고혈압일 경우 통증과 불안, 저혈압일 경우 국소마취, 투약, 앙와위, 출혈이 원인이 아닌지 확인한다.
  - 분만 중 활동기에는 적어도 30분 간격으로 측정하며 진통제나 마취제 투여 후, 자궁수축제 투여 시나 강한 자궁수축이 잦을 경우 저혈압 증상에 유의한다.
  - 저혈압 시 간호중재
    ⓐ 하대정맥의 압박감소와 정맥귀환의 증진을 위해 측위를 취한다.
    ⓑ 머리를 낮추고 다리를 올려 주어 정맥압 감소와 말초순환을 증진시킨다.
    ⓒ 수액의 주입 속도를 증가시켜 순환계 수액량을 증진시킨다.
    ⓓ 체위변경으로 교정되지 않을 경우 분당 6~8L의 산소를 공급한다.
- 검사실 검사
  - 소변검사 : 산부의 탈수상태(비중, 색, 양), 영양상태, 임신성 고혈압(단백뇨) 확인
  - 혈액검사 : Hb/Hct/CBC/ABO 확인
ㅁ) 태아건강 사정 : 태아심음, 양수 내 태변 착색 여부, 태동, 청각자극 검사, 태아 두피 혈액 채취, 전자태아감시 패턴변화 검사

② 간호중재
ㄱ) 관 장
- 목적 : 대장을 비워 선진부 하강을 돕고, 분만 시 오염방지와 분만을 촉진해 주는 이점이 있어 분만 초기(잠재기)에 시행한다.
- 금기 : 급속분만, 분만진행이 빠를 때, 질 출혈, 진입되지 않은 두정위나 횡위, 경관이 10cm 개대되었을 때에는 하지 않는다.

ⓛ 산부의 체위지지 : 심스자세, 측위, 반좌위, 쭈그리고 앉는 자세, 선자세 등 산부에게 편안함을 주는 자세라면 무방하다.

ⓒ 통증완화 : 근육조절법, 호흡법 등을 이용할 수 있으며, 막연한 이론보다는 구체적인 진행 상태에 대한 설명, 지시 등이 도움을 준다.

ⓔ 접 촉
 • 분만 1기 말 : 혼자 있고 싶어함 → 이행기에 도달해 가는 긍정적인 표현
 • 진통으로 불안해하는 산부에게 지속적으로 정보제공 및 심리적 지지 제공
 • 다양한 신체접촉으로 산부를 위로한다(듀라터치, 요추, 천골, 손, 팔, 어깨 등 마사지, 남편참여).

ⓜ 불편감 완화를 위한 호흡법(라마즈 호흡법) : 진통 완화와 태아안녕을 위한 산소공급에 중요하다.

ⓗ 수액 및 식이
 • 잠재기에는 약간의 음료수가 제공되지만 활동기 이후에는 오심, 구토로 인한 기도 흡인의 위험성 때문에 정맥주입을 한다.
 • 정맥주입의 목적 : 탈수와 전해질 균형을 위하여, 응급상황일 때 생명선 역할, 진통제나 마취제 투약 등을 위해 사용한다(구강간호 필요).

ⓢ 배뇨간호
 • 진통으로 인해 배뇨에 대한 느낌이 감소되므로 소변정체를 신중히 사정한다.
 • 방광팽만
  – 방광팽만은 치골결합 바로 위에서 움직이는 덩어리처럼 보이므로 쉽게 관찰된다.
  – 산부의 불편감, 분만과정의 방해, 산욕기 소변정체의 원인이 되므로 3시간마다 배뇨를 권장한다.
 • 인공도뇨 시에는 무균법을 적용하고, 카테터 삽입은 아두에 인접한 요도가 늘어나기 때문에 후하방으로 삽입한다.

(2) 분만 2기

① 간호사정

ⓐ 분만진행의 사정
 • 수축이 강하고 길어지면서 선진부가 골반에 압박을 주면서 산부는 스스로 힘주기를 시작한다.
 • 불안증가, 안절부절, 접촉거부, 울음
 • 혈성 이슬 증가
 • 오심, 구토, 대변을 보겠다고 호소
 • 파막되지 않은 경우 양막파열로 양수 유출
 • 증가된 통증으로 '자고 싶다, 수술하고 싶다'라고 말하기도 한다.
 • 회음이 얇아지고 항문이 개대된다.

ⓑ 산부의 건강사정
 • 15분마다 맥박 측정
 • 학습에 대한 지각의 폭이 좁아지므로 지시사항은 짧게 제공
 • 수축 사이에 건망증으로 호흡법과 힘주기를 반복적으로 지시한다.

ⓒ 태아의 건강사정

- 매 수축 후 태아심음 청취
- 태아심박동이 160회/분 이상이거나 110회/분 이하일 경우 태아에게 이상이 있는 것으로 산부를 옆으로 눕히고 산소를 공급한다(10~12L/분).

[분만 2기 간호진단]

산 부	태 아
• 모아손상 가능성 : Valsalva maneuver의 지속적인 이용과 관련 • 산부의 자아존중감 결여 : 힘주는 동안 효과적인 표현방법의 지식부족 • 신체손상 위험성 : 부적절한 체위, 지지부족 • 감염위험성 : 지연된 양막 파열, 회음절개와 열상 • 불안과 통증 : 회음감각과 팽창, 밀어내는 노력	• 분만으로 인한 탈진과 관련된 비효율적 대처 • 태아 하강과 관련된 통증 • 새로운 환경과 관련된 두려움

② 간호중재

ⓐ 산부간호

- 힘주기
  - 불수의적 자궁수축과 산부의 수의적인 힘주기가 동반되어야 하고, 산부가 복압을 느껴 변의를 호소하면 아래로 힘을 주도록 교육한다.
  - 자세 : 반좌위를 취하고 대퇴부를 복부 가까이 굴곡시키면서 팔로 무릎 아래를 잡는다.
  - 힘주기는 6~7초 이상 지속하지 않도록 한다(태아 저산소증 예방).
  - 힘주기는 각 수축기 3~5회 정도만 실시하고 힘을 주고 싶을 때만 주도록 한다.
  - 성문을 연 채로 힘주기를 하고 가볍게 숨을 내쉰다.
  - 발로 시에는 두 다리를 구부려 배 가까이 대고 숨을 짧게 흉식호흡만 한다.
  - 만출 시에는 길게 호흡하여 대변보듯이 힘주기를 한다.
- 배우자, 조력자, 심리적 지지
  - 의식은 명료하나 지시를 제대로 이행하기 어려우므로 명확하고 짧게 반복 지시
  - 잘 이행했을 때 격려와 지지로 자신감을 심어 준다.

ⓑ 분만준비

- 분만실로 이송
  - 초산부 : 자궁경관이 전개대된 후, 회음부 팽윤, 발로 초기에 이송
  - 경산부 : 자궁경관이 7~8cm 개대되었을 때 이송
- 분만자세

배횡와위	경산부에게 유용, 가정분만에서 활용
서거나, 쪼그리고 앉기, 엎드린 자세	태아의 하강과 산부의 만출력을 강화시켜 분만을 진행시킨다.
쇄석위(Lithotomy position)	• 산부는 불편하지만 회음부가 잘 보이므로 산도관찰 및 회음 봉합이 용이 • 1시간 이상 취할 경우 골반부 정맥귀환이 어려워져 골반정맥염 초래

- 회음부 준비
  - 음부, 항문, 대퇴부, 치구, 하복부는 비눗물과 소독액으로 소독한다.
  - 질구는 자연적으로 양수가 청결 유지와 감염을 예방해 준다.
ⓒ 태아만출
- 자궁저부 압박 : 자궁이 손상되거나 파열될 수 있어 필요하지 않다.
- 리트겐수기법(Ritgen's maneuver)
  - 선진부가 가장 좁은 경선(소사경)인지 구별해 후두가 먼저 나오도록 손으로 만출 속도를 조절해 회음 열상을 방지하고 분만을 촉진한다.
  - 발로 상태(Crowning)에서 회음절개 후 아두의 신전(Extension)을 도와 태아 머리가 가장 작은 직경으로 질 입구를 통과하게 한다.
- 제대결찰 : 신생아가 정상 만삭아인 경우 분만 후 탯줄 박동이 멈춘 후에 제대집게나 무명실을 이용하여 제와 가까이에서 결찰한다.
ⓔ 회음절개술(Episiotomy)
- 시기 : 날카롭지만 끝이 무딘 가위로 외음 사이에 아두가 보일 때 시행한다.
- 장 점
  - 열상보다 깨끗한 절개로 회복이 용이하다.
  - 항문까지 열상되는 것을 미리 방지할 수 있다.
  - 회음 근육들이 이완되어 방광류, 직장류가 되는 것을 방지할 수 있다.
  - 분만 2기를 단축할 수 있다.

[회음절개술의 종류 및 장단점]

정중선 회음 절개(Median)	• 봉합(복원)이 용이하고, 치유가 잘된다. • 산후통 견감 • 성교통의 속발이 드물다. • 실혈량이 적고, 해부학적 접합이 양호하다. • 항문괄약근 및 직장손상의 가능성이 증가된다.
중측방 회음절개 (Mediolateral)	• 정중선에 비해 출혈이 많다. • 통증이 심하고, 치유가 더디다. • 4도 열상은 심하지 않으나, 3도 열상이 종종 발생하기도 한다.

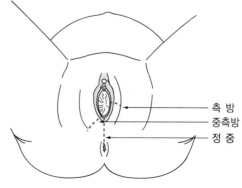

[회음절개 위치와 방향]

측 방
중측방
정 중

ⓜ 분만 직후 신생아 간호

• 목 적
- 신생아에 대한 기본정보 획득
- 선천성 기형 유무, 발달 예측
- 임신 주수 및 성숙도 사정으로 발육예측, 위험요인 대비
- 모아관계 강화

• 건강사정(Apgar 점수 ; 생후 1분, 5분에 측정)
- 1분 아프가점수 평가 : 신생아 즉각적인 생존 가능성 평가
- 5분 아프가점수 평가 : 1년간 신생아의 신경학적 상태와 건강 문제 발생 여부를 예측
- 0~2점 : 심한 기능손상
- 3~6점 : 약간(중등도)의 기능저하
- 7~10점 : 정도가 미약하거나 스트레스가 없는 상태(건강상태)

[아프가점수 계산표]

증세/점수	0	1	2
심박동	무박동	100회 이하로 느림	100회 이상
호 흡	무호흡	불규칙적, 과소호흡	기운차게 울고 좋음
근육긴장도	축 늘어져 있음	사지를 약간 굴곡	활발한 움직임, 굴곡이 잘됨
반사반응	무반응	울거나 약간의 움직임	활기찬 울음
피부색	푸르고 창백	몸은 분홍빛, 손발은 푸름	몸 전체가 분홍빛

• 신생아 간호 순서 : 기도관리 → 체온유지 → 제대결찰

기도관리		• 분만 2기 아두가 만출되고 견갑 만출을 기다리는 순간부터 구강점액, 양수 등을 흡인해 낸다(폐렴 예방). • 체액 배출을 돕기 위해 신생아를 눕히고 다리를 들어 발바닥을 자극한다. • 호흡이 확실하면 신생아용 요람에 머리를 낮추고 하체를 높게 눕혀 분비물을 계속 흡인해 낸다. • 정상호흡수 : 40~60회/분 • 신생아 첫 호흡의 기전 : 높은 CO_2 분압, 주변의 낮은 온도, 낮은 pH, 계면활성제
체온관리		• 신생아가 추위에 노출되면 비전율성 기전을 통해 열생산을 하고 그 주요 자원인 갈색 지방의 축적을 고갈시켜 저산소증, 대사성산증, 저혈당증, 혈압감소 등이 나타난다. • 분만 즉시 빨리 닦고, 산부의 복부에 올려놓아 체온이 전달되도록 한다(모자, 따뜻한 매트리스, 담요).
제대 간호	제대결찰	• 제와위 1~2cm 지점에서 결찰하고, 그 위의 약 1cm 정도되는 곳에서 결찰 • 미숙아와 태아적아구증 : 제대정맥 채혈을 위해 제와위 3~4cm에서 결찰
	제대 절단면	• 소독수로 소독 • 2개의 동맥과 1개의 정맥, 출혈을 확인한 후 소독된 마른 거즈로 싸서 제대 복대로 묶어 준다.
눈의 간호		• 신생아 안염(임균성결막염), 클라미디아 감염 예방 : 0.5% Erythromycin, 1% Tetracycline 연고 사용

신분 확인	• 신생아의 팔, 다리에 이름표(아버지, 어머니 이름, 출생기간, 성별기록)를 부착한다. • 신생아 발 도장을 신생아 기록지에 남긴다. • 시각적 확인을 위해 아기를 보여 준다.
저트롬빈혈증 예방제 투여	신생아 출혈을 예방하기 위해 수용성 비타민 K_1 제제를 0.5~1.0mg 1회 대퇴부에 근육주사한다.
조기 모아 상호작용의 증진	눈 맞춤, 젖 물리기, 안아보기

(3) 분만 3기

① 태반만출

㉠ 신생아 분만 직후 몇 번의 강한 수축과 함께 5~7분 내에 박리되어 나온다.

㉡ 처음에는 중앙에서 박리되고 박리된 자리에 출혈된 피가 응고되어 완전 박리된다.

㉢ 만출이 늦을 경우 출혈이 없다면 30분 정도 자연박리를 기다린다.

㉣ 만출된 태반의 모양이 Schultz 모드인지 Duncan 모드인지 기록한다.

② 간호사정

㉠ 탯줄 견인법 : 자궁이 수축되지 않는 한 자궁내번의 위험으로 금기이며, 자궁수축이 오는지 확인하고 탯줄을 잡고 서서히 산도를 따라 아래로 당기다가, 태반이 보일 때 위로 당겨서 배출시키는 방법이다.

㉡ 치골상부 압박법 : 태반이 질로 하강된 후에 만출시키는 것으로, 탯줄이 약하거나 탯줄 견인법 도중 탯줄이 끊어진 경우에 이용한다.

㉢ 용수박리법 : 출혈과 완전박리가 안 될 때 소독 장갑을 끼고 자궁 내에 손을 넣어 훑어내듯이 제거하는 방법이다.

③ 태빈민출의 사정

㉠ 태반소엽 일부가 남아 있게 되면 자궁이완과 출혈의 원인이므로 태반의 외양 무게 혈관의 분포 등을 관찰한다.

㉡ 정상태반 : 무게 500g, 직경 15~30cm, 두께 1.5~3.0cm으로서 태아 체중의 1/6 정도이다.

㉢ 태반이 완전 박리되었는지 확인, 찢어졌다면 조각을 맞춰 자궁 내 잔류 위험을 예방한다.

④ 간호중재

자궁저부 마사지	방 법	자궁저부가 단단하지 않을 때 한 손은 치골결합 상부, 다른 손은 자궁저부에서 부드럽게 마사지하며, 지나치게 문지르면 자궁이완의 원인이 된다.
	장 점	자궁근섬유를 수축시키고 응고된 피를 배출시킨다.
자궁수축을 위한 약물투여	대상자	• 자궁근무력 경험이 있는 경우 • 분만 1, 2기 지연이 있었던 경우 • 자궁수축제를 이용하여 유도분만한 경우 • 고령의 다산부 • 임신 중 고혈압 문제가 있었던 경우 • 양수과다, 다태임신, 거대아 등으로 자궁이 과다하게 신장된 경우 • 분만을 위해 과다하게 진통제나 마취제를 사용한 경우
	Ergonovine, Methergine	• 두 약제는 거의 같은 유도체로 정맥, 근육, 경구 투여가 가능하고 투여 즉시 효과를 나타낸다. • 태반 만출 직후에 사용한다. • 부작용 : 두통, 흉통, 심계항진, 호흡곤란 등 • 금기 : 고혈압 산부(말초혈관수축 → 혈압상승), 태아 분만 전(지속적으로 경련성 자궁수축을 자극) • 주입 전, 주입 5~15분 후 혈압측정, 140/90mmHg 이상인 경우 투여
	옥시토신 (Pitocin 주사제)	• 임신 말기, 분만 직후에 정맥 용액에 희석하여 사용한다. • 구강 투여는 효과가 없고, 근육 투여하면 30분~1시간 정도 효과가 지속된다. • 부작용 : 항이뇨 작용(투여를 중지하면 수분 내 사라짐), 저혈압, 빈맥 유발
산도의 열상 관리	관 찰	분만 직후, 회음절개부위를 봉합하기 전 열상유무를 확인한다.
	열상의 종류	• 1도 열상 : 음순소대의 피부열상(근육은 열상이 없는 상태) • 2도 열상 : 음순소대, 회음, 회음체까지 • 3도 열상 : 음순소대, 회음, 회음체, 항문 외조임근까지 • 4도 열상 : 음순소대, 회음, 회음체, 항문 내·외조임근, 직장전벽까지
	열상 예방법	• 산전관리 시 회음부의 힘 조절 연습 • Ritgen maneuver : 아두가 소사경으로 만출되도록 돕는다. • 선진부가 두정위가 되도록 굴곡시킨다. • 짧은 흉식호흡으로 아두가 서서히 만출되도록 한다. • 견갑만출 시 열상 예방(앞쪽 어깨 → 뒤쪽 어깨)
	처 치	• 회음 봉합(2도 열상 이상 시 적용) • 더운물 좌욕과 백열전구 건열요법을 1일 4회 15분씩 적용(통증과 부종 감소, 감염 예방)

(4) 분만 4기(회복기, 출산 후 1~4시간)

① 간호사정

구 분	간 격	결 과
혈 압	안정될 때까지 15분 그 후 30분마다 2회 측정	흥분과 분만 시의 피로로 인해 약간 상승하나 1시간 이내에 정상으로 복귀된다.
맥박, 호흡	안정될 때까지 15분	• 1시간 이내 정상으로 회복 • 일시적 서맥(50~70회/분)
체 온	분만 4기 동안 최소 1회	감염 증상이 없으면, 1℃ 정도의 상승은 정상

자궁수축	15분마다
	단단한 정도와 위치 확인
		• 자궁저부의 위치
		  – 분만 직후 : 제와부에서 2cm 아래
		  – 1시간 후 제와부로 상승하여 12시간쯤 그 상태를 유지하고, 그 이후 매일
		    1~2cm씩 하강한다.
		• 자궁저부를 부드럽게 마사지하여 혈액과 혈괴를 배출시켜 주면 단단한 상
		  태로 돌아갈 수 있다.
		• 우상방으로 치우쳐 있을 때 : 방광팽만 확인

오 로	15분마다	• 15분 내에 푹 젖거나 둔부 아래 혈액이 고이는 양상 : 혈액 손실량, 활력징
		  후, 안색 등을 계속 관찰한다.
		• 피가 졸졸 흐르거나 분출되는 양상 : 질이나 경관 열상, 회음봉합 부위에
		  결찰되지 않은 혈관이 있는지 확인한다.
		• 쇼 크
		  – 의사가 오는 동안 자궁저부의 단단한 정도를 확인하고, 부드럽게 마사지
		    하여 혈괴를 배출시킨다.
		  – 수액 주입속도 증가
		  – 다리를 올리고 산소(8~10L)공급

회음부	오로 확인 시	상처가 깨끗하고 약간의 부종이 있고, 봉합이 잘되어 있으면 정상이다.

② 간호중재

ㄱ 안정과 격려
- 침상안정 : 복압의 급격한 감소로 장으로 가는 혈관이 확대되고 이로 인해 내장에 혈액이 차게 됨에 따라 산부가 똑바로 설 때 어지럼증을 느끼므로 최소한 2시간 정도 안정하는 것이 좋다.
- 보온 : 복압의 급격한 감소, 스트레스, 탈진 등으로 인한 오한에 대비하여 따뜻한 음료 등을 제공한다.

ㄴ 출혈예방 : 자궁이완은 출혈의 첫 번째 소인이며, 그 외 태반조직 잔여, 회음과 산도열상 등을 사정하고 응급상황에 대비하여 정맥주입 경로를 확보한다.

ㄷ 배뇨간호
- 자궁저부 촉진 시 방광의 팽만 정도를 확인한다.
- 팽만된 방광
 - 자궁을 우상방으로 밀어내어 자궁근육의 수축을 어렵게 하고 산후출혈을 초래한다.
 - 자궁이완뿐만 아니라 방광벽의 이완을 초래하여 소변정체와 감염의 조건이 된다.
 - 자궁수축 저하로 혈액손실의 위험이 높아진다.

ⓒ 안위간호

감염예방	• 패드교환 – 매번 패드 교환 시마다 외음부를 닦아준다. – 외음부는 앞에서 뒤로 닦고, 패드착용도 앞에서 뒤로 착용한다. • 손 씻기 교육
부종 완화	회음절개 봉합 부위 냉찜질, 측위(압력 완화)
산후통	• 분만 후 12시간 동안 느끼는 불편감 – 방광을 비우고, 복부에 따뜻한 담요를 제공한다. – 진통제 투여 – 이완 및 호흡운동 격려

ⓜ 수분균형 유지

• 갈증호소 : 당분을 첨가한 적당량의 수분을 천천히 마시도록 지도한다.

• 한 시간 후 산부상태가 안정되면 가벼운 식사를 제공한다.

출제유형문제 최다빈출문제

4-1. 다음 중 분만을 위한 준비로 관장을 금기해야 하는 경우가 아닌 것은?

① 급속분만
② 경관의 10cm 개대
③ 질 출혈
④ 진입되지 않은 두정위
❺ 제왕절개수술

해설
분만 준비 시 관장을 신중히 고려하지 않는 경우는 급속분만이나 분만진행이 빠를 때, 질 출혈이 있는 산부, 진입되지 않은 두정위나 횡위, 경관이 10cm 개대되었을 때 등이다.

4-2. 분만 시 Methergine을 사용하려고 한다. 이 약에 대한 설명이 틀린 것은?

① 경구 투여가 가능하고 즉각적인 효과를 나타낸다.
② 태반 만출 직후에 사용한다.
❸ 태아 분만 전에 사용한다.
④ 고혈압 질환을 가진 산부에게는 투여할 수 없다.
⑤ 부작용으로 두통과 흉통 등이 있다.

해설
태아분만 전 사용은 지속적 경련성 자궁수축을 자극하므로 사용하지 않는다.

5 분만통증 완화법

(1) 분만통증의 이론

① 관문통제이론(1965, Melzack & Wall)

ⓐ 통증자극이 통증 전도로를 따라 통증중추로 올라가는 과정에서 인지, 동기 및 정서 상태와 같은 정신심리적 요인들에 의해 수정될 수 있음을 규명하여 통증치료에 정신심리학적인 접근법을 도입하였다.

ⓑ 척수 관문의 개폐를 조절함으로써, 통증자극이 증가하거나 감소할 수 있다는 이론이다.

ⓒ 척수 후각의 Lamina Ⅰ과 Ⅱ에 위치하는 교양질(Substantia gelatinosa)은 하나의 관문으로, 척수로 올라온 통증자극을 척수에 있는 전달세포(Transmission cell, T cell)로 전도하는 것을 조절한다.

ⓓ 척수로 감각을 전달하는 신경섬유에는 촉각과 압각을 전달하는 큰 섬유와 통증을 전달하는 작은 섬유가 있는데, 큰 섬유가 먼저 흥분된 경우에는 관문이 닫혀서 직경이 작은 섬유를 통한 통증자극의 전도가 차단되어 대뇌피질은 통증감각을 지각하지 못하게 된다.

② 엔도르핀이론

ⓐ 생체 내에 모르핀 유사물질이 존재한다는 것으로 인간 스스로 통증을 조절할 수 있는 능력이 있다는 것, 즉 엔도르핀이 통증지각을 감소시키며 사람마다 엔도르핀 수준의 차이로 통증지각의 차이가 있다는 이론이다.

ⓑ 엔도르핀은 분만 진행에 따라 점차 분비가 증가하여 분만 활동기에 최고조에 이르다가 분만 직후에 급격히 떨어진다.

(2) 분만통증의 특성

① 자궁수축과 관련된 통증

ⓐ 분만 1기의 통증은 자궁근육의 수축에 의해 발생한다.

ⓑ 분만 초기에 허리 하부에서 느껴지며, 분만이 진행됨에 따라 아래쪽 허리 전체에서 등과 복부로 퍼지게 된다.

ⓒ 분만이 진행될수록 자궁수축의 강도는 증가하고 그로 인해 불편감이 증가된다.

② 요 통

ⓐ 분만 중인 산부의 약 25%가 자궁수축 이외에 요통을 경험한다.

ⓑ 태아가 후방후두위일 때 주로 나타나며, 이는 자궁이 수축할 때 태아의 후두부가 천골을 압박하여 극심한 불편감이 초래된다.

③ 출산 시 통증

ⓐ 일반적으로 태아 만출 직전에는 이행기 때보다 통증이 경감되고 아두의 압력으로 회음부에 저림(Numbness) 감각을 초래할 수 있다.

ⓑ 견인력, 압박, 저산소증 등에 영향을 받는다.

④ 분만통증의 요인 : 불안과 공포, 기대와 인지 정도, 자기 효능감과 자기 조절력과 같은 심리적 상태가 통증에 많은 영향을 미친다.

(3) 분만통증 완화법

① 비약물요법

㉠ 특징 : 완전한 무통법은 아니므로 비약물적 통증관리를 위한 준비는 분만 전에 하는 것이 가장 이상적이다.

㉡ 종 류

이완법	• 효과 : 통증으로부터 주의전환, 근육의 긴장을 완화시켜 자궁으로 가는 유해한 압력을 감소시킨다. • 방법 : 웃기, 심호흡, 규칙적으로 하품하기
호흡법	• 심호흡, 느린 흉식(복식) 호흡, 빠른 호흡은 산부와 태아에게 충분한 산소공급은 물론이고 열심히 한 호흡에 대해 조건반사적인 효과를 얻을 수 있다. • 라마즈(Lamaze) 호흡법 : 분만과정 중 경관개대에 따라 또는 자궁 수축의 강도에 따라 다른 호흡법을 적용함으로써 진통 완화를 유도한다. • 산부가 입으로 숨을 쉬어 입안이 건조해졌을 경우 얼음조각, 젖은 물수건으로 입술과 입안을 적셔 준다.
주의집중과 상상요법	• 상상요법 　- 실제에 대한 정신적 재현 또는 감각을 통해 지각되는 정신적 재현 형성을 이용하여 신체적 통증의 원인을 변화시켜 통증 감소 효과를 가져 온다. 　- 방법 : 산부 자신이 즐겁고 행복했던 순간이나 경험 등을 떠올린다. • 주의집중 : 특별히 어떤 그림을 보게 하거나 분만실의 물건 중에서 산부가 선택하여 응시하도록 한다. 주의집중은 효과가 매우 좋은 것으로 나타나 있다.
정보제공	분만 진행에 대한 정보 제공은 통증 자체의 감소보다는 통증을 참는 능력을 증대시킨다.
음악요법	주의집중, 주의전환과 호흡법 적용 시에 모두 도움이 된다.
피부자극	• 관문통제이론에 근거 • 방 법 　- 경찰법(가벼운 마사지) : 수축 시 리듬 있는 호흡법과 함께 복부를 가볍게 문지르는 것이다. 　- 기타 : 냉온요법, 아로마요법, 지압법 등이 있다. 　- 경피적 전기자극 치료(Transcutaneous electric nerve stimulation, TENS) : 전기 자극을 이용하여 통증을 완화시키는 방법으로, 피부에 분포된 직경이 큰 섬유의 자극만을 선택적으로 제공하여 척추의 관문을 닫히도록 함으로써 통각전도를 차단하는 원리이다.

② 약물요법

㉠ 통증 완화법

• 전신적 약물투여

• 흡입마취, 국소침윤마취법

• 부위진통법 : 현재 산부와 태아의 부작용을 최소화는 가장 이상적인 무통분만법

ⓛ 약물 종류

마약성 무통각제
(Narcotic
analgesics)
	• 종류 : Morphine sulfate, Meperidine(Demerol) 등
	• 주입시기 : 분만 1기 활동기
	• 작용 발현 시간 : 5~10분(IV), 30~45분(IM)
	• 작용 지속 시간 : 1~2시간(IV), 3~4시간(IM)
	• 장점(모체)
	  – 분만과정을 억제하지 않고 자궁경관을 유연하게 한다.
	  – Meperidine(Demerol)은 빈맥을 초래하므로 심장질환 산부에게는 사용하지 않는다.
	  – 진통효과가 뛰어나다.
	  – 의식상실의 효과는 없다.
	• 단점(태아)
	  – 투여 후 2시간 안에 분만하게 되면 태아 호흡중추가 억압되어 소생이 어렵다.
	    (초산부에서는 경부가 완전개대되었거나, 경산부에서는 경부개대가 7~8cm 정도일 때에는
	    투여해서는 안 된다)
	• 간호 관점
	  – 길항제 준비, 구토 현상 사정
	  – 분만 중에 흔히 사용 안 함(Morphine)
	  – 3~5분 이상 천천히 투여

근육이완성
무통각제
	• 종류 : Promazine, Meperidine, Tetracaine, Chloroprocaine, Lidocaine 등
	• 음부신경 차단에 이용된다.
	• 부작용
	  – 빈맥, 기절, 발작(산전에 과민반응 피부검사 필요)
	  – 과량투여 시 중추신경이 억압(저혈압 등)
	  – 치료 및 간호 : 아트로핀, 항히스타민제 투여, 산소 흡입 등

마취길항제	• 종류 : Nalorphine(Nalline), Levallorpan(Lorfan), Naloxone(Narcan) 등
	• 주입시기 : 분만 2기
	• 장점 : 마취효과 제거(오심, 구토, 빈맥, 고혈압, 소양증, 호흡억제)
	• 간호 관점
	  – 마취제의 영향을 급속히 전환시킨다.
	  – 마취제 의존 증상을 제거한다.

ⓒ 부위진통법 종류

경막외 진통법	• 경막외 공간(Epidural space)에 마취제를 투여하는 방법으로 산부의 운동기능에는 영향을 끼치지 않고 감각기능만 완전히 차단시킨다.
	• 약물 투여 : 출산 20~30분 전에 시작한다.
	• 장 점
	  – 태아의 상태에 변화를 주지 않고, 산부의 의식에 영향을 주지 않는다.
	  – 감각신경만 마비되어 이완이 충분히 된다.
	  – 출혈량이 적고 두통 등의 문제가 없다.
	• 단 점
	  – 다리 운동기능의 부분 또는 완전손실에 따른 산부의 운동제약
	  – 감각손실로 인한 방광 내 소변정체(유치도뇨관이 필요)
	  – 부작용 : 저혈압, 오심, 구토

경부주위 차단술	• 1% Procaine 5mL 가량을 경부외측, 질과 접하는 부분의 점막 밑에 9시, 3시 방향으로 주사하는 것이다. • 주사시기 : 경부 개대 5cm 이상인 경우에만 가능하다. • 장점 : 자궁수축을 억압할 수 있으나 분만에는 영향을 끼치지 않는다. • 단점 : 태아서맥, 중추신경 수질 억압 → 태아혈관 허탈 → 분만 시 호흡억제
음부신경 차단술	• 음부신경(천골과 좌골결절 중간~좌골극까지) 마취는 밑으로 주는 힘을 약화시킨다. • 모체와 태아 합병증은 잘 발생하지 않는다.

척추진통법	• 국소마취제와 아편유사제를 L3,4 혹은 L4,5 사이에 주입, 감각과 운동신경 차단
	• 분만 1기 잠재기에도 투여가 가능하다.
	• 질 분만 시 T10(제와부위), 제왕절개 시 T8(검상돌기부위)까지 마취
	• 장 점
	  – 태아의 저산소증이나 혈압 변화의 위험이 없고, 산부의 의식이 깨어 있으며, 근육이 이완되고 출혈량이 적다.
	  – 분만 1기 잠재기에도 약물투여가 가능하다.
	• 합병증 : 저혈압(가장 흔함), 완전 척추차단, 불안 및 불편감, 두통, 소변정체 등
	• 금기 : 모체의 저혈압, 저혈량증, 출혈, 혈액응고질환, 중추신경계 질환, 심장질환, 주사부위의 염증 등

척추경막외 병용 진통법	빠른 진통효과의 척추진통법과 지속적 진통이 가능한 경막외 진통법의 장점을 가진 진통법
전신마취	• 응급 제왕절개 또는 국소마취 금기 시 사용 • 산부의 의식 소실, 후두반사가 마비, 호흡억압 등 모체와 태아에 위험이 있어 정상 질 분만에서는 사용되지 않는다.

[분만 단계 및 출산방법에 따른 통증 조절]

분만단계		출산방법	
분만 1기	분만 2기	질 분만	수술 분만

• 진정제
• 전신성 진통제
  – 마약성 진통제
  – 마취통각혼합
  – 진통상승제
• 신경차단 진통/마취
  – 요추 경막외마취
	• 신경차단 진통/마취
	  – 국소침윤마취
	  – 음부신경차단
	  – 지주막하(척추)마취
	  – 경막외차단
	  – 경막외 및 척추 마약성 마취
	• 흡입성 진통/마취
	  – Nitrous Oxide Oxygen
	  – 전신마취
		• 국소침윤
		  – 음부신경차단
		  – 요추 경막외차단
		  – 지주막하차단
			• 지주막하차단
			• 요추 경막외차단
			• 흡입성 전신마취

출제유형문제 최다빈출문제

분만 통증 완화법 중 감각기능만 완전히 차단시키는 진통방법은?

① 척추경막외 병용진통법 ② 척추진통법
❸ 경막외 진통법 ④ 경부주위 차단술
⑤ 음부신경 차단술

해설
경막외 마취는 주위의 신경섬유를 통하여 골반 내 통증 전달을 차단하므로, 운동기능에는 영향을 끼치지 않고 감각기능만 완전히 차단시킨다.

제2장

고위험 분만간호

1 난산(Dystocia)

(1) 난산의 정의

분만의 5P에 의해 분만 진행에 어려움이 있는 것으로 심한 통증을 동반한다.

(2) 난산의 원인

① 만출력(Power)의 이상 : 비효율적인 자궁수축과 산부의 힘주기
② 산도(Passageway)의 이상 : 산도의 크기와 형태의 변화, 생식기 기형 등
③ 태아(Passenger)의 이상 : 태위와 태향의 이상, 태아의 크기와 발육이상, 태아 수
④ 분만 시 산부의 체위(Position) : 진통과 분만 동안 산부 체위의 영향으로 태아하강 등이 방해 받는 경우
⑤ 심리적 반응(Psychologic response) : 출산 준비부족 등으로 인한 불안, 공포

(3) 만출력이상

① 정의 : 기능부전성 분만(Dysfunctional labor)를 의미하는 것으로 자궁경부의 소실과 개대, 태아하강 등 정상분만 진행을 방해하는 비효율적 자궁수축을 말한다.
② 자궁기능부전과 간호

구 분	고긴장성 자궁기능부전 (Hypertonic uterine dysfunction)	저긴장성 자궁기능부전 (Hypotonic uterine dysfunction)
원 인	• 자궁저부의 수축력 < 자궁체부 중간부의 수축력 (약 1%) • 각 자궁각에서 기인된 전기적 수축 흥분의 불일치	• 분만 시작 후에 자궁수축의 강도와 긴장도 감소(약 4%) • 자궁의 과도신전(다태임신, 양수과다증) • 아두골반 불균형(Cephalopelvic disproportion, CPD) • 이상태위
발생 시기	분만 1기의 잠재기	• 주로 분만 1기의 활동기 • 때로는 분만 2기에 발생 가능
임신력	주로 초산부	초산부 및 경산부

증 상	• 비효과적이며 중등도 이상의 강한 수축으로 자궁 긴장의 증가와 비정상적인 수축압 • 이완기에 자궁내압이 15mmHg 이상으로 증가 • 비효과적 자궁 경관개대	• 불규칙적이고 약한 수축 • 최고도의 자궁수축기에 자궁내압이 25mmHg 이하로 감소 • 자궁저부가 부드럽다. • 비효과적인 자궁 경관개대
태아 질식	초기부터 저산소증 발생	늦게 발생
통증 유무	심한 통증	약한 통증/없음
치료 및 간호	• 휴식과 수분공급 • 모르핀 5~10mg : 산부의 휴식과 이완 • 단기성 진정제 : 휴식 증진 • 진통억제제(리토드린) 투여 • 정맥 내 수액 공급 : 수분과 전해질 균형 유지 • 옥시토신 투여 : 과도자궁수축, 통증 악화로 절대 금기 • 제왕절개분만 : 호전되지 않고 태아질식 징후가 나타날 경우	• 자주 내진하고, 협골반 유무를 파악한다. • 제왕절개분만 : 현저한 아두골반 불균형(CPD), 교정할 수 없는 이상태향, 태아질식 • 자연분만 : 인공파막, 옥시토신 투여, 관장으로 돕는다(자궁수축 자극). • 진정제는 도움이 안 된다.
합병증	• 태아저산소증 및 태아질식 징후 • 태반 조기박리 • 파막 후 분만지연 시 자궁 내 감염 유발	• 산부의 탈수 및 탈진 • 자궁 내 감염의 위험 • 산후 자궁근무력(Uterine atony) : 산후출혈 초래 • 태아질식 징후 : 신생아 패혈증 초래

③ 기타 만출력이상

㉠ 부적절한 수의적 만출력
- 정의 : 태아만출기에 불수의적 자궁수축과 함께 산부가 적절한 수의적 힘주기를 할 수 없는 상태를 말한다.
- 원인 : 산부의 탈진, 피로와 격렬한 통증, 마취 또는 과도한 진정제 투약, 척추손상

㉡ 병리적 견축륜(Bandle's Ring)
- 정의 : 선진부 하강이 없으면서 자궁상부는 계속적 견축으로 두터워지고 하부는 얇아져서, 상부와 하부 사이에 쑥 들어가는 반지 모양이 생기는 것으로 경산부에서 흔하다.
- 증 상
  - 산부 : 자궁파열, 심한 통증
  - 태아 : 심한 산소결핍, 뇌손상
- 치료 및 간호
  - 자궁파열을 막기 위해 모르핀을 근육주사하고, 신속히 제왕절개 분만을 준비한다.
  - 자궁수축제 투여나 관장은 절대 금한다.

④ 비정상적 분만진행

㉠ 지연분만
- 정의 : 24시간 이상 분만이 지연되는 상태
- 원 인
  - 비효율적인 자궁수축
  - 아두골반 불균형(CPD)
  - 태향이상, 조기파막

- 진정제나 마취제의 과다사용(자궁수축 감소)
- 산부의 골산도와 생식기계 연조직의 이상
- 합병증
  - 산부 : 탈진, 심한 정서장애, 자궁근 무력과 자궁파열 등으로 산후감염, 산후출혈
  - 태아 : 자궁-태반관류 감소, 감염, 제대탈출로 인한 태아질식, 뇌손상(골반과 연조직의 압박), 두부손상(기계분만), 태아의 이환률과 사망률 증가
- 치료 및 간호

치 료	• 수축을 자극하기 위한 유두자극, 인공파막, 옥시토신 투여로 분만을 유도하고, 기능부전이 지속될 경우 제왕절개술을 적용한다. • 활동기 지연 또는 속발성 분만 중단 : 인공파막 후 자궁수축촉진제에 의한 유도분만을 시도하고, 1~2시간 후에 경부 개대가 잘 진행되지 않으면 제왕절개술이 적용된다. • 분만 1기 지연 : 금기증이 없다면 자궁수축제 투여 • 분만 2기 지연 : 기계분만, 저긴장성 자궁기능부전에 의한 것일 경우 옥시토신 투여
간호중재	• 정서적 지지 • 안위도모 : 체위변경, 마사지, 휴식, 청결유지 • 관장과 방광비우기 : 자궁수축 촉진 • 감염예방(체온측정), 태아안위유지

ⓛ 급속분만
- 정의 : 분만이 시작되고 3시간 이내에 출산하는 경우
- 원인 : 산도의 연조직 저항이 비정상적으로 낮거나, 자궁과 복부의 수축이 비정상으로 강할 때 주로 나타난다.
- 합병증
  - 태아 : 저산소증, 경막하출혈(갑자기 줄어든 산도의 압박), 뇌손상, 상완신경 마비
  - 모체 : 산도열상, 산후출혈(분만 後 수축저하), 자궁파열, 태빈조기박리, 양수색전
- 예방 : 옥시토신 투여 중지, 강력한 진통과 자궁수축이완제인 $MgSO_4$를 투여한다.

[이상분만 양상]

구 분	초산부	경산부
잠재기 지연	> 20시간	> 14시간
활동기 경관개대 지연	< 1.2cm/시간	< 1.5cm/시간
활동기 경관개대 정지	≥ 2시간	≥ 2시간
이행기 지연	≥ 3시간	≥ 1시간
하강 지연	≤ 1cm/시간	≤ 2cm/시간
하강 정지	≥ 1시간	≥ 30분
급속 분만	> 5cm/시간	> 10cm/시간

(4) 태아 이상

① 선진부 및 태향과 관련된 문제

　　㉠ 태위 이상은 분만의 진행 저하, 조기파막, 난산 시 신생아 질식, 태아골절 등이 초래되므로, 질 분만은 가능하나 종종 기계 분만이나 제왕절개 분만을 해야 한다.

　　㉡ 종 류

종 류	원인, 치료 및 처치
후방후두위	• 원인 : 남성형이나 유인원형 골반, 협골반, 아두골반 불균형(CPD) • 분만의 특성 : 제대탈출, 분만지연, 요통 호소(천골신경압박), 산후출혈, 감염 • 치료 및 간호 　– 허리마사지와 체위변경으로 통증을 완화시켜 준다. 　– 분만 중 2시간마다 배뇨하여 선진부 하강을 돕는다. 　– 탈수 사정 → 포도당 용액 정맥주입 　– 횡경정지 초래 시 제왕절개술
둔 위	• 원 인 　– 자궁저부 쪽의 공간이 넓고 둥근형의 자궁 　– 태아의 하지가 신전된 경우 　– 자궁과다신전 : 다태아, 조산, 다산, 양수과다 　– 태아기형 : 무뇌아 뇌수종 　– 자궁기형 : 중격이 있거나 쌍각자궁 　– 전치태반, 자궁 섬유종 • 진 단 　– 복부촉진 : 레오폴드 복부촉진법 　– 청진 : 태아심음이 제와부의 상부에서 잘 들린다. 　– 질 내진 : 태아의 항문이나 생식기, 발가락이 촉지되거나, 태변이 묻어나온다. • 합병증 　– 산부 : 조기파막, 분만지연, 감염, 경관이나 자궁파열, 산후 이완성 출혈 　– 태아 : 뇌외상, 뇌출혈(급사, 출생 후 발육저하), 제대탈출, 장기손상 • 치료 및 간호 　– 초산부는 32주경, 경산부는 34주에 외회전을 시도할 수 있다. 　– 태아가 클 경우 37~38주경 분만을 유도할 수 있다. 　– 제왕절개 : 초산부는 대부분 시행하고, 경산부에서는 태아 체중이 3,360g 이상으로 예측될 경우에 고려하게 된다.
안면위	• 초산부<다산부 • 원인 : 협골반, 아두골반 불균형(CPD), 거대아, 선천성 갑상샘종, 무뇌아, 산부 복벽 이완, 조산, 다산, 전치태반, 양수과다 등 • 치료 및 간호 　– 산부의 골반이 정상이고 태아의 턱이 전방안면위인 경우 80% 이상 질 분만이 가능하다. 　– 후방안면위 : 제왕절개 • 합병증 　– 산부 : 분만 지연, 제대탈출, 자궁 파열, 산도 열상 　– 태아 : 산소결핍증, 뇌외상
횡위, 사위, 견갑위	자궁파열, 태아 산소결핍증, 조산의 위험성이 있을 경우 제왕절개 분만을 적용한다.

② 거대아
　　㉠ 정의 : 태아 체중 4,500g 이상
　　㉡ 원인 : 모체의 당뇨병, 다산부
　　㉢ 합병증
　　　• 산부 : 자궁기능부전, 견갑난산, 아두골반 불균형(CPD), 자궁파열, 산후출혈
　　　• 태아 : 쇄골골절 및 경부신경마비, 태아질식
③ 태아기형
　　㉠ 뇌수종(Hydrocephalus)
　　　• 실비우스 도관(Aqueduct of sylvius)의 선천적 폐쇄 → 뇌실 내 뇌척수액 축적 → 두개골 압박
　　　　→ 천문과 봉합선 개대 → 아두 증대
　　　• 태아 내시경(Fetoscopy technic) : 태아뇌실에 카테터를 삽입하여 뇌척수액을 감소시킨 후
　　　　질 분만을 시도해 보고, 효과가 없을 경우 제왕절개를 한다.
　　　• 다수의 선천성 기형이나 신경손상이 심한 경우 태아를 포기하고, 다음 임신 전에 유전상담을
　　　　받도록 한다.
　　㉡ 무뇌아(Anencephaly) : 아두의 상부나 두개가 없는 상태로 분만지연이나 경관개대 불량, 경관
　　　　완전개대 전 분만 시 회음부 열상이 일어나기 쉽다.

(5) 산도이상
① 골반이상
　　㉠ 골반이상의 정의 : 산도, 즉 골반의 입구인 골반강과 출구가 협소한 협골반으로, 아두의 크기가
　　　　골반의 크기보다 큰 아두골반 불균형(CPD)인 경우를 말한다.
　　㉡ 협골반의 기준
　　　• 골반 입구 : 전후경 10.0cm, 횡경 12.0cm 이하로 전후경은 대각결합선을 측정하여 추정하므로
　　　　대각결합선이 11.5cm 이하인 경우
　　　• 골반강 : 횡경과 후종경의 사이를 합하여 13.5cm 이하인 경우
　　　• 골반출구 : 좌골결절 사이의 거리가 8cm 이하인 경우
　　㉢ 분만에 미치는 영향
　　　• 비정상적인 선진부나 태향이 많다.
　　　• 하강(Lightening)이 잘 일어나지 않는다.
　　　• 태아외상과 제대탈출이 되기 쉽다.
　　　• 질강 분만 시 연조직 손상과 산후출혈 및 감염의 위험이 높다.
　　㉣ 시도분만(Trial of labor) : 협골반이나 아두골반 불균형(CPD)이 의심될 경우
　　　• 태아의 선진부나 태향이 정상이고 골반의 크기가 협골반보다 큰 경우에 질 분만을 시도해 볼
　　　　수 있다.
　　　• 한정된 시간(6~8시간) 내에 분만이 진행되지 않으면 제왕절개 분만을 한다.

② 연조직 이상

    ③ 특징 : 자궁경관, 질, 회음 등의 연조직 이상으로 난산이 많다.

    ⓒ 원인 : 쌍각자궁, 자궁근종, 과거 분만 시의 손상, 원추조직절제술

    ⓒ 치료 및 간호 : 제왕절개, 회음절개(질조직이나 회음의 흉터로 인한 강직 시)

(6) 산부의 심리 이상

    ① 원인 : 분만 스트레스 → 카테콜아민 분비 → 자궁기능부전을 유발

    ② 간호 : 스트레스를 완화시키는 환경 조성, 휴식과 수액 주입, 정서적 지지, 가족참여

(7) 산부의 자세 이상

    ① 자궁수축, 태아와 모체의 골반과의 기능적 관계는 산부의 자세에 의해 영향을 받는다.

    ② 산부의 움직임 억제, 고정(쇄석위) → 분만 지연 → 걷거나 쪼그려 앉는 자세 권장

출제유형문제 최다빈출문제

아두골반 불균형(CPD)을 진단받은 초산부 A씨는 10시간 동안 진통중이며, 태아는 후방후두위 상태이다. 올바른 처치는?

① 태아심음을 체크한다.
❷ 제왕절개 수술을 준비한다.
③ 라마즈 호흡을 교육한다.
④ 태아의 정상위를 위해 외회전을 시도한다.
⑤ 산부의 수의적 힘주기를 격려한다.

해설
시도분만 적응증이 된다면 적용한 후 한정된 시간(6~8시간) 내에 분만이 진행되지 않으면 제왕절개 분만을 시행한다.

2 조산(Preterm labor, 조기분만)

(1) 조산의 정의

임신 20~37주 사이에 진통이 있는 경우로 신생아 사망의 75%를 차지한다.

(2) 조산의 위험요인(50% 원인 불명, 1/3은 조기파수 후)

① 인구학적 요소 : 연령(20세 이하, 40세 이하), 흡연, 코카인, 스트레스, 피로, 장시간 근무

② 임부의 신체적 질환 : 당뇨, 고혈압, 무징후성 세균뇨 등의 감염

③ 산과적 이상 : 자궁의 과도신장(양수과다, 다태임신), 자궁의 기형과 수술, 조산력

④ 태아기형

(3) 임신 시 간호

① 예 방

  ㉠ 조기분만의 위험요인을 빨리 파악하여 효과적인 관리를 해야 한다.

  ㉡ 조산의 징조가 있을 때 가정에서 절대안정을 취한다.

  ㉢ 감염에 대한 위험 예방과 정액의 프로스타글란딘이 자궁수축을 자극할 수 있으므로 부부관계를 금한다.

② 조기진단

  ㉠ 월경통과 유사한 복통, 장의 통증, 골반압력, 설사, 요통, 질 분비물 증가와 같은 증상들은 가진통이나 진진통과 구별이 어려워 진단이 어렵다.

  ㉡ 가정에서 자궁수축 정도를 확인하는 것이 효과적이다.

③ 조기진통관리

  ㉠ 좌측위로 안정을 취하고 수분공급(소듐(나트륨)이 포함된 수액)을 통한 자궁의 혈액 증가를 유도한다.

ⓛ 진통 억제제(Tocolytic drug) 투여

종 류	Ritodrine hydrochloride(Yutopar), Magnesium sulfate, Atosiban(Tractocile)
전제조건	• 양수 파막이 되지 않았고, 경관개대 4cm 이하, 경관소실(거상) 50% 이하일 때 • 자궁수축 : 20분에 3~4회 정도로 강하지 않을 때 • 태아가 생존력이 있고, 태아 질식의 증세가 없을 때 • 임상검사에서 내과나 산과적으로 임신을 지속할 수 없는 이상이 발견되지 않을 때 • 임부가 지시를 잘 이행할 수 있을 때
약리작용	• 리토드린 　– 자궁의 평활근과 혈관, 기관지 평활근의 β_2 수용기 활성화 → 세포 내 유리칼슘(Free Ca) 감소 → 자궁의 수축력 감소 　– 심장과 소장의 β_1 수용기를 동시에 자극하여 저혈압과 빈맥 유발 • 황산마그네슘(Magnesium sulfate, MgSO₄) : 칼슘의 길항제 → 근육수축력 약화(해독제 : 칼슘글루코네이트) • 아토시반(트랙토실) : 옥시토신 길항제로 옥시토신 수용체를 차단하여 자궁을 이완시킨다.
금 기	응급분만이 요구되는 산전출혈, 자간증이나 중증의 자간전증, 자궁 내 태아사망, 조기파수, 융모양막염, 심맥관계 질환, 고혈압, 갑상샘기능항진증, 당뇨병 및 이상체질, 임신 34주 이후
부작용	• 임신 34주 이후에는 사용하지 않는다. • 리토드린 　– 저혈압(60mmHg 이하), 빈맥(110회/분), 부정맥이 나타나면 약물을 중단하거나 용량을 줄인다. 　– 흔한 부작용(두통, 오심, 구토 등)의 경우는 투여를 중지하지 않는다. 　– 기타 : 불안, 가슴통증, 두통, 진전(Tremor), 오심, 구토, 신경과민, 호흡곤란, 저칼륨혈증 　– 필요 시 길항제인 프로프라놀롤(Propranolol, 인데랄)을 투여한다.

④ 태아 폐성숙을 위한 약물 투여

　㉠ 호흡부전증(Respiratory distress syndrome, RDS), 초자양막질환(Hyaline membrane disease, HMD) : 신생아에서 흔한 문제로 태아 폐성숙을 위하여 산부에게 글루코코르티코이드제제(Betamethasone, Dexamethasone)를 투여하여 개선할 수 있다.

　㉡ 약물투여는 임신 33주 이전에 하며, 최소한 분만 24시간 전에 투여하고 7일 이내에 분만이 되지 않았으나 조산의 우려가 있을 때 다시 투여한다.

　㉢ 금기증 : 다태임신, 감염, 결핵, 고혈압

⑤ 간호중재

입원 중 간호		• 앙와위성(체위성) 저혈압증후군의 예방, 구토흡인 방지를 위해 좌측위를 취한다. • 태아감시기로 자궁수축상태와 태아 심박동을 사정한다. • 적절한 수분공급 : 2,500mL/일, 자궁의 혈액증가 유도 • 혈액검사 : BST, K, Na, Hb/3~6시간 • Propranolol(Inderal) : 치료상의 유익성이 위험성보다 클 경우에만 투여한다(수유 시 금기).
분만 시 간호	분만과정	• 조산 증세가 있으면 절대안정을 시켜 파수되지 않도록 한다. • 파수되면 내진하여 제대탈출 유무를 확인한다. • 미숙아인 태아에게 호흡곤란이 초래될 수 있으므로 진통제 사용은 신중히 고려한다. • 분만 2기 단축과 아두 보호를 위해 회음절개가 필수적이다. • 미숙아일 경우, 제대혈액이 신생아에게 많이 보내지는 것은 황달의 요인이 되기 쉬우므로 일찍 혈관겸자로 잡아준다. • 즉시 따뜻한 자리에 눕히고 신생아 출혈을 예방하도록 비타민 K₁ 1mg을 근육 주사한다.
	조산아 특징	• 체중 2,500g 이하 • 큰 머리와 작은 키, 피부는 피하지방 부족으로 쭈글쭈글하고 정상아보다 붉은 빛을 띠며, 주름이 많고 탈수되어 있으며 태지와 솜털이 많다. • 울음, 사지 움직임, 반사와 굴곡은 약하고 거의 없다. • 체온조절 중추의 미숙 : 외부 온도의 영향을 쉽게 받고 조절되지 않는다. • 폐확장 부전, 초자양막증 : 호흡곤란 • 위장관 미숙 : 구토와 설사 • 간기능 부전 : 황달 • 프로트롬빈 형성 부전 : 출혈과 감염률이 높다(생후 4일까지는 호흡기, 생후 1주까지는 황달, 그 후 20일까지는 감염문제에 유의).
	조산아 간호	• 침상 보온(실내온도 24~30℃, 습도 60~70%) • 자세하고 정확한 관찰기록을 남긴다. • 감염예방을 위해 방문객을 제한한다. • 체위를 자주 변경시키고 24시간 동안 계속 활력징후를 관찰한다. • 체중 측정 : 2회/주 • 출생 2시간 이후부터 수유를 시작한다.

출제유형문제 최다빈출문제

임신 32주된 산부가 조기진통으로 자궁억제제를 투여하려고 한다. 적응증으로 옳지 못한 것은?

❶ 양수파막이 되었을 때
② 자궁경관 개대가 4cm 이하일 때
③ 태아질식의 증세가 없을 때
④ 내과적, 산과적으로 이상이 없을 때
⑤ 임부가 지시를 잘 이행할 수 있을 때

해설

진통억제제는 양수파막이 되지 않았을 경우에 투여가 가능하며, 임신 34주 이후에는 사용하지 않는다.

3 과숙아 분만

(1) 정 의

임신 42주 이상 지연되는 경우 과숙아라고 하며, 거대아, 기능부전성 자궁수축, 유도분만, 흡인만출 및 제왕절개 등의 빈도가 증가된다.

(2) 원 인

① 월경주기가 긴 여성(40~45일)
② 분만 시작과 관계있는 프로스타글란딘의 합성을 방해하는 살리실산염의 과다 복용

(3) 간호중재

임신 시 간호		• 임신 42주 이후가 되면 태반의 기능이 충분하지 못하여 태아는 산소, 수분 및 영양부족을 겪게 된다.
		• 태아성숙도 확인
		  – 양수천자 : 태아 폐 성숙도 평가
		  – 24시간 소변 채취 : 에스트리올 수치 검사
		  – 무자극검사(NST)
		• 검사결과가 정상인 경우는 분만예정일을 다시 계산한다.
		• 유도 분만 : 검사결과의 비정상, 초음파 촬영에서 태아의 대횡경이 만삭 크기인 경우

분만 시 간호	과숙아의
	산부
		• 과숙 산부의 80%는 자궁경관의 미숙성이 원인인 경우로 유도분만을 시도한다.
		  – 자궁경관 연화방법 : 프로스타글란딘 E₂ 제제(프로페스질정) 사용
		  – 난막 분리(난막을 자궁하부와 인위적으로 분리)와 인위적 양막파열 시도
		• 매일 분만징후와 자궁경관 상태를 관찰한다.
		• 분만 중에는 태아심음과 형태의 변화에 주의한다.
		• 기능부전성 자궁수축을 예방하기 위한 자궁수축 변화를 자주 체크한다.
		• 정서적 지지와 정보제공으로 분만에 협조하도록 한다.

	과숙아	• 특 징
		  – 수분 부족으로 피부가 건조하고 갈라져 가죽과 같으며, 태지도 적다.
		  – 손톱이 자라있고 2주된 신생아처럼 민첩한 모습을 보인다.
		  – 분만 시 : 태변 착색, 적은 양수량, 태변흡입으로 호흡이 어렵고, 글리코겐 축적 부족으로 몇 시간 동안 저혈당에 빠질 수 있다.
		• 만삭을 보내며 피하지방 소실로 체온조절이 어려우므로, 보온에 유의한다.
		• 과숙아로 태어난 신생아의 경우 적어도 4~5세까지는 지속적으로 발달능력을 확인하도록 한다.

출제유형문제 최다빈출문제

과숙아 분만 시 간호로 옳지 못한 것은?

① 과숙아 검사결과가 정상일 경우 예정일을 다시 계산한다.
② 태아심음과 형태의 변화에 주의한다.
③ 산부에게 정보를 제공하여 분만에 협조하도록 한다.
④ 42주가 넘어가면 태반기능부전으로 태아는 산소부족을 겪게 된다.
❺ 회음절개가 필수적이다.

해설
회음절개는 조산아 분만 시 분만 2기 단축과 아두 보호를 위해 필수적으로 시행한다.

4 분만과 관련된 합병증

(1) 제대탈출(Cord prolapse)

① 정의 : 아두 만출 전에 제대가 선진부 앞부분으로 밀려 내려온 것으로 제대의 일부가 태아와 산도 사이에서 압박을 받을 수 있고 태반관류는 방해받거나 차단될 수 있다.

② 원 인

ㄱ 제대가 긴 경우

ㄴ 조기파수, 양수과다증, 전치태반,

ㄷ 아두골반 불균형(CPD), 조산아

ㄹ 두정위 이외의 선진부

ㅁ 선진부가 진입되지 않은 상태에서 파막된 경우

ㅂ 자궁 내 종양(선진부 진입 방해)

③ 증 상

ㄱ 질강으로 제대가 보이고, 질이나 경부에서 제대가 촉지된다.

ㄴ 태아전자감시기 : 파막되면서 태아가 질식되어 심박동의 변화가 오는 가변성 감퇴(다양성 하강) 현상을 보인다.

ㄷ 산부는 별다른 증상을 느끼지 못한다.

④ 진 단

ㄱ 내진에 의한다. 특히 파수 후 태아심음의 갑작스런 하강은 제대탈출과 관련이 있다.

ㄴ 제대탈출의 형태

은닉탈출(Occult prolapse)	• 제대 위치 : 선진부 옆 • 특징 : 막은 그대로 있거나 파열되어 있다. • 내진 결과 : 제대가 촉진되지 않는다.
전방탈출(Forelying prolapse)	• 제대 위치 : 선진부 앞, 태아난막 안에 있다. • 내진 결과 : 제대가 촉진된다.
완전탈출(Complete prolapse)	• 제대 위치 : 경부를 통해 질로 내려온다. • 특징 : 태아난막이 파열된다. • 내진 결과 : 제대가 촉진되고 입구에서 볼 수 있다.

⑤ 치료 및 간호

치 료	• 산과적 목표 : 제대의 압박을 완화시키고, 가능한 즉시 태아를 분만시키는 것이다. • 양막 내 수액 주입 : 태아심음 하강, 선진부를 돌려 제대압박 완화 • 자궁수축억제제 투여 • 겸자, 흡인보조술 : 두정위에서 경관의 완전 개대 시 즉시 적용한다. • 제왕절개술 : 태아 상태가 나쁘거나, 경부가 완전히 개대되지 않은 경우 적용한다.
간 호	• 간호목표 : 탈출된 제대의 압박 제거와 태아 산소공급 증가에 중점을 둔다. • 고농도(8~12L/분) 산소를 공급하고 지속적으로 태아심박동수와 양상을 사정한다. • 산부를 변형된 심스체위, 슬흉위, 트렌델렌버그 체위를 취해 주고 베개를 이용하여 골반을 높인다. • 탈출된 제대는 다시 삽입하지 않고 따뜻한 생리식염수 거즈로 덮어 건조되지 않도록 한다. • 아두를 자궁저부 쪽으로 밀어주어 제대를 압박하지 않도록 한다. • 수액을 정맥으로 투여한다. • 정서적, 신체적 지지를 해 준다.

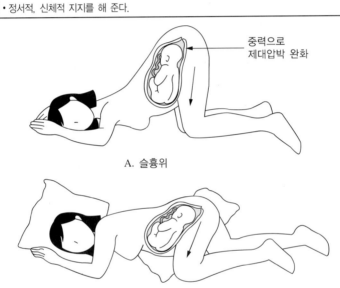

A. 슬흉위

B. 골반고위(심스체위)

[제대탈출의 교정체위]

(2) 태반부착부위의 이상

① 유착태반(Placenta accrete)

ㄱ 정의 : 태반이 비정상적으로 자궁벽에 견고히 부착되어 분만 3기에 태반의 착상부위로부터 태반
이 자연적으로 분리되지 않는 경우이다.

ㄴ 원 인

• 탈락막 형성 결함

• 자궁하부와 이전의 제왕절개 부위, 소파수술 부위에 태반이 착상되었을 경우

• 자궁수축이 부적절한 경우

ⓒ 분류

침범의 정도	• 유착태반(Placenta accrete) : 융모가 자궁근층에 유착된 것 • 감입태반(Placenta increta) : 태반융모의 부착이 더 진행되어 자궁근층을 침투한 경우 • 첨입태반(Placenta percreta) : 태반융모가 자궁근층을 관통하여 장막까지 침투한 경우
침범의 범위	• 완전 유착태반 : 모든 태반엽(Cotyledon)이 유착된 것 • 부분 유착태반 : 몇 개의 태반엽이 유착된 것 • 국소 유착태반 : 한 개의 태반엽이 유착된 것

ⓔ 합병증 : 전치태반과 동반되며 출혈, 자궁천공, 감염 등이 발생된다.

ⓜ 치료 및 간호

 • 진단 시기 : 분만 3기 전까지는 알 수 없으며, 태반이 박리가 잘 안 될 때 알게 된다(임신 중 증상 없음).

 • 태반용수 박리를 실시하고 성공적이지 않을 경우 자궁절제술(Hysterectomy)을 한다.

② 기타 태반이상

ⓐ 부태반(Succenturiate placenta)

 • 원태반과 떨어져 난막에 하나 또는 여러 개의 태반 분엽이 비정상적으로 발달된 것이다.

 • 원태반과 연결되어 난막의 지지를 받고 있어 분만 중 난막 파열 시 찢어질 수 있다.

 • 태반만출 후에 자궁에 잔류되어 산후출혈을 초래한다.

ⓑ 성곽태반(Circumvallate placenta)

 • 태반의 태아면 위에 난막이 겹쳐진 채 융기되어 있다.

 • 태아로의 영양공급이 제한되어 태아성장지연과 태반박리, 산전출혈, 조산의 우려가 있으므로, 규칙적인 초음파 검사가 중요하다.

(3) 조기파막

① 만삭 조기파막(Premature rupture of membrane, PROM)

ⓐ 정의 : 임신 37주 이후 분만이 시작되기 전에 양막이 파막되는 것으로 파막 후 24시간 이내에 80~90%가 분만이 시작되고, 임신 말기 전 파막된 경우는 며칠 또는 몇 주 이후에 분만이 시작된다.

ⓑ 원인

 • 경관무력증, 선진부의 진입지연

 • 양수과다증과 다태임신으로 자궁 내 압력이 높은 경우

 • 산부의 연령, 다산부, 흡연, 조산, 임신 중 체중 증가가 적은 경우

 • 임부의 감염

ⓒ 진 단

나이트라진 검사 (Nitrazine test)	• 나이트라진 종이로 양수의 pH를 확인하는 검사 • 파열이 안 된 경우 : 노란색(pH 5.0), 노란 올리브색(pH 5.5), 연두 올리브색(pH 6.0) • 파열된 경우 : 청록색(pH 6.5), 청회색(pH 7.0), 담청색(pH 7.5)
양치형성 검사 (Fern test)	• 후원개에서 질 분비물을 채취하여 현미경으로 관찰하는 방법 • 파열된 경우 : 염화소듐(나트륨)이 고형화되어 건조될 때 양치상(고사리 잎모양)의 형태를 나타 낸다.
초음파	• 양수의 양이 감소되었는지 또는 파열여부를 확인할 수 있다.

ⓔ 산부와 태아에 미치는 영향
  • 산부 : 융모양막염, 자궁내막염, 분만지연(분만중단, 자궁파열, 병리적 퇴축륜)
  • 태아 : 패혈증의 위험(임신기간이 낮을수록 높다), 신생아 감염, 제대탈출(태아심음 파악)

ⓜ 치 료
  • 임신 말기(38주 이후) 아두가 고정되어 있고 다른 이상이 없을 경우 관장을 하고, 24시간 동안
    기다린 후 진전이 없으면 분만을 유도한다.
  • 감염의 증세가 있거나 양수의 색이 변한 상태라면 72시간 이내 산부가 패혈증에 빠질 수 있으므
    로, 옥시토신 투여로 분만을 유도하고 진전이 없다면 제왕절개술을 실시한다.

ⓗ 간호중재
  • 목표 : 감염예방, 자궁수축 확인
  • 양수를 관찰하면서 자주 패드를 갈아주고 체온 맥박을 4시간마다 측정한다.
  • 감염이 예상되는 태아의 빈맥, 산부의 체온상승과 질 분비물의 냄새 등을 확인한다.
  • 침상안정과 균배양 검사를 한 뒤 소견에 따라 항생제 투여를 시작할 수 있다.
  • 감염의 기회를 줄이기 위해 내진을 삼가고 내과적 멸균법을 적용한다.

② 만삭 전 조기파막(Preterm premature rupture of membrane, PPROM)
  ⓐ 정의 : 임신 37주 이전 분만이 시작되기 전에 파막되는 것으로, 파막 후 수일~수주 이후에 분만이
    시작된다(조산의 25%에서 발생).
  ⓑ 원 인
    • 대부분 자연적 파막 : 파막 이전에 국소적 감염이 상행하여 태아막이 약화되는 것
    • 양수과다, 양막천자 후
    • 자궁경부 무력증, 다태임신, 태반조기박리
    • 흡 연
    • 만삭 전 조기파막의 과거력
    • 자궁경관수술 또는 경관열상의 과거력
  ⓒ 진 단
    • 나이트라진 검사, 양치형성 검사
    • Actim test : 양수 속에 고농도로 있는 IGFBP-1(Insulin-like growth factor binding
      protein-1)을 검출하는 것
    • 세포학적 검사 : 현미경을 이용한 태아 솜털 확인 검사

ㄹ 합병증
- 자궁내막염, 융모양막염(양막, 융모막과 양수 내의 감염으로 태아와 임부에게 치명적)
- 제대탈출, 양수과소증 : 제대가 압박되고 태아의 생명을 위협하는 합병증을 초래한다.
ㅁ 치 료
- 재태 기간과 태아의 폐 성숙도, 감염, 태아의 기형에 따라 다르다.
- 진통이 없거나 임상적으로 감염이나 태아곤란증이 없는 경우 제태기간을 지속시킨다.
  - 침상안정과 감염의 확인을 위해 모체의 활력징후를 2~4시간마다 측정한다.
  - 태아심음, 전자태아감시기로 생물리학계수 검사를 통해 태아상태를 확인한다.
  - 감염을 최소화하기 위해 질 검사와 내진은 자주 하지 않는다.
  - 침상목욕 및 회음부관리로 상행성 질감염의 기회를 줄인다.
  - 진통억제제(Tocolytic) 투여
  - 예방적 항생제 : 모체, 태아의 감염을 최소화하기 위해 투여한다.
  - 융모양막염이 없다면 태아 폐성숙을 위해 코티코스테로이드를 투여할 수 있다.
  - 항생제가 포함된 생리식염수를 양막 내 주입하여, 양수의 양을 증가시켜 제대순환을 촉진 시키고 임신기간을 연장시킬 수 있다.
- 즉각적인 분만을 해야 되는 경우
  - 진통 중인 임부
  - 태아 폐성숙이 확인된 임부
  - 태아 기형과 태아질식증, 융모양막염이 있는 경우
  - 감염의 위험성이 높은 경우
ㅂ 간호중재 : 조기파막과 같으며 모성과 태아 감염을 잘 관찰하면서 임신기간을 연장시켜 모체와 태아이 건강하고 안전한 분만을 유두하는 것이다.

(4) 자궁파열(Rupture of uterus)

① 정 의
ㄱ 자궁의 근육이 열상을 입어 파열되는 현상으로 주로 협부나 체부에서 발생한다.
ㄴ 드물게 발생되나 즉각적인 처치를 하지 않으면, 태아 사망 및 모체 사망률도 높은 심각한 산과적 문제이다.

② 원 인
ㄱ 과거 제왕절개, 자궁체부 수술 반흔, 인공유산으로 내막이 얇아진 경우
ㄴ 자궁수축제의 부적절한 사용
ㄷ 분만진행 중단 : 태위이상 등으로 분만진행이 중단되었으나 수축이 지속되는 경우
ㄹ 다산부 : 다산으로 자궁근육이 늘어나 탄력성이 약하고, 분만 시 강한 수축이 오는 경우
ㅁ 경관이 개대 되기 전에 감자분만을 실시한 경우
ㅂ 이상태위의 무리한 교정
ㅅ 자궁 저부에 지나친 압박을 가한 경우

③ 증 상

　㉠ 완전파열 : 자궁 근육뿐만 아니라 자궁 외막까지 찢어진 경우

　　• 자궁수축 도중 날카로운 복부통증

　　• 자궁수축 정지

　　• 복강내 출혈 혹은 질 출혈

　　• 복부팽만감

　　• 빠르고 약한 맥박, 혈압 하강, 차고 창백한 피부 등의 쇼크 증상

　　• 태아심음 중단, 태아촉진 용이

　㉡ 불완전파열 : 자궁 근육만 찢어진 경우

　　• 수축이 오는 동안 복통이 있다.

　　• 수축은 계속되나 경관개대의 진전이 없다.

　　• 경미한 질 출혈로 쇼크 증세가 서서히 나타난다.

　　• 태아 : 후기 감퇴양상, 심박동의 상승 또는 감소, 계속된 출혈로 혈액손실 현상이 나타나면 태아심음이 소실된다.

④ 치료 및 간호

　㉠ 예방이 가장 좋은 치료 → 재래식 제왕절개를 했던 경우 질식 분만을 권장하지 않는다.

　㉡ 옥시토신 투여로 유도분만 시에는 자궁 과다수축을 감시한다.

　㉢ 활력징후 및 태아심음의 지속적 사정, 출혈량 사정

　㉣ 급히 수액공급을 시작하고 수혈하며, 산소를 공급하고 즉각적인 수술을 준비한다.

　㉤ 개복 후 하복부 동맥을 먼저 결찰한다.

　　• 불완전파열 : 개복술로 태아를 출산, 자궁의 열상을 봉합하고 수혈로 관리가 가능하다.

　　• 완전파열 : 심한 출혈로 감염의 위험이 있어 자궁적출술을 실시하고 수혈한다.

　㉥ 수술 후 항생제 투여로 복막염, 패혈증을 예방한다.

(5) 자궁내번증(Inversion of uterus)

① 정의 : 태반만출 후 태반박리 전·후에 자궁이 뒤집히는 현상

② 원 인

　㉠ 자궁수축이 없을 때 태반의 제대를 무리하게 잡아당긴 경우(가장 큰 요인)

　㉡ 자궁이완 시 태반배출을 위해서 저부를 심하게 압박하는 경우

　㉢ 자궁근종, 자궁무력증, 유착태반, 급속분만, 다산

③ 분 류

　㉠ 완전내번 : 자궁저부의 안쪽이 뒤집혀 질 밖으로 20~30cm 돌출한다.

　㉡ 불완전내번 : 육안으로 확인할 수 없으나, 경관을 통해 부드러운 덩어리가 촉진된다.

④ 증상 : 출혈, 통증 호소, 쇼크 증상(저혈압, 빈맥)

⑤ 치료 및 간호
    ㉠ 목표 : 자궁저부를 제 위치로 복귀시키고 자궁수축을 증진시켜 출혈을 조절하는 것이다.
    ㉡ 태반이 이미 나온 경우 자궁저부를 질 장축 방향으로 밀어 넣어 자궁을 골반강 내로 복귀시킨다(골반이완이 충분하지 않은 상황에서는 출혈만 증가하므로 금기).
    ㉢ 자궁복원 후 재발방지와 실혈감소를 위해 자궁수축제를 투여한다.
    ㉣ 정맥주입과 수혈로 혈액량 감소를 교정한다.
    ㉤ 산소공급, 감염 예방을 위한 광범위 항생제를 투여한다.
    ㉥ 극심한 통증으로 인한 쇼크 방지를 위해 모르핀 10~15mg을 근육주사한다.
    ㉦ 위 치료법 실패 시 개복술로 복원하고 복귀가 되지 않을 경우 출혈로 인한 모성사망을 막기 위해 자궁절제술을 시행한다.
    ㉧ 출혈에 대한 처치가 늦어지면 저혈량 쇼크, 무뇨증, 뇌하수체전엽 괴사증이 합병된다.
⑥ 합병증 : 무뇨증, 뇌하수체전엽 괴사증(Sheehan's syndrome)

(6) 양수색전증(Amniotic fluid embolism)
① 정의 : 태지, 솜털, 태반 등이 섞인 양수가 모체 혈류 속에 들어가 폐순환을 차단하게 되는 위험한 상황이다.
② 원 인
    ㉠ 분만 직후 또는 난산 후
    ㉡ 옥시토신을 이용한 유도분만이나 분만 촉진을 한 경우
    ㉢ 심한 자궁수축 시
    ㉣ 기타 : 쌍태아 분만, 고령 임신, 거대아, 자궁 내 태아사망, 태변배설
③ 증 상
    ㉠ 분만 직후 갑자기 쇼크, 파종성 혈액응고장애(DIC)와 함께 발생한다.
    ㉡ 폐의 급격한 혈관경련 발생 → 심장기능 부전, 저산소증
    ㉢ 산후 초기 증상으로 급성호흡곤란과 고혈압, 곧이어 저혈압, 빈맥, 피부 창백 등의 쇼크 증상이 나타난다.
    ㉣ 청색증, 잦은 호흡과 흉통을 동반한 호흡부전의 증상과 발작이 발생하고, 심혈관계치료가 된 후 폐부종이 발생하기도 한다.
④ 치료와 간호
    ㉠ 호흡곤란 완화를 위해 반좌위로 눕힌 후 산소를 공급하고 필요 시 인공호흡기, CPR을 적용한다.
    ㉡ 수혈(전혈, 혈장, 혈소판 등)
    ㉢ 응고결함의 치료 : 섬유소원과 항응고제를 투여하고 혈액응고 시간을 측정한다.
    ㉣ 분만 전이면 태아상태를 감시하고 임부상태가 안정되면 응급분만을 시도한다.
    ㉤ 환자와 가족의 지지 간호를 하고, 환자를 혼자 두지 않는다.

출제유형문제 최다빈출문제

4-1. 자궁파열의 원인이 아닌 것은?

① 제왕절개의 과거력과 인공유산
❷ 아두골반 불균형
③ 분만진행의 중단
④ 다산부
⑤ 자궁저부의 지나친 압박

4-2. 제대탈출 시 취할 수 있는 조치로 적절한 것은?

① 의사에게 연락한다.
② 소독포로 감싸둔다.
③ 태반의 용수박리
❹ 고농도의 산소를 공급한다.
⑤ 자궁수축이 없을 때 제대를 밀어 넣는다.

해설
아두골반 불균형(CPD)은 제대탈출의 원인이다.

해설
태반관류를 증가시키고 태아저산소증을 예방하기 위해 고농도 산소흡입과 정맥으로 수액을 공급한다.

5 고위험 분만 시 산과적 시술과 간호

(1) 유도분만(Induction of labor)

① 정의 : 자연적인 자궁수축이 있기 전에 인위적으로 자궁수축을 유도하여 분만시키는 것으로 임신의 지속이 모체의 건강에 영향을 미치거나, 모체의 상태가 태아의 생존에 영향을 미칠 때 시행한다.

② 적응증과 금기증

적응증	• 임신성 고혈압(PIH) • 24시간 이상 치료하여도 효과가 없는 자간전증 및 자간증 • 모체의 당뇨병(Class B~R) : 분만예정일 2~3주 전에 분만을 유도하기 위해서 시도한다. • 모체의 Rh 부적합증 : 임신 말기 Rh 항체 수치 상승은 모체의 감작을 의미하며, 태아 적아구증을 예방하기 위해 시도한다. • 자궁 내 태아사망 : 태아사망으로 진단되면 파종성 혈액응고장애(DIC), 정서장애로부터 모체를 보호하기 위해 시도한다. • 조기 양막파수 : 파막 후 24시간이 지나도 분만이 시작되지 않을 때 • 자궁수축 미약으로 활동기에 분만지연이 있을 때 • 42~43주의 과숙임신(Post term pregnancy) • 급속분만의 경험이 있고 병원에서 멀리 떨어진 곳에서 사는 임부
금기증 모체측	• 자궁 반흔 및 손상(제왕절개술, 자궁수술) • 산도기형, 아두골반 불균형(CPD) • 태반이상 : 전치태반, 태반조기박리 • 질의 음부포진(Herpes virus type Ⅱ)감염 • 고령이면서 다산부(4회 이상의 분만 경험) • 자궁의 과다신전 : 다태임신, 양수과다
태아측	• 태위이상 : 횡위둔위 • 저체중아, 미숙아 • 전자태아감시에서 태아질식이 있을 때 • 자궁수축자극검사에서 비정상 반응결과를 보일 때

③ 옥시토신을 이용한 유도분만

㉠ 선행조건 : 태아가 종위, 선진부는 두위이고, 경부거상(Effacement)이 시작되고, 태아가 생존력이 있으며, 아두골반 불균형(CPD)이 없어야 한다.

㉡ 분만 준비도

• 태아의 성숙도

- 태아 폐성숙도 : 양수천자를 통해 레시틴/스핑고마이엘린 비(L/S)와 포스파티딜글리세롤(PG)을 측정한다.

- 초음파 검사 : 태아 양두정골 간의 거리(Biparietal diameter, BPD)측정

• 산부의 상태 : 유도분만의 성공은 자궁경부의 상태에 달려 있으므로 유도분만 시작 전 Bishop score를 산출한다.

- Bishop score 5개 항목 중 가장 중요한 것은 경관개대이고, 점수가 높을수록 분만소요시간도 짧고, 유도분만이 잘 이루어진다.

- Bishop 척도의 총점은 13점이며, 9점 이상이면 유도분만이 성공하게 되고, 4점 이하는 실패하기 쉽다.

요 소	사정 점수			
	0점	1점	2점	3점
경관개대	0cm	1~2cm	3~4cm	5~6cm
경관소실	0~30%	40~50%	60~70%	80% 이상
태아하강 정도	-3	-2	-1, 0	+1, +2
경부의 경도(Consistency)	단단함	보 통	부드러움	
경부에 연접한 태향	경부의 뒤쪽	경부의 중앙	경부의 전방	

ⓒ 투여방법
- 정맥투여
  - 약효 지속시간(IV : 3분, IM : 1시간) 조절과 문제발생 시 즉각적인 중단을 위해 분만 중 근육투여는 하지 않는다.
  - 용량 5% DS(D$_5$S) : D$_5$S 1,000mL나 링거액 1,000mL에 옥시토신 10unit(10,000mU)을 혼합한 뒤(10mU/mL) 주입펌프를 이용하여 투여한다.
  - 수축 간격 3~4분, 기간 40~60초, 자궁내압이 50~70mmHg 정도가 되면 더 이상 투여속도를 늘리지 않는다.

ⓔ 치료 및 간호
- 태아상태 사정 : 태아저산소증, 태반기능 감시
- 활력징후 : 15분마다 태아심음과 산부의 맥박을 측정하고 매시간 혈압을 측정한다.
- 섭취량과 배설량 기록 : 옥시토신의 항이뇨 효과 → 소변량 감소 → 의사에게 보고
- 최소 1시간마다 주입속도를 확인한다.
- 자궁의 과다수축 징후(과량 투여 시)
  - 전두부 통증, 수분중독과 동반된 고혈압, 짧은 호흡, 흉부 청진상 나음(Rale), 경련
  - 옥시토신 중단, 정맥주입 속도 증가, 좌측위로 변경, 산소공급(8~10L/분)
- 옥시토신 주입으로도 분만 진행이 안 될 경우 제왕절개 분만을 준비한다.

ⓜ 옥시토신 투여를 중단해야 하는 경우
- 후기 감퇴현상, 심한 가변성 감퇴현상이 일어나는 경우
- 태변배출 등 태아질식 징후가 나타날 경우 : 좌측위, 산소투여, 의사에게 보고
- 자궁수축 기간이 90초 이상 : 일시적 중단 또는 주입속도 감소
- 자궁수축 간격이 2분 이내, 자궁수축 기간이 60~70초 이상 지속되고, 수축 시 자궁내압이 75mmHg 이상 증가하며, 태아심박동에 이상이 있으면 투여를 즉각 중지한다.
- 두통, 고혈압

④ 프로스타글란딘과 경관숙성
  ㉠ 과숙아의 약 80%가 자궁경관이 미숙성되어 발생하는 것으로, 정상분만을 위해 경관숙성(경관의 연화와 소실) 과정이 필요하다.
  ㉡ 프로스타글란딘(PGE2) : 자궁경관의 연화, 개대, 소실(거상)을 일으켜 옥시토신에 대한 자궁근층의 민감도를 높이게 되며, 접합부의 간격(Gap junction) 형성을 촉진시켜 효과적인 자궁수축을 가져온다.
  ㉢ Bishop 척도가 3점 이하이면 경관 내 삽입이 효과적이며, 파수가 되면 사용할 수 없다. Bishop 척도가 4~5점일 때 질내 삽입이 효과적이며 파수 후에도 사용이 가능하다.
  ㉣ 방 법
    • 유도분만 전날 오후나 저녁에 프로스타글란딘 PGE2 젤을 투여한다.
    • 투여 전에 태아심음과 자궁수축 양상이 정상인지 측정하며 투여 후에도 2~4시간 동안 측정을 계속한다.
    • 과도한 자극을 피하기 위해 젤 투여 후 4시간 안에는 옥시토신을 투여하지 않는다.
  ㉤ PGE2의 부작용은 위장관계 장애(구토, 설사), 자궁의 과도수축, 정맥홍반(Venous erythema)이지만 태아에게 미치는 부작용은 없다.
⑤ 인공 양막파막술(Artificial rupture of membranes, AROM)
  ㉠ 선행조건 : 경관 상태 양호, 선진부 진입, 두위 분만, 분만진통이 있을 때
  ㉡ 금 기
    • 선진부 진입 전
    • 선진부를 모르거나 둔위, 횡위일 때
  ㉢ 적응증
    • 분만진행이 잘 이루어지지 않을 경우
    • 인공파막으로 자궁수축 유발이 가능할 때
  ㉣ 치료 및 간호
    • 과숙임신의 경우 양막파막술로 내부 태아감시장치 부착, 자궁 내 압력카테터 사용과 양수의 태변착색을 감별할 수 있어, 위험상태 관찰이 효과적이다.
    • 시술 전 설명
      – 파열이 내진하는 것보다 불편하지 않을 것이며, 양수가 새어나와 축축하고 따뜻한 느낌을 경험할 것이다.
      – 자궁수축 강도가 증가하게 된다.
    • 파막 후 양수의 색, 특성(냄새, 농도), 양, 파막 시간을 정확히 기록한다.
    • 체온측정 : 감염의 징후를 알기 위해 2~4시간마다 측정한다.
    • 태아심박동, 제대압박, 제대탈출 여부를 사정한다.
    • 안위간호 : 양수에 젖지 않도록 깨끗한 침대커버를 제공한다.

(2) 회음절개술

① 정의 : 질 입구를 확장하기 위한 절개로, 분만 2기 동안 아두만출을 돕기 위한 방법

② 목 적

ㄱ) 불규칙적인 회음열상 방지

ㄴ) 외과적 절개로 교정과 치유 촉진

ㄷ) 조산아의 경우 아두의 용이한 만출로 뇌손상 감소

ㄹ) 심장병 산부, 태아에게 서맥이 나타날 때 분만 2기 단축

ㅁ) 둔위, 기계분만 시 질강 확대

ㅂ) 방광이나 직장을 지지해 주고 있는 근육이 늘어나는 것을 방지해 방광류 또는 직장류 발생 예방

③ 형 태

중선 회음절개술 (Median episiotomy)	• 적응증 : 정상 분만 시 • 방법 : 항문 방향으로 똑바로 절개하는 방법 • 장점 : 합병증이 거의 없고 치유가 빠르며, 출혈과 동통이 약하다. • 단점 : 3도(항문괄약근) 또는 4도(직장) 열상 발생 위험이 높다.

중측방 회음절개술
(Mediolateral episiotomy)
	• 적응증 : 태아가 크고 회음이 짧을 경우
	• 방 법
	  – 항문외조임근의 외측 가장자리 절개
	  – 정맥류의 위치에 따라 오른쪽, 왼쪽 방향이 결정된다.
	• 장점 : 3도 열상 감소 또는 방지
	• 단점 : 혈액손실이 많으며 봉합이 어렵고 치유가 늦고 통증이 심해 산모의 불편감이 크다.

④ 방법 : 분만하기 직전 아두가 직경 2~3cm 정도 보이기 시작할 때(발로 단계) 회음부를 리도카인으로 국소마취 후 시행한다.

⑤ 간호중재 : 분만 후 처음 24시간 동안 냉요법을 적용하면 통증경감과 혈관수축이 증대되어 출혈과 부종을 감소시킬 수 있다.

(3) 흡인만출

① 정의 : 제왕절개술까지는 필요 없으나 만출력 이상인 경우 진공흡인 만출기를 이용하여 흡인컵을 아두에 고정시킨 후 견인하여 태아를 만출시키는 방법이다.

② 적응증

모체 측 요인	• 분만 2기의 지연 : 초산부에 있어 아두는 경관 완전개대 후 약 1시간 내로 만출되어야 하는데 그렇지 못하거나 아두가 회음까지 내려와 15분 경과해도 진행이 없을 경우 • 산부가 힘을 주면 안 되는 상태 : 심장병, 고혈압, 폐결핵 • 과산증으로 상태가 나쁠 때 • 제왕절개술 과거력 • 마취로 힘을 줄 수 없을 때
태아 측 요인	• 제대탈출 • 분만 2기 자궁 내 태아 질식이 있을 때

③ 선행조건
  ㉠ 선진부가 두정위, 아두골반 불균형이 아닌 경우
  ㉡ 양막이 파수되고 회음절개를 한 후
  ㉢ 아두가 진입되어 복부 촉진상 아두가 만져지지 않는 경우
  ㉣ 방광 비우기
④ 금 기
  ㉠ 안면위와 둔위 분만
  ㉡ 흡인컵에 의한 아두의 두피 손상 우려로 조산아 분만에는 금기
⑤ 간호중재
  ㉠ 진공흡인 분만의 필요성과 처치과정을 설명한다.
  ㉡ 산부는 진공흡인 분만 시 압력, 견인감을 느낄 수 있다.
  ㉢ 산부의 긴장 예방을 위해 호흡법을 지도하고 효과적인 힘주기를 격려한다.
  ㉣ 체위는 앙와위에서 무릎을 굽혀 이완하게 하게 하거나 쇄석위(Lithotomy p.)를 취한다.
  ㉤ 태아심음을 자주 관찰한다.
  ㉥ 신생아 소생기구를 준비하고 신생아 합병증이 의심되면 소아과 의사 호출
  ㉦ 부모교육 : 진공컵이 적용된 아두에 산류가 생길 수 있으나 수일 후 자연 소실됨을 설명한다.
⑥ 합병증
  ㉠ 두개 조직 괴사예방을 위해 45분 이상 흡인기를 적용하지 않는다.
  ㉡ 모체 : 컵에 의한 경관, 질벽 외상, 경관열상(개대 전 견인)
  ㉢ 태아 : 아두산류, 아두혈종, 뇌출혈, 경막하출혈
  ㉣ 자궁수축 시 3번의 견인시도에도 태아의 머리가 하강하지 않으면 제왕절개 분만을 한다.

(4) 제왕절개 분만(Cesarean section, C/S)

① 정의 : 복부절개를 통해 태아를 만출시키는 것으로 수술기구의 발달, 무균조작, 항생제의 발달로 심각한 문제는 되지 않지만, 질 분만에 비해 위험률은 2배 이상이다.

② 적응증

모체와 태아 측 요인	• 아두골반 불균형 • 유도분만 실패 • 자궁기능부전
모체 측 요인	• 모체 질병 : 고혈압성질환(자간전증), 중증심장병, 당뇨병, 자궁경부암 • 중증감염 : 음부포진(Herpes simplex virus type II), 활동성 병소 • 과거 제왕절개분만과 자궁수술의 경험 • 산도폐쇄 : 난소종양, 섬유종 • 35세 이상의 초산부나 오랜 기간 불임이었던 산부
태아 측 요인	• 태아질식 : 제대탈출, 심한 태반기능 부전 • 선진부 이상 : 횡위, 둔위 • 선진부가 둔위인 다태아
태반요인	전치태반, 조기박리
5대 적응증	1. 아두골반 불균형(CPD) 2. 과거 제왕절개분만 경험 3. 중증의 자간전증 4. 전치태반이나 태반조기박리 5. 태아질식 또는 임박한 질식

③ 수술방법

구 분	재래식(고전적) 제왕절개	자궁하부 제왕절개
절개부위	복부조직과 자궁 체부를 수직 절개	• 피부 : 치구 수준에서 수평절개 • 자궁 : 하부에 수직 또는 수평 절개
장 점	• 응급분만 시 흔히 사용된다. • 태아의 제태연령이 34주 이하인 둔위(자궁하부 절개를 하기에는 자궁하부가 덜 형성되어 있고 절개부위가 좁아 태아를 안전하게 분만하기 어렵다) • 자궁하부에서 섬유종이 발견된 경우 • 제왕절개 후 자궁절제술이 계획된 경우 • 모체사망 후 태아 생존을 위해 수술하는 경우 • 방광과 자궁하부의 유착이 광범위할 때, 횡위, 전치태반일 때	• 절개부위 봉합이 용이하고 쉽게 치유되며, 피부절개선은 치모에 의해 은폐된다. • 자궁하부가 체부에 비해 얇기 때문에 실혈량이 적고 합병증도 거의 없다. • 활동성이 적은 부위로 차후 임신 시 반흔이 작아 파열 가능성이 적다. • 수술 후 감염이 적고, 장폐색의 위험과 유착이 감소된다.
단 점	• 자궁근육의 큰 혈관이 절단되므로 혈액손실이 증가한다. • 정중선 절개로 인해 자궁근육이 약해지므로 차후 분만 시 반흔으로 자궁파열 위험이 증가한다.	응급수술 또는 수술범위가 클 때에는 시행이 어렵다.

④ 간호중재

수술 전	• 산부와 가족에게 수술하는 이유를 충분히 이해시킨다. • 심호흡(폐환기), 기침(폐점액의 정체 예방), 순환정체를 예방하기 위한 다리운동을 지도한다. • 수술을 위한 준비 : 삭모, 유치도뇨관 삽입(방광팽만 예방), 수술 전 검사, 동의서 확인, 수술 전 투약, 수혈준비
수술 중	• 산부의 근육긴장 완화를 위해 편안한 체위를 유지한다. • 앙와위성 저혈압증후군으로 인한 태아저산소증 사정 : 태아심음 모니터링 • 거즈 개수 확인, 절개 시작시간, 태아만출 시간, 수술이 종료된 시간을 확인한다. • 태반이 만출되면 옥시토신을 투여한다. • 출산 직후 신생아 간호 : 흡인, 필요시 산소공급, 제대결찰, 신생아 평가, 비타민 K 근육주사, 이름표 확인 등

수술 후
(병원
입원기간
산모간호)
	• 호흡기능 증진 : 매시간 심호흡과 기침을 격려한다(∵심호흡으로 기관지 점액 위에 공기가 유통되는 자극이 자연적으로 기침반사를 유발).
	• 영양 및 수분 균형 유지
	  – 장기능이 회복되는 24~48시간 동안 정맥수액을 공급한다.
	  – 혈액손실을 대체하고 혈압 및 신장기능 유지를 위하여 수술 후 수분공급은 중요하다(1,000mL /8시간).
	  – 섭취량과 배설량 : 수분균형 유지를 위해 처음 48시간 동안 정확하게 기록한다.
	• 배뇨간호
	  – 방광팽만은 자궁수축을 저해하여 산후 출혈을 초래하게 되므로 24시간 유치도뇨관을 유지한다.
	  – 유치도뇨관 제거 후 4~8시간 내에 자연배뇨 유무를 사정한다.
	• 모아애착 : 신생아를 산부에게 보여주어 심리적 안정 도모와 정서적 관계를 돈독히 한다.
	• 활동과 휴식증진
	  – 2시간마다 산모의 체위를 변경한다.
	  – 조기이상 : 방광과 장의 기능 향상, 혈전생성을 감소, 호흡기 합병증(폐렴)예방, 순환기능을 증진시킨다.
	  – 마취에서 깬 뒤나 8시간 후 침상 밖에서 움직일 때 저혈압으로 인한 현기증에 유의한다.
	  – 산모의 피로는 회복을 저하시키고 산후감염을 일으킬 수 있어 충분한 휴식을 필요로 한다.
	• 출혈 및 감염예방
	  – 패드를 관찰하고(질 출혈), 자궁 수축여부와 자궁저부 위치(15분마다)를 사정한다.
	  – 상처부위 출혈 유무와 봉합상태 관찰
	    모래주머니 압박 : 모세혈관 출혈 예방(복부상처 Oozing 방지)
	  – 자궁수축제 사용 : 자궁수축과 출혈 방지
	  – 처방에 따른 예방적 항생제 요법을 실시한다.
	  – 활력징후 측정 : 출혈이나 쇼크 방지
	  – 오로와 수술부위 상태확인 : 절개부위가 건조하고 감염증상이 있는지 확인한다.
	• 편안함 도모 : 수술 후 통증과 불편감은 진통제 투약 및 산모의 체위변경으로 경감시킨다.
	• 일반적 산모 간호 : 유방간호, 회음간호, 산후통이나 유방울혈에 따른 통증에 대한 간호제공
	• 퇴원교육(수술 5~7일 후 퇴원)
	  – 불편감 완화 : 수유에 영향이 없는 진통제 투약
	  – 운동 : 복부 불편감 완화 후 산후운동을 하고, 2주간 신생아보다 무거운 물건을 들지 않는다.
	  – 합병증 예방 : 감염증상(발열, 배뇨장애 등), 출혈, 혈전증(심한 흉통, 다리통증과 부종), 상처부위 벌어짐 등이 나타나면 즉시 연락하도록 한다.
	  – 성생활 : 오로가 중단되고 복부불편감이 완화되고 산모가 편안하면 가능하다.
	  – 추후 검진시기 : 분만 2~4주 후에 방문하도록 한다.

(5) 제왕절개 후 질 분만(Vaginal birth after cesarean section, VBAC)

① 질 분만에 대한 금기증이 없을 경우 제왕절개 분만 후에도 질 분만(Vaginal birth after cesarean, VBAC)이 가능하다.

② 자궁파열의 위험이 있으므로 응급제왕절개술을 준비한다.

(6) 제왕절개 산부 간호

수술 후
즉각적인 간호
	• 기도유지 : 흡인발생 예방을 위한 자세
	• 활력징후 : 1~2시간 동안 안정될 때 15분마다 측정한다.
	• 절개부위 드레싱 상태(염증과 부종) 체크, 자궁저부, 오로 양, 정맥 주입량, 유치도뇨관을 통한 소변배설량을 사정한다.
	• 섭취량과 배설량 : 유치도뇨관 제거 전까지 관찰
	• 소변정체와 잔뇨 체크 : 자연배뇨 후 즉시 방광을 촉진하여 방광기능 회복을 확인한다(정상 : 소변량 150mL, 잔뇨량 50mL 이하).
	• 마취 후 회복 간호
	  – 척추마취 : 베게 사용 제한, 다리의 감각이 회복될 때까지 앙와위, 감각이 완전히 회복될 때까지 15분마다 마취수준 및 감각회복을 사정한다.
	  – 전신마취 : 산모의 상태가 안정될 때까지 회복실에서 회복한다.
	  – 이동 : 산모의 활력징후가 안정적이고 마취로부터 회복되면 1~2시간 후 산욕병동으로 옮긴다.
	• 호흡기 합병증 예방 : 체위변경, 심호흡과 기침격려
	• 색전증 예방 : 다리운동 지도

산후관리	• 주증상 : 수술 부위 통증과 복부팽만으로 인한 통증(산후 첫 2~3일)
	• 3~4시간마다 진통제 투여, PCA(Pain controlled analgesia) 처방
	• 가스통증 완화
	  – 조기이상과 흔들의자 : 가스 통증(Gas pain) 완화
	  – 가스 생성 음식, 탄산, 우유 섭취, 빨대 사용 자제, 필요시 가스제거제 복용
	  – 가스배출을 위해 좌측위를 취한다.
	  – 복부 드레싱 사정 : 절개부위 염증과 부종, 출혈 확인
	  – 호흡음 장음 하지 순환 상태 배변과 배뇨문제 사정
	  – 위생관리, 회음부 간호, 유방간호, 정서적 간호 제공
	  – 척추마취 산모는 베개를 베지 않는다.
	• 수술부위 통증 완화
	  – 움직이거나 기침 시 베개로 수술 부위 지지
	  – 이완요법 사용(음악, 호흡법)
	  – 복부에 더운 물주머니 대기

출제유형문제 최다빈출문제

5-1. 제왕절개 수술 후 출혈에 대한 사정으로 가장 옳은 것은?

① 활력징후　　　　　　② 자궁저부의 높이 체크
③ 섭취량과 배설량　　　④ 오로 체크
❺ 드레싱 교환

해설
제왕절개 수술 후 출혈을 사정하는 것으로 절개부위의 출혈 양상을 확인하기 위해 드레싱을 교환한다.

5-2. 유도분만을 할 수 없는 산부로 옳은 것은?

❶ 첫 아이를 제왕절개로 분만한 산부
② 임신성 고혈압과 자간전증
③ 파막 후 24시간 이내로 분만이 되지 않는 산부
④ 42~43주의 과숙 임신
⑤ 미약한 자궁수축으로 활동기에 분만 지연이 있는 산부

해설
②~⑤번은 유도분만의 적응증이다.
유도분만의 금기증 : 아두골반 불균형(CPD), 산도기형, 태아질식, 제왕절개술의 과거력, 다산부(4회 이상), 전치태반 등이 있다.

MEMO

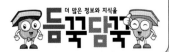

6

산욕기
여성

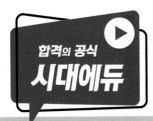

정상 산욕 간호

1 출산 후 생리적 변화와 적응

산욕기

분만 직후부터 6주간을 말하며, 이 시기의 여성을 산모라고 한다.

신체기관이 임신 전 상태로 돌아가는 시기로 생식기관의 퇴축과 수유를 위한 유방의 변화가 일어난다.

산욕기 간호는 산후 회복 및 중년 이후의 건강을 위해 매우 중요하다.

(1) 생식기계

① 자 궁

㉠ 자궁의 퇴축

- 분만 후 2일까지는 자궁의 크기에 변화가 없지만 그 후에는 퇴축되어 빠르게 줄어들며, 완전 회복에는 6주가 소요된다.
- 자궁내막 표면은 상피화가 일어나서 정상 생식기 기능을 시작하도록 준비한다.
- 퇴축성 변화의 과정

자궁근섬유의 수축과 견축	• 자궁수축은 자궁 내 잔여물질을 배출하고, 태반 부착부위의 혈관을 수축시켜 산후출혈을 예방할 수 있다.
	• 자궁의 퇴축은 초산모와 수유모(뇌하수체후엽 옥시토신 분비)에서 빨리 일어난다.
	• 자궁의 무게 : 분만 직후 1,000g, 1주일 후 500g, 6주 후 40~60g
	• 자궁저부의 높이
	  - 분만 직후 : 배꼽과 치골결합 중간(배꼽 아래 2cm)
	  - 분만 12시간 후 : 배꼽 위 1cm 높이로 상승(분만으로 압박되었던 골반저부의 근육이나 방광 근육의 긴장도가 정상으로 회복되기 때문)
	  - 이후 매일 1~2cm씩 하강
	  - 분만 2일 후 : 배꼽 2cm 아래
	  - 분만 10~12일 : 복벽에서 촉지 불가

자궁벽세포의 단백물질 자가분해	자가분해 과정은 자궁세포들의 단백물질 내에서 일어나며, 단순요소들은 혈중으로 흡수되고 잔여물(단백분해효소)은 소변으로 배설 → 산모의 요중 질소 함량(BUN) 증가

자궁내막의 재생	• 분만 시 탈락막의 중간층(Sponge layer)에서 태반과 난막이 박리되고 탈락막의 기저층만 남게 되어 분만 직후부터 재생이 시작된다.
	• 자궁내막은 반흔이 나타나지 않아 다음 임신에도 착상과 태반이 형성될 수 있다.
	• 자궁내막의 재생 기간
	  - 태반부착 부위를 제외한 부분 : 2~3주
	  - 태반부착 부위 : 6~7주

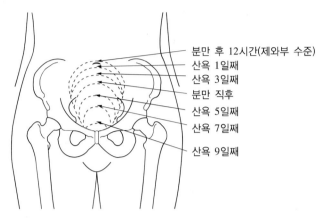

분만 후 12시간(제와부 수준)
산욕 1일째
산욕 3일째
분만 직후
산욕 5일째
산욕 7일째
산욕 9일째

[분만 후 자궁저부 높이 상태]

   ⓛ 오로(Lochia) : 자궁내막의 재생이 이루어지는 회복과정에 따라 나오는 질 분비물로서 3주 정도
가 지나면 거의 사라진다.
- 오로의 양상
  - 알칼리성으로 독특한 냄새가 난다.
  - 오로의 양 : 경산모, 비수유부 > 초산모, 수유부
  - 제왕절개술을 받은 산모는 수술과정 중 탈락막이 일부 제거되므로 정상 질식분만을 한
    산모에 비해 오로 양이 적을 수 있다.
- 오로의 변화

구 분	적색 오로(Rubra)	갈색 오로(Serosa)	백색 오로(Alba)
시 기	산후 1~3일	산후 4~10일	산후 10~20일
성 분	혈액성분으로 탈락막의 조각, 양수, 솜털, 태지, 소량의 점액을 포함한 것	혈장성분이 대부분이며 백혈구와 유기체가 섞여 있다.	백혈구, 유기체, 경부점액
정 상	• 암적색 • 냄새 있음 • 일어서면 질에 고여 있던 것이 배출된다. • 모유수유를 하거나 활동 시 증가	• 장액성 • 분홍빛 혹은 갈색 • 냄새 있음	흰색 또는 크림색
비정상	• 다량의 혈액 응고 덩어리 • 악 취 • 15분 이내에 패드 1개가 완전히 젖음	• 악 취 • 15분 이내에 패드 1개가 완전히 젖음	악 취

   ⓒ 산후통(Afterpain) : 분만 후 자궁에 간헐적 수축이 일어나는 것으로 자궁 내 응고된 혈액을
배출시키기 위해 능동적으로 자궁이 수축할 때 느껴지는 통증
- 통증의 양상 : 처음에는 15~30분 간격으로 시작되어 차츰 간격이 느려지고 분만 48시간 이후에
  는 사라진다.

- **특 성**
  - 경산부, 다산부, 쌍태분만, 양수과다증과 같이 자궁이 과다 신전되었을 때 간헐적 수축으로 산후통이 유발된다.
  - 모유수유 시 유두를 빠는 작용을 통해 뇌하수체 후엽에서 옥시토신이 분비될 때 발생한다.

② 자궁경부
  - ㉠ 분만 직후 늘어지고 약간 부은 듯하며 작은 열상이 많아 감염에 취약하다.
  - ㉡ 자궁경부의 입구는 수일 내에 2~3cm 정도로 좁아지며, 1주 이내에 1cm 정도로 준다.
  - ㉢ 자궁경부의 퇴축은 6주 이상 소요되며, 자궁경부의 부종과 주위 세포의 침윤은 3~4개월까지 남아 있기도 한다.
  - ㉣ 자궁경부가 회복되는 과정에 외번증이나 열상이 있었다면 입구가 옆으로 길쭉한 모양으로 남아 물고기 입(Fish mouth) 모양처럼 보인다.

③ 질과 회음부
  - ㉠ 임신과 출산으로 인해 생겼던 혈관 생성과 부종, 비대는 3주 후 현저히 떨어진다.
  - ㉡ 질 추벽은 산후 3~4주경 나타나지만 질 점막의 회복은 6~10주가 소요된다.
  - ㉢ 난소의 기능이 회복되어 에스트로겐이 분비되면 다시 질벽이 두꺼워진다.
  - ㉣ 회음부 통증은 대부분 1개월이 지나면 사라지고, 불편감은 6개월까지 지속될 수 있다.
  - ㉤ 성생활은 2개월쯤이면 할 수 있고, 불편감은 3개월이 지나야 해소된다.

④ 난관과 인대
  - ㉠ 난관 상피세포는 6~8주가 지나면 생리주기의 난포기 상태로 회복된다.
  - ㉡ 인대는 2~3개월 정도 지나면 원상복귀된다.

(2) 심혈관계

혈액량	• 실혈량
	  – 정상 분만 : 400~500mL
	  – 제왕절개 분만 : 1,000~1,500mL
	  – 제왕절개와 자궁절제술을 겸한 분만 : 1,500mL
	• 분만 후 신체 변화는 실혈을 보상하고 보호적 효과를 위해 나타난다.
	• 혈액량은 분만 후 급속한 변화가 일어나 순환되는 혈액량이 12~48시간 사이에 일시적으로 15~30% 증가된다 (심장부담 증가).
	• 분만 후 3일경에는 임신으로 증가한 혈액량이 16% 정도 감소하며, 4주경이면 임신 전 상태인 4L 정도로 회복된다.

심박출량	• 분만 시에 증가하는데 특히 태반이 박리된 직후에 가장 많은 양이 박출된다. • 임신으로 인해 증가된 1회 박출량은 분만 후 48시간 동안 증가된 상태를 유지하는데 이는 태반 순환의 상실로 인한 정맥귀환 증가와 자궁 순환량의 감소에 의한 것이다. • 분만 후 이뇨효과로 인한 일시적인 순환혈량의 증가로 산욕초기에 35% 정도의 심박출량이 증가하게 된다. • 심박출량은 분만 2주 내에 30%가량 감소하고 3주경에 임신 전 수준으로 회복된다.
혈압과 맥박	• 기립성 저혈압 : 내장울혈(Splanchnic engorgement)의 결과로 분만 후 첫 48시간 내에 발생할 수 있다. • 생리적 서맥(40~50회/분) : 분만 동안 증가된 교감신경계의 활동에 대한 미주신경 반사작용에 의한 혈액 역동성 변화로 1회 박출량과 심박출량이 함께 증가된다(1주일간 지속). • 심박동수는 대개 산후 3개월쯤에 임신 전 상태로 회복된다.

조혈계	• 이뇨작용으로 혈장이 배설되어 혈액농축과 적혈구용적률(Hct)이 분만 3~7일 이내에 상승하며 (혈장 소실량>혈구 소실량), 4~5주 후 임신 전 상태로 회복된다.
	 • 백혈구증다증(Leukocytosis)
	   – 산후 10~12일 정도에 WBC가 20,000 ~ 30,000/mm^{3}까지 증가한다.
	   – 특징적인 증상 : 중성구와 호산구는 증가, 림프구는 감소한다.
	   – 백혈구 증가와 더불어 적혈구 침강률(Erythrocyte sedimentation rate, ESR)의 증가까지 나타나므로 산후 감염과 식별이 어렵다.
	 • 응고요인 I, II, VIII, IX, X 등이 광범위하게 활성화되나 수일 내에 저하되며, 섬유소원(Fibrinogen)과 트롬보플라스틴(Thromboplastin)은 산후 3주까지 증가되어 있어 산후 혈전성 색전증의 전구요인이 될 수 있다.

(3) 호흡기계

① 산후 복압의 변화와 자궁크기 감소로 복강 내의 장기가 임신 이전으로 회복되어 흉곽 용적이 증가하게 된다.

② 호흡기능은 산후 6개월경 임신 전 상태로 회복된다(회복이 가장 늦음).

③ 산소포화도는 산후 첫날에 95%까지 회복이 가능하다.

(4) 비뇨기계

① 비뇨기계 구조의 저긴장성과 확장은 3개월 동안 유지된다.

② 신장의 혈액량, 사구체 여과율, 혈장 크레아티닌, 질소는 산후 6주경에 임신 전 상태로 회복된다.

③ 방광근의 강도는 산후 5~7일경 회복되어 배뇨가 원활해진다.

④ 요도와 방광

  ㉠ 태아가 산도를 통과하는 동안의 외상으로 부종과 충혈 발생, 방광근의 강도(Tone)도 감소 → 방광의 압박에 대한 감각력 저하, 방광의 용적 증가

  ㉡ 조직의 부종과 충혈, 진통제의 영향으로 요의가 감소되고, 골반부의 통증도 추가적으로 배뇨반사를 감소시킨다.

  ㉢ 산후 이뇨현상 : 방광의 과도 팽창 → 요실금 유발, 잔뇨증 초래

  ㉣ 잔뇨증 : 방광의 감염률을 높이고 정상적인 배뇨를 방해한다.

  ㉤ 간호 시 유의사항 : 감염, 방광팽만, 소변정체가 초래되기 쉬우므로 방광상태를 주의깊게 관찰한다.

⑤ 이뇨 작용

  ㉠ 임신 동안 정체되었던 다량의 수분이 배설되는 것으로 산욕기 첫 2~3일에 발생한다.

  ㉡ 배뇨량 : 신장의 혈장흐름과 신사구체 여과율, 혈량의 증가로 인해 산후 12시간이 지나면 1일 3,000cc 정도가 되고 이 시기에 발한(Perspiration)도 증가된다.

  ㉢ 체액균형 변화

    • 산욕기 동안 10L 이상의 체액이 소실되어 산욕기 동안 4kg 정도의 체중이 감소한다.

    • 산후 첫 주에 2L, 나머지 5주 동안 1주일에 1.5L씩 소실되게 된다.

ⓔ 정상 소견

- 유당뇨증(Lactosuria) : 수유모에서 유당이 나올 수 있다.
- 경증의 단백뇨(1+) : 산모의 50%에서 1~2일간 볼 수 있다.
- 아세톤뇨(Acetonuria) : 지방대사 변화와 탈수로 인해 초래될 수 있다.

(5) 소화기계

① 위장계의 운동성과 근육의 긴장도는 산후 2주 이내에 회복한다.

② 심한 갈증을 호소

ㄱ 분만 시의 수분손실 및 이뇨와 관련된 순환, 간질공간 사이에서의 수분이동 때문이다.

ㄴ 분만 후 배고픔을 느낌 → 가벼운 식사나 수분섭취 가능

③ 변비 : 임신으로 인해 장이 이완되고, 복근이 팽창되어 배설을 잘하지 못해 발생한다.

ㄱ 원인 : 분만과정 중 금식, 분만 전 관장, 분만 시 투여된 약물

ㄴ 회음절개술, 치질, 회음부 열상으로 인한 통증은 변비를 더욱 악화시키는 요인이다.

ㄷ 중재 : 완화제 복용, 장의 탄력성이 회복된 후에 규칙적인 배변습관을 가질 수 있다.

④ 체중감소 : 분만과 산욕기를 통해 약 10kg 정도이다.

ㄱ 태아, 태반, 양수, 실혈 등으로 분만 직후 5kg 정도 감소

ㄴ 자궁퇴축, 오로, 발한, 이뇨작용 등으로 분만 후 1주일까지 4kg 감소

(6) 신경계 및 근골격계

신경계	• 부종 감소, 근막, 건, 결합조직의 물리적 변화로 수근관증후군(Carpal tunnel syn.)의 호전과 다리경련이 소실된다. • 커진 자궁으로 생겼던 자세의 변동이 회복되어 척추전만증과 척추후만증이 호전된다. • 서혜부 인내나 골반벽에 위치한 신경입박으로 생긴 대퇴 저림김이 사라진다.
근골격계	• 골반근육 　– 자궁과 질을 지지하고 있는 근육과 근육층 지지구조들은 출산 시 손상을 받아 늘어나고 약화되어 이완을 초래한다. 　– 직장류(Rectocele), 탈장(Enterocele), 자궁탈출(Uterine prolapse), 요도류(Urethrocele), 방광류(Cystocele) 유발 　– 중재 : 골반저근훈련법으로 빠른 회복을 돕는다. • 복 벽 　– 복벽의 탄력성은 회복이 되지만, 탄력섬유의 파열로 생긴 임신선은 영구히 남는다(후에 흰색으로 변해 잘 띄지 않음). 　– 복직근이개(Diastasis Recti Abdominis) : 임신 시 복근이 과도하게 팽창되었거나 복근의 강도가 떨어진 경우 복근이 심하게 분리되어 초래된다. 　– 중재 : 휴식, 식이, 적절한 산후운동 및 올바른 자세로 회복을 촉진한다.

(7) 피부계

① 색소 침착

ㄱ 유두와 유륜, 임신선의 과도한 멜라닌 색소 침착이 분만 후 옅어진다.

ㄴ 기미(Chloasma) : 완전히 없어지지는 않으나 분만 후 많이 호전된다.

ㄷ 거미모양혈관종(Spiderangioma), 검은 모반(Darker nevi), 손바닥 홍반(Palmar erythema), 치육종(Epulis), 소양증 : 에스트로겐 수치 저하로 호전된다.

② 발 한

ㄱ 임신 중 축적된 수액이 배설되는 수분대사 과정, 피부를 통한 노폐물의 배설로 산욕 초기에 땀을 많이 흘리게 된다(주로 밤에 심함).

ㄴ 중재 : 오한이 나지 않도록 보호하고, 피부청결을 위한 배려를 해 준다.

③ 체 온

ㄱ 38℃ 이하로 약간의 체온이 상승할 수 있다.

ㄴ 분만 후 첫 24시간을 제외하고 산욕기 중에 24시간 동안 정상 범위 이상의 열이 두 번 이상 계속될 경우 산후감염(자궁내막염)을 의심해야 한다.

ㄷ 유방 및 혈관 림프관의 증식으로 인한 열은 12시간을 넘기지 않는다.

(8) 내분비계

① 내분비계의 변화 : 태반에서 분비되던 호르몬들의 혈장수준이 분만 후 급격히 하강하여 초래된다.

ㄱ 융모생식샘자극호르몬(hCG) : 분만 후 급속히 감소하여 배란 때까지 낮은 수치를 보인다.

ㄴ 에스트로겐 : 3시간 이내에 90% 감소하여 산후 7일 이내에 가장 낮은 수치를 보이고 3주 이내에 난포기 수준으로 회복된다.

ㄷ 프로게스테론 : 3일 이내에 황체기 수준 이하로 감소되고, 7일경에는 나타나지 않다가 배란 후 증가한다.

ㄹ 난포자극호르몬(FSH) : 분만 후 10~12일 동안 낮은 수치를 보이고 3주 이내에 난포기 수준에 도달한다.

ㅁ 황체화호르몬(LH) : 분만 후 10~12일 동안 낮은 수치를 보이고 배란 후 증가한다.

② 배란과 월경

ㄱ 출산 후 배란과 월경은 산부의 모유수유 여부에 따라 영향을 받으며 수유기간이 길수록 배란이 늦어진다.

ㄴ 분만 후 첫 월경은 무배란인 경우가 많고, 첫 월경이 늦어질수록 배란성 월경일 확률이 높다.

ㄷ 6개월 정도 수유한 여성은 산후 28주에 배란성 첫 월경을 했다(∵ 수유 → 난소에 일시적 불응기 유발 → 뇌하수체의 성호르몬 생산 저해).

ㄹ 비수유모는 빠르면 산후 27일에도 배란이 될 수 있으며, 평균적으로 7~9주경에 첫 월경이 있다.

ㅁ 1개월 미만의 수유모는 배란과 월경 재개가 비수유모와 비슷하다.

ㅂ 분만 후 첫 배란 시기는 다양할 수 있으므로, 분만 후 피임시기를 잘 선택하는 것이 중요하다.

(9) 산후유방 – 유방 울혈(Breast engorgement)

① 유방의 정맥과 림프 순환량의 증가 및 유방의 소엽에 젖이 생산되고 채워져 발생하는 중압감이나 통증

⊙ 일시적인 상태로 보통 24~48시간 동안 나타나고 심할 경우 수유에 방해가 될 수 있다.

ⓒ 울혈로 인해 0.5℃ 정도의 체온상승이 있으나 12시간을 넘기지 않는다.

② 구 분

1차 울혈 (Primary engorgement)	• 정의 : 산욕 초기의 유방에 민감성과 울혈이 오는 것 • 시기 : 분만 3~4일 발생 • 원인 : 림프와 정맥의 팽창으로 유즙의 분비를 왕성하게 하기 위함이다. • 노란색의 초유가 분비된다.
2차 울혈 (Secondary engorgement)	• 정의 : 유즙분비 후 발생되는 울혈 • 원인 : 유방소엽의 젖이 채워져서 팽만되기 때문에 발생한다(젖몸살, Milk fever). • 열감과 동통과민이 있다. • 젖을 짜 버리지 않고 그대로 두면 유즙분비가 정지되기도 한다.

출제유형문제 최다빈출문제

1-1. 산욕기 소변의 정상 소견이 아닌 것은?

① 산욕 초기에 약간의 당뇨는 있을 수 있으나 이내 사라진다.

② 경증의 단백뇨를 1~2일간 볼 수 있다.

③ 신장의 혈장흐름과 신사구체 여과율이 증가된다.

④ 임신 시 축적된 체액의 배출로 배뇨량이 3,000cc 정도 증가한다.

❺ 아세톤뇨는 감염의 징후이다.

해설
아세톤뇨는 지방대사와 탈수로 인해 초래될 수 있는 정상소견이다.

1-2. 산욕기 심박출량의 변화에 대한 설명으로 옳지 못한 것은?

❶ 분만 4주 내에 40%가량 감소하게 된다.

② 태반박리 직후 가장 많은 양이 박출된다.

③ 산욕 초기 심박출량은 35% 정도 증가한다.

④ 심박출량은 분만 시 증가한다.

⑤ 임신 전 수준으로 회복되는 기간은 3주경이다.

해설
심박출량은 분만 2주 내에 30%가량 감소한다.

2 산모 간호

(1) 질 분만 후 간호

① BUBBLEE-C : 머리부터 발끝까지 점검하는 8가지 중요한 신체·심리적 상태

　㉠ B-Breasts : 수유 여부에 따른 유방의 변화 사정, 유방 울혈 예방과 관리

　㉡ U-Uterus : 자궁 퇴축 사정, 필요 시 자궁저부 마사지 시행

　㉢ B-Bladder : 방광 팽만/요실금 사정, 배뇨 독려, 골반저근훈련법(Pelvic floor muscle exercise)
　　독려

　㉣ B-Bowel : 치질 사정, 배변 독려

　㉤ L-Lochia : 오로 상태 사정, 오로와 출혈 분별

　㉥ E-Episiotomy(or Cesarean incision) : 회음부 간호, REEDA 확인

　　REEDA : 발적(R, Redness), 부종(E, Edema), 반상출혈(E, Ecchymosis), 배액(D, Drainge), 치유
　　정도(A, Approximation)

　㉦ E-Emotional state & Bonding : 산후 우울감과 산후 우울증 분별, 모아애착증진 간호, 애착행위
　　독려

　㉧ C-Circulation : Homan's sign 사정, DVT 고위험 요인 확인, 조기이상 독려

② 신체적 간호

자궁 퇴축 간호	• 분만 후 24시간 동안 자궁저부 검진을 통해 자궁이 이완되어 있는지 파악하고, 이완 시에는 자궁이 견고하고 본래의 강도를 유지하게 될 때까지 간헐적으로 자궁마사지를 시행한다. • 출혈량을 기록하고, 단시간 내에 자궁이 알맞게 수축되지 않거나 단단하게 수축된 후에도 출혈이 계속되면 의사에게 보고한다. • 출혈 시 자궁 수축을 자극하는 옥시토신계 약물이 처방된다.
산후통 간호	• 생리통과 유사하고 산후 2일경까지 나타난다(3일경 완화). • 경산모와 자궁이 지나치게 이완된 산모에게 흔하며 모유수유 시 산후통이 더 심하다. 　– 초산부는 자궁이 강직성 수축을 하기 때문에 산후통이 없고, 경산모는 간격을 두고 수축하기 때문에 산후통이 초래된다. 　– 수유 시 유두의 자극으로 옥시토신 분비가 자극되어 자궁수축을 야기하기 때문이다. • 간호 중재 　– 방광 비우기, 자궁저부 마사지, 고온팩 적용, 배 깔고 눕기, 다리 들어올리는 운동 등을 교육한다. 　– 진통제 투여 : 산후통이 심할 경우 모유수유 30분 전에 투여하여 수유 시 불편감 완화를 도모한다.
배뇨 간호	• 목적 : 산후감염 예방, 방광기능 확인, 자궁수축 촉진, 산후출혈 예방 • 분만 후 4~6시간까지 자연배뇨 실시 • 산후 2시간 간격으로 방광팽만을 확인한다. • 자연배뇨를 못하면 간헐적 도뇨 또는 정체도뇨가 필요하다. • 산후 첫 소변은 100cc 이상이 정상이다. • 소변 횟수, 양, 색깔, 감염 등의 특성을 관찰한다. • 필요 시 잔뇨량 확인(자연배뇨나 도뇨 후 50mL 이하이면 정상) • 감염이 있을 경우 항생제 투여(7~10일간)

배변 간호	• 변비를 예방하기 위해 처음 며칠은 배변완화제나 하제를 사용한다(모유수유 산모는 모유로 배출되지 않는 하제 사용). • 장음이 들린 시간과 첫 배변을 기록한다. • 분만 후 2~3일째에도 배변이 어려우면 청정관장을 실시하고, 실패 시 보유관장을 실시한다. • 정기적 배변습관, 적절한 수분공급, 섬유질이 풍부한 식이섭취 등을 교육한다. • 치질 : 좌욕, 마취 스프레이, 연고, 냉습포 수렴제 등을 적용한다.

회음부 간호	• 목적 : 안위감 제공과 감염예방
	• 분만 직후에는 회음부 손상과 회음절개술까지 했으므로 냉요법 적용으로 통증을 경감시키고, 혈관수축을 증대시켜서 출혈과 부종을 감소시킨다.
	• 냉요법 이후 온열요법은 위생상태 증진, 회음의 불쾌감과 부종감소를 위해 적용한다.
	• 냉요법
	  – 얼음주머니는 30~60분 간격을 두고 30분 정도 적용 시 가장 효과가 좋다.
	  – 24~48시간까지 적용가능한데 그 이상 적용하면 상처 회복을 저해한다.
	• 습열요법(좌욕)
	  – 회음부 순환증진, 부종 경감, 조직이완
	  – 1회 20분씩 1일 2~3회 적용하고 물온도는 38~41℃가 적당하다.
	• 건열요법
	  – 1회 20분씩 1일 3회 좌욕 후 적용하고, 열전등은 50~70cm 거리를 유지한다.
	  – 화상 주의, 필요시 진통제, 마취 스프레이, 연고 적용

③ 유방 간호
  ㉠ 유두관리
    • 모유수유 산모는 비누, 알코올, 건조제 사용을 피하고, 비수유부는 샤워 시 부드러운 비누를 사용하여 유방을 씻어 준다.
    • 유방에 잘 맞는 브래지어를 착용하는 것 외에 특별한 처치는 필요하지 않다.
  ㉡ 유방 울혈
    • 통증 호소 : 초산모 > 경산모
    • 울혈로 인해 체온이 0.5℃ 상승할 수 있으나 38℃ 이상으로 상승 시에는 감염을 고려하여 다른 원인을 찾아본다.
    • 유방의 불편감으로 인한 피로와 두통 호소
    • 치료 및 간호
      – 유방마사지, 냉온찜질, 유방에 양배추잎 붙이기, 유방마사지, 모유유출
      – 2~3시간 간격으로 수유하기
  ㉢ 유즙억제
    • 가장 간단하고 자연스러운 방법은 유방자극을 피하는 것이다.
    • 비수유모의 유방은 탄력붕대 등을 이용한 유방대로 싸매주며 손대지 않는다.
    • 출산 후 72시간 정도 유방을 단단히 지속적으로 지지해 준다.
    • 유축을 하지 않으면 유즙의 생산이 억제되므로 며칠 내에 서서히 없어짐을 설명한다.
    • 한 시간 간격으로 15분 정도의 얼음찜질은 불편감을 감소시킬 수 있다.

④ 조기이상, 휴식, 수면
  ㉠ 조기이상(Early ambulation)
    • 특별한 부적응이 없다면 분만 후 4~8시간이 지나면 산모가 침대에서 일어나 앉거나 걸을 수 있도록 권장한다.
    • 처음 침대에서 일어날 때에는, 갑작스런 현기증과 쓰러짐에 대비하여 다리는 아래로 떨어뜨린 자세(Dangling)로 수분 동안 침대에 걸터앉게 한 후 서서히 활동을 늘려 간다.
    • 장 점
      − 순환을 돕고 혈전 정맥염의 위험을 감소시킨다.
      − 방광과 장 기능 증진 : 도뇨관 삽입의 필요성, 복부 팽만, 변비 감소
    • 척추강 내 지주막하 마취
      − 척추 후방의 두통을 감소시키고, 천자부위로 척수액이 스며나오는 것을 막기 위해 8시간 정도 앙와위를 취한다(고개 들기, 자세변경 자제).
      − 혈액순환을 증진시키기 위한 다리운동은 하도록 권장한다.
    • 국소 마취, 경막외 마취, 미단부 마취 : 가능한 빠른 조기이상을 격려한다.
  ㉡ 휴식과 수면
    • 분만 후 지친 산부를 위해 휴식과 수면은 필수적인 간호중재이다.
    • 어느 때라도 수면과 이완을 취할 수 있어야 한다(방문객 제한).
    • 휴식은 불안과 근심을 감소시키고 안위를 증진시킨다(정서적 문제 예방).
    • 산부가 신생아를 돌보는 일에 열망을 갖게 되는 적극기에도 휴식과 수면은 필수이다.
    • 안위 간호 : 등 마사지, 투약 등
⑤ 예방접종
  ㉠ 풍진 백신
    • 풍진 예방접종을 안 했거나 풍진항체수치(Titer)가 1:8 이하인 산부는 퇴원 전 접종
    • 항체가 1 : 16 이상 시 면역력이 있다고 고려된다.
    • 생백신이므로 접종 후 3개월 동안은 기형 유발 가능성을 고려하여 피임을 권장한다.
    • 백신은 감약되고 비전염성 바이러스이므로 모유수유 산모에게도 접종 가능하다.
  ㉡ Rho(D) 면역글로불린 : Rh(−)인 여성이 이전에 감작되지 않은 경우 분만 후 72시간 이내에 Rho(D) 면역글로불린을 접종한다.
  ㉢ B형 간염이 있는 산부의 신생아는 출생 후 가능한 한 12시간 내에 B형 간염 면역글로불린 (Hepatitis B immune globulin, HBIG)을 접종하고 후에 백신으로 접종해야 한다.

(2) 산후 자가간호 교육

① **수유모의 영양섭취**

　㉠ 분만 중 음식과 수분을 제대로 섭취하지 못한 동시에 출혈, 발한, 오심 등으로 분만 후 식욕과 갈증이 증가한다.

　㉡ 출산 후 첫 식사는 소화가 용이한 음식을 소량씩 제공한다.

　㉢ 출산 여성의 영양관리
- 수분공급 : 젖의 분비를 위해 1일 2,500~3,000mL를 공급해 준다.
- 에너지(kcal) : 하루에 2,420kcal로 비임신 시보다 320kcal 증가
- 단백질 : 모체가 섭취한 단백질의 50%가 유즙으로 이행되므로 수유기의 단백질 양은 비임신 시보다 25g을 증가시킨다.
- 당질 : 탄수화물로 섭취하는 에너지 비율이 70% 이상이면 질병의 위험이 증가하므로 2015년 55~65%로 설정하였다.
- 지질(Fat) : 총섭취 열량의 15~30%로 제한
- 칼슘, 수분, 기타 영양의 섭취를 위해 1일 1,000mL의 우유 섭취가 권장된다.
- 비타민

비타민 A	• 저항력을 기르는데 필요한 영양소 • 결핍 시 : 산욕감염, 신생아의 저항력 저하
비타민 B	• 당질, 지질, 수분대사와 많은 관계가 있다. • 결핍 시 : 피로, 부종, 각기 및 자궁복구 지연
엽 산	중요한 조혈요인으로서 모유로 분비되어 신생아 빈혈예방, 550mcg 권장
비타민 B_{12}	적혈구의 세포분열에 도움이 된다.
비타민 C	항괴혈(Anti-survey)작용으로 산욕기에 산모의 회복을 돕고, 감염에 대한 저항력을 증강시키며 산후출혈늘 예방한다.

② **산후 운동**

　㉠ 분만 시 늘어난 복벽과 골반 및 근육의 수축력을 회복시키고, 혈액순환을 좋게 하며, 배뇨, 배변작용과 자궁수축을 도우며, 산후 긴장과 피로를 회복시키는데 도움을 준다.

　㉡ 운동은 분만 후 첫 날부터 시작하여 점차적으로 운동의 양을 증가시키되 무리하지 않도록 한다.

　㉢ 분만 후 적어도 6주 동안 5~10회/1일 정도 실시하는 것이 좋다.

　㉣ 산욕 1일부터 골반저근의 탄력성 유지를 위한 골반저근운동(Pelvic floor muscle exercise, PFME)을 한다.

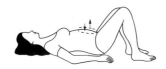

복식호흡

무릎을 구부리고 편안하게 똑바로 눕는다. 코로 숨을 천천히 들이마시면서 복부를 상승시킨다. 복부를 수축하면서 천천히 그러나 힘 있게 숨을 내쉰다. 내쉬는 동안 3~5초간 가량 호흡을 참는다.

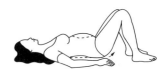

복식호흡과 골반흔들기

무릎을 구부리고 똑바로 눕는다. 숨을 깊게 들이마시면서 바닥에 등의 하부를 댄 채 골반을 화살표의 방향으로 움직인다. 복근과 둔부를 수축하면서 천천히 그러나 힘 있게 숨을 내쉰다. 내쉬는 동안 3~5초간 호흡을 참는다. 이완한다.

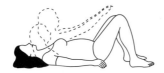

무릎 닿기

무릎을 구부리고 똑바로 눕는다. 턱을 가슴에 대면서 숨을 깊게 들이마신다. 내쉬면서 머리와 어깨를 천천히 들면서 팔을 뻗어 무릎에 댄다. 천천히 그리고 부드럽게 머리와 어깨를 내리면서 처음 자세로 돌아온다. 이완한다.

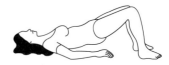

둔부 올리기

무릎을 구부리고 똑바로 눕는다. 천천히 둔부를 상승하면서 등을 아치 모양으로 들어올린 후 천천히 처음 자세로 돌아온다.

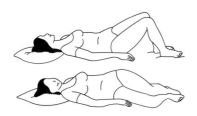

무릎 붙여 돌리기

무릎을 구부리고 편안하게 똑바로 눕는다. 어깨는 바닥에 붙인 채 발을 모으고 천천히 그리고 부드럽게 무릎이 바닥에 닿을 때까지 왼쪽으로 돌린다. 다시 무릎을 세우고 오른쪽으로 돌린 후 처음 자세로 돌아온다. 이완한다.

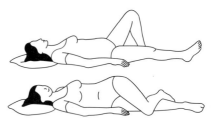

무릎 돌리기

오른쪽 다리는 펴고 왼쪽다리는 구부리고 똑바로 눕는다. 어깨는 바닥에 붙인 채 천천히, 부드럽게 왼쪽 무릎이 오른쪽 바닥에 닿을 때까지 돌린다. 처음 자세로 돌아온 후 오른쪽 무릎이 왼쪽 바닥에 닿도록 돌린 후 다시 처음 자세로 돌아온다. 이완한다.

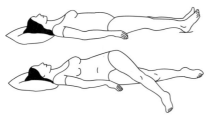

다리 돌리기

다리를 펴고 똑바로 눕는다. 왼쪽 다리를 천천히 그리고 부드럽게 들어 오른쪽 바닥에 댄 후 처음 자세로 돌아온다. 오른쪽 다리를 왼쪽 바닥에 댄 후 처음 자세로 돌아온다. 이완한다.

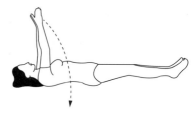

팔 올리기

팔을 몸과 90°가 되게 편 채 편안하게 똑바로 눕는다. 팔을 천천히 수직으로 들어올려 양손을 붙였다가 천천히 처음 자세로 돌아간다.

[산후운동]

③ 성생활

    ㉠ 성욕 저하 발생 : 호르몬 저하, 모성 역할 적응, 수면과 휴식 부족으로 인한 피로 등

    ㉡ 성반응 주기의 정상화 지연으로 편안한 성관계는 보통 분만 후 3개월 정도이다.

    ㉢ 성생활 교육

        • 성교는 오로가 감소한 후가 적당하며, 통증이 없을 만큼 회음부가 아물어야 한다.

        • 혈종이나 감염과 같은 문제가 없을 때 성교해야 하며, 불편감이 있다면 얼마 동안 성생활을 금하도록 한다.

    ㉣ 피임 : 산후 6주는 무배란성 월경일 수 있으나 정확한 배란 시기를 예견할 수 없으므로 임신을 원치 않는 산모의 경우는 모두 피임을 권장하고 있다.

④ 산욕기의 감염증상 교육

    ㉠ 심한 질 출혈, 선홍색 오로, 심한 악취를 동반한 질 분비물 증가

    ㉡ 열(오한이 있거나 없음)

    ㉢ 한쪽 다리의 부종, 압통, 발적, 열감이 있을 때

    ㉣ 유방의 종창, 압통, 발적, 열감 부위가 있을 때

    ㉤ 배뇨곤란, 배뇨 시 통증, 회음부 혹은 골반부의 지속적인 통증

(3) 전통적 산후관리(산후조리 6원리)

제1원리	• '몸을 따뜻하게 하고 찬 것을 피함으로써 기운을 돋우기'로 음양이론(Yin-Yang theory)에 영향을 받는 대표적인 원리이다. • 몸을 따뜻하게 함으로써 산부가 기운을 내도록 한다(따뜻한 음식, 환경조절).
제2원리	'일하지 않고 쉬기'로 신체적, 정신적으로 휴식하게 하는 것이다.
제3원리	'잘 먹기'로 산모를 위해 특별히 처방되고 마련된 음식을 먹는 것이다.
제4원리	'무리하게 힘을 쓰지 않아 몸을 보호하기'로 몸이 완전히 회복되기 전에 몸을 과도하게 사용하지 않도록 하는 것이다.
제5원리	'청결 유지하기'로 다른 원리들과의 조화로운 관계 속에서 행해져야 한다.
제6원리	'정성껏 돌보기'로 산모의 주위 사람들이 산모를 정성껏 돌본다는 것이다.

출제유형문제 〔최다빈출문제〕

2-1. 분만 후 산모가 산후통을 겪는 원인은?

① 초산부일 경우
❷ 옥시토신의 분비
③ 자궁근의 지속적인 수축
④ 자궁내막의 재생
⑤ 자궁인대의 탄력성 저하

2-2. B형 간염 산모 아기의 B형 간염 면역글로불린 접종시기는?

① 출생 후 24시간 이내
❷ 출생 후 12시간 이내
③ 출생 후 48시간 이내
④ 출생 수 12주 이내
⑤ 출생 후 12시간 이내 백신으로 투여한다.

해설
산후통은 경산모와 자궁이 지나치게 이완된 산모에게 흔하고, 모유수유 시 신생아가 젖을 빨 때 옥시토신 분비가 자극되어 자궁수축을 야기하기 때문이다.

해설
B형 간염이 있는 산부의 신생아는 출생 후 가능한 한 12시간 내에 B형 간염 면역글로불린 (Hepatitis B immune globulin, HBIG)을 접종 하고 후에 백신을 접종해야 한다.

3 출산 후 부모의 사회심리적 적응

(1) 부모로의 역할 이행

① 애착(Attachment) : 부모와 자녀가 서로 사랑하고 받아들이는 과정으로, 애착과정은 임신 동안에 시작하여 분만 후 초기에 고조되며, 한 번 형성된 것은 계속되고 지속적이다.

    ㉠ 애착에 영향을 미치는 요인(Mercer)

        • 부모의 정서적 건강, 사회적 지지체계(동료, 친구 및 가족)

        • 의사소통과 돌봄을 제공할 수 있는 능력

        • 부모와 아기 간의 근접성과 적합성

    ㉡ 초기의 부모 자녀 간의 애착은 후에 사회인지적 발달에 영향을 주며, 애착은 내적인 것으로 객관적 관찰이 어렵지만 눈 맞춤, 웃기, 울기, 빨기, 매달리기, 따라하기 등이 애착행동으로 해석된다.

② 결속(Bonding)

    ㉠ 엄마가 진통 및 아기와의 눈 맞춤, 아기의 웃음 등을 경험한 후에 생기는 것으로, 처음에는 아기에게 별로 사랑하는 감정이 없다.

    ㉡ 엄마의 이성, 생의 경험, 아기의 행동특성에 따라 달라지며, 임신 및 분만 경험이 긍정적이면 강화되고 부정적이면 약화된다.

    ㉢ 남편과 아기의 결속은 아내가 겪은 임신, 분만과정에 함께 참여한 정도에 따라 달라지며, 남편의 참여 정도가 많을수록 강화된다.

    ㉣ 애착과 결속을 강화하기 위해 분만 후 엄마와 아기가 함께 있는 모자동실 체제를 구축하고 산부가 아기를 첫 대면할 때 눈맞춤, 언어표현 등을 통하여 상호 적응하도록 돕는다.

(2) 부모의 역할행위

① 모성 역할행위

    ㉠ 모성 역할 획득에 관련된 변수 : 산부의 연령, 분만 경험에 대한 지각, 산욕 초기 모아의 분리 상태, 지지체계, 영아기질, 사회, 문화적 수준 등이 있다.

    ㉡ 모성 행위 : 접촉, 눈 맞춤, 냄새, 목소리, 바이오리듬

© 산모의 심리적 변화과정(Rubin)

구 분	특 징	치료 및 간호
소극기 (Taking-in phase)	• 분만 후 2~3일 • 산모는 자기중심적이며, 수동적이고 의존적인 경향이 짙어진다. • 분만과정의 전모를 자세히 알기 원하며, 수다스럽다. • 산모는 자신이 겪은 경험을 누구에게나 얘기하고 싶어 하며, 힘들었던 분만으로 인해 애정과 주의를 받고 싶은 욕망을 갖는다. • 자가 간호 행위를 적극적으로 수행하지 못하고 쉽게 피로를 느낀다.	• 충분한 휴식과 수면, 영양 제공 • 사실 그대로의 정보를 반복해서 제공한다. • 피로하지 않도록 배려한다. • 산모의 말을 들어주기
적극기 (Taking-hold phase)	• 분만 후 3~10일 • 모성으로서의 새로운 역할을 독립적이고 자율적으로 수행하려고 노력하는 시기이다. • 처음으로 어머니로서의 역할을 시도하게 된다. • 일상 활동이나 아기를 돌보는 일이 잘되지 않을 때 조바심, 실망감, 갈등을 경험하기도 한다.	• 육아법에 대한 교육 • 자신감을 갖도록 격려한다.
이행기 (Letting-go phase)	• 분만 후 1주일 ~ 산욕기 • 아기의 실제 모습을 수용하며 과거의 생각과 행동을 정리하며 적응하는 단계이다(자유, 사회생활 등을 포기). • 출산과 수유로 인한 불편감, 피로, 호르몬 변화, 역할변화로 인한 책임감으로 일시적인 우울을 경험한다. • 가족의 도움이 필요한 시기	지지체계 연결

② **부성 역할행위** : 아기에게 관심이 많은 아버지는 접촉, 눈 맞춤과 같은 감각적 반응을 유도하고, 처음 자신의 아기를 보고 난 후 자존감이 증가되고, 자신이 자랑스럽고 위대하며 성숙한 것처럼 느낀다.

(3) 모아관계 형성

① **모아상호작용 단계** : 모아상호작용은 점진적으로 다음과 같은 단계를 거쳐 심화되므로 각 단계를 유심히 관찰하고 이 단계를 충분히 거치도록 격려하고 지도해야 한다.

　㉠ 도입 단계
- 만짐의 단계 : 손가락으로부터 시작하여 손바닥을 거쳐 팔을 만지게 된다.
- 마주하는 자세 : 아기의 얼굴을 마주하고, 눈을 맞추려 하고 말을 건다.
- 감각적 접촉 : 시각, 촉각, 청각, 울음, 재채기 소리를 듣고 냄새를 맡아 본다. 도입 단계의 접촉 경험은 이후 계속적인 의사소통 방법에 영향을 미친다.

　㉡ 사귐의 단계
- 동일 시 : 몸의 닮은 부위나 닮은 행동을 식별하고 자신의 일부로, 자신의 것으로 인식한다.
- 주위 사람을 연관시킴 : 행동이나 몸짓 등을 주위 사람과 동일시하며 아기의 사회적 관계망을 그려낸다.
- 의미부여 : 아기의 고유한 행동이나 모습에 대해 해석하고 의미를 부여한다.

　㉢ 상호조절단계
- 돌보기 : 모유수유, 목욕을 시키고, 배설물을 처리하며 정서적으로 달래주려고 한다.
- 아기를 인식함 : 자신과 아기들 간에 차이를 발견, 아기가 고유한 존재임을 인식한다.

- 아기의 요구 파악 : 아기의 특징과 요구를 분명히 파악하게 된다.
- 상호 유희 : 어머니는 아기를 재미있게 해 주려고 노력하며 이를 즐긴다.
- 아기의 고유성 격려 : 아기가 하고 싶은 대로 하게 하고, 이를 긍정적으로 자극한다.

② 모아의 조기접촉
- ㉠ 모아의 조기접촉이 출산 후 첫 며칠 동안 어머니의 애정적 행동과 모유수유 기간에 긍정적인 영향을 미친다.
- ㉡ 조기 접촉한 아기들의 IQ 지능지수가 99였는데 후기 접촉한 아기들의 IQ 지능지수는 85였다.

③ 초기 수유 시 모아 상호작용 : 모아 상호작용이 빈번한 시기로 초기 수유 시 모아가 나타내는 행동에 의해 상호작용 양상이 결정되므로 중요한 시기이다.

④ 신생아에 대한 지각 : 어머니는 신생아의 행동이 어머니에 대한 신생아의 느낌이나 태도를 반영하는 것으로 인식하게 된다. 수유 후 보채거나, 어머니의 접촉을 외면하는 등 신생아의 거부적인 태도는 어머니의 돌봄에 불만을 느끼는 것으로 인식되어 모아 상호작용을 저해하는 요소로 작용할 수 있다.

(4) 출산 후 우울

① 에딘버러 산후우울척도(Edinburgh postnatal depression scale, EPDS)
- ㉠ 이 도구는 10문항으로 최근 1주일 사이의 증상을 0점에서 3점으로 자가 평가하여 총점을 환산하는 방법이다.
- ㉡ 총점이 12~13점 이상인 경우 산후 우울증을 의심하며 전문적 도움을 받도록 한다.

② 산후 우울감(Postpartum blues)
- ㉠ 정의 : 산모의 50~80%가 일시적으로 경험하는 흔한 기분장애로 정상으로 간주한다.
- ㉡ 시기 : 분만 후 2~4일에 시작하여 5일째 가장 심하며, 10~12일경 완화된다.
- ㉢ 원 인
  - 호르몬 변화(에스트로겐, 프로게스테론 수치 감소)로 인한 생리적 원인
  - 모성 역할 획득에 대한 스트레스, 불안(낮은 자존감)
  - 출산이라는 생활사건에 대한 일시적 적응장애
- ㉣ 증상 : 이유 없는 잦은 눈물, 식욕부진, 피로, 두통, 불면증, 분노, 불안, 기분변화, 집중력 장애, 의기소침, 배우자에게 적대감, 안절부절못함
- ㉤ 치료 및 간호
  - 정상적인 반응임을 교육한다.
  - 배우자의 절대적인 지지와 위로가 중요한 간호중재이다.
  - 신생아에 대해 갖는 부적절한 감정은 산욕기의 흔한 경험임을 이해시킨다.
  - 개별적인 간호 제공 : 산모가 스스로 중요한 사람이라는 느낌을 갖도록 한다.
  - 산모의 기분(불안, 낙담, 근심)을 말로 표현할 수 있도록 도와준다.
  - 스스로 통제하고 있다는 기분을 갖도록 최대한 자기결정권을 존중해 준다.
  - 적절한 휴식과 영양을 취하도록 환자를 격려하고, 엄마로서의 과업을 빠른 시일 내에 수행할 수 있도록 돕는다.

③ 산후 우울증(Postpartum depression, PPD)

    ㉠ 정의 : 산후 우울에서 산후 정신병까지의 연속선상에 있으며 출산 여성의 7~30%에서 발생한다.

    ㉡ 시기 : 1년 동안 어느 때나 발생하지만 산후 4주 후가 가장 위험하고, 완화되려면 수주에서 수개월
       이 걸린다.

    ㉢ 원 인

      • 호르몬의 변화

      • 임신기간의 중증의 불안, 부부갈등

      • 친한 가족구성원이나 확대가족이 없는 경우

      • 산후 우울증의 과거력, 스트레스가 많은 생활사건의 경험

      • 사회적 지지를 받지 못한 경우, 대인관계 어려움, 신체적, 성적 학대

      • 중증의 월경전증후군, 알코올증후군의 가족력

    ㉣ 증 상

      • 산모와 아기의 연대감 형성 방해하여 신생아를 돌보는 모성의 능력을 방해한다.

      • 전신적 피로와 아픔, 안절부절못함, 집중력 손상, 기억력 저하, 부적절감 등

      • 아기를 돌봄에 있어 부적절하게 대처하고, 엄마로서의 역할 수행과 출산에 대한 죄의식이 증가
       한다.

      • 자신이나 아기를 해치려는 생각은 하지 않지만 우울증이 심한 경우 통제력 상실로 자살을 계획
       할 수도 있다.

      • 아이의 인지능력과 감정발달에 부정적인 영향을 미치고 과민성이 증가한다.

    ㉤ 치료 및 간호

      • 예방 및 조기진단, 신속한 치료

      • 약물요법 : 삼환계 항우울제와 선택적인 세로토닌 재흡수억제제제

      • 정신요법 : 개인적인 상담과 그룹치료

      • 자살이나 살해 충동에 대한 감시

      • 남편과 가족의 참여

      • 상대방의 감정을 이해하고, 안심시킨다.

④ 산후 정신병(Postpartum psychosis)

    ㉠ 정의 : 우울과 망상을 겪고 자신 또는 아기를 해치려는 것이 특징이다.

    ㉡ 시기 : 분만 1,000명당 1~2명으로 일반적으로 출산 후 1~3개월 이내, 빠르게는 수일 내에 시작할
       수도 있다.

    ㉢ 원 인

      • 기분장애, 특히 양극성 장애(조울 반응 동반) 및 주요 우울장애와 밀접한 관계가 있다.

      • 월경곤란증, 호르몬의 급격한 변화, 세로토닌 신경전달체계의 이상, 유전적 소인

      • 산후우울증의 과거력, 임신 중 우울증, 어려운 임신, 합병증을 동반한 임신

      • 수면장애, 부부관계, 모아관계, 가정환경, 정체성 혼돈, 지지체계 결여

ㄹ 증 상
　　• 피로, 불면, 안절부절못하는 증상 호소, 자가간호 결핍
　　• 죄책감, 망상과 환각, 현실감 상실 및 지남력 장애
　　• 신생아에 대한 분노감, 편집증과 강한 공격성, 부조리한 언동
　　• 자살과 영아 살해 위험이 있다.
　ㅁ 치료 및 간호
　　• 조기 발견
　　• 치료는 응급으로 시행되어야 한다.
　　• 항우울제, Lithium carbonate, 항정신병 약물을 단독 또는 병용 투여한다(수유 중 금기).
　　• 자살의 위험이 있으면 입원치료를 하게 한다.
　　• 급성기 후 정신치료로 재적응을 돕는다.
　　• 남편과 가족의 지지로 산모의 스트레스가 감소되면 예후가 좋다.

⑤ 산후 정신장애 산모 간호
　ㄱ 산모에게 경청하고 보살피는 태도가 필요하다.
　ㄴ 산후 정서적인 문제에 관해 가까운 가족이나 친구들과 지식을 공유하도록 한다.
　ㄷ 균형잡힌 식이, 규칙적인 운동, 밤에 충분한 수면을 취하도록 영아관리를 부탁한다.
　ㄹ 산모 스스로 과중한 일을 맡기지 않고 초인이 될 것을 요구하지 않는다.
　ㅁ 출산 후 정서적인 문제들을 부끄럽게 생각하지 않도록 한다.

출제유형문제 최다빈출문제

3-1. 산후 우울감을 겪는 산부에게 간호사가 해 줄 수 있는 것은?

① 아기와 잠시 격리시킨다.
② 약물치료를 권장한다.
③ 정신과 상담을 연계해 준다.
❹ 정상적이고 일시적인 현상임을 설명해 준다.
⑤ 육아방법 교육을 해 준다.

3-2. 출산 3일째인 산모가 의존적인 성향을 보이며, 애정을 받고 싶어 하는 증상은 어디에 해당되는가?

❶ 소극기
② 적극기
③ 이행기
④ 상호의존기
⑤ 산후 우울

해설
산후 우울감은 일시적이고 정상적인 현상이다. 이는 분만 후 호르몬의 변화와 산욕기 신체 변화에 대한 적응 장애로 나타날 수 있다. 간호사는 신체적 휴식을 도모하고 정서적 지지를 제공한다.

해설
소극기
• 시기 : 분만 2~3일
• 특징 : 의존적이고 수동적이며, 출산 경험에 대해 누구에게나 얘기하고 싶어 하고, 애정과 주의를 받고 싶은 욕망을 갖는다.

제 **2** 장

모유수유

1 모유수유의 실태와 실천요인

(1) 세계보건기구(WHO, 2002)와 미국소아과학회(AAP) 권고 사항

① 산후 첫 6개월 동안 어떤 다른 보충식도 주지 않고 모유만 주는 완전 모유수유를 시행한다.

② 6개월 이후에 적절한 보충식을 추가로 제공하면서 적어도 12개월간 지속적으로 모유를 수유할 것을 권고한다.

③ 12개월 이전에 모유수유를 중단할 경우 철분이 강화된 조제유 사용을 권고한다.

(2) 우리나라의 모유수유 실태

① 우리나라 모유수유율은 1970년 이래로 현저히 감소하여 1997년에 14.1%로 보고되었다.

② 정부와 민간차원의 계몽과 홍보로 2014년 24.6%로 증가하였으나, 2016년 유니세프 한국위원회의 자료에 의하면 출산 후 6개월 모유수유 실천율은 18.3%인 것으로 나타났다.

(3) 모유수유의 이점

① 영 아

㉠ 위장계 성숙을 증진하고 면역체를 포함하여 장염, 설사, 크론병(Crohn's disease), 소아 지방변증(Celiac disease)을 예방한다.

㉡ 특이항체와 세포매개성 면역체 면역요소를 아이에게 전해 주어 중이염이나 호흡기계 질환을 예방한다.

㉢ 알레르기 질환으로부터 보호해 준다.

㉣ 급성 영아돌연사(SIDS), 임파종, 인슐린 의존성 당뇨로부터 보호해 주는 효과

㉤ 인지 발달을 높여 준다.

㉥ 빠는 반사를 계속하여 하악 발달을 돕고 치아 건강에 좋다.

② 수유모

㉠ 난소, 자궁 및 유방암 예방

㉡ 옥시토신이 분비되어 자궁 퇴축이 증진되고 산후 출혈이 감소된다.

㉢ 임신 전 체중으로 빠르게 회복된다.

㉣ 애착을 형성하고 모성 역할을 빨리 획득하게 한다.

㉤ 중년기 이후 골다공증 발생위험률이 줄어든다.

③ 기 타

　　㉠ 경제적 부담이 작고, 세균감염으로부터 안전하다.

　　㉡ 언제든지 수유할 수 있으므로 편리하다.

출제유형문제 최다빈출문제

모유수유 시의 장점이 아닌 것은?

❶ 산후통 경감
② 유방암 예방 효과
③ 자궁퇴축 증진
④ 중년기 이후 골다공증 감소
⑤ 체중의 빠른 회복

해설
모유수유 시 유두의 자극으로 옥시토신이 분비 촉진되어 산후통이 증가한다.

2 모유수유 과정과 문제점

(1) 수유과정

① 유즙 분비의 기전

㉠ 임신 중 에스트로겐과 프로게스테론은 프로락틴의 분비와 젖의 분비를 억제하고, 출산 후 급격하게 감소함에 따라 뇌하수체 전엽으로부터 프로락틴의 분비가 자극된다.

㉡ 프로락틴은 태반만출 후 최고로 분비되면서 유즙분비가 증가된다.

㉢ 단 계

유선 발달 (Mammogenesis)	• 에스트로겐은 유관의 발달을 유도하고, 프로게스테론은 유선 소엽의 발달을 유도한다. • 임신한 여성은 프로락틴과 성장호르몬에 의해 더욱 발달된다. • 임신 3개월 선방세포에서 초유 비슷한 물질이 프로락틴에 의해 분비된다.

유즙 생성
(Lactogenesis)
	• 임신 3기에 시작되어 분만 후 2~3일까지 진행되면서 실질적으로 유즙이 분비되는 과정이다.
	• 분만 6주 이전부터 유방마사지를 하면 임신 기간에 축적된 유즙 배출에 도움이 된다.
	• 유즙 생성 1단계
	  – 임신 후기에 시작되며 초유가 나올 수 있다.
	  – 이 시기에는 프로게스테론이 유즙 생성을 억제한다.
	• 유즙 생성 2단계 : 태반 만출 후 에스트로겐, 프로게스테론, 락토겐이 현저히 감소된 후 프로락틴이 올라가 유즙 생성이 자극되면서 시작된다.

유즙 분비 (Galactopoiesis)	• 모유생산은 수요공급체계에 따라 유즙이 적절히 배출되면 유즙 분비는 왕성해지지만 규칙적으로 배출이 되지 않으면 2주 이내에 정지된다. • 첫 수유 시 약 30mL보다 적은 양이 배출되나 그 후에 60~90mL가 배출된다. • 산후 7~9개월이 지나면 젖 분비량이 정상적으로 감소한다. • 유즙량은 소비되는 유즙의 양에 의해 좌우, 즉 신생아의 젖 요구량이 많을수록 유즙의 양이 증가된다.
사출반사 (Let–down Reflex)	• 신생아의 빨기로 유두 자극 → 시상하부의 뇌하수체 전엽과 후엽 자극 → 전엽의 프로락틴(선방세포 내 젖 분비활동 자극)과 후엽의 옥시토신을 분비(선방세포와 근상피세포 수축) → 유즙 분출 • 유두 문지르기, 아기와의 접촉, 아기를 보는 것, 아기의 울음소리를 듣는 것, 아기를 생각하는 것 등에 의해 젖이 분출될 수 있다.

② 초 유

㉠ 출산 후 약 30시간 이내까지 초유가 나오게 되며, 초유의 양은 증가하여 산후 3~4일에 많이 생산된다.

㉡ 초유는 성유에 비해 다량의 단백질, 무기염, 면역체를 함유하고 지방과 탄수화물은 소량 함유하고 있다.

㉢ 초유에 포함된 면역글로불린 A(IgA)는 신생아에게 부족한 위장관 항체로 작용하여 면역학적 보호 기능을 수행한다.

㉣ 모유의 콜레스테롤은 어려서부터 콜레스테롤 대사능력을 증대시켜 성인이 되었을 때 콜레스테롤 관련 성인병 발생률을 감소시킨다.

㉤ 자연적인 하제 역할을 하여 태변 배출을 돕는다.

(2) 모유수유에 따르는 문제

① 함몰 유두(Inverted nipple)

    ㉠ 유두 굴리기, 유두 당기기 시행 : 엄지와 집게손가락 사이에 유두를 잡고 유두를 앞으로 잡아당긴 상태에서 몇 초간 정지하는 운동이다.

    ㉡ 유두 보호기 착용 : 임신 중반기부터 착용하여 처음에는 하루 1시간씩 착용하다가 점차시간을 늘려 수유하기에 충분히 돌출될 때까지 착용하면 된다.

② 유방 울혈 : 분만 후 3~5일경 체내의 급속한 호르몬 변화로 유즙의 양이 증가되어 나타나는 현상으로 대개 12~24시간 동안 지속된다.

    ㉠ 원인 : 유방으로의 혈류증가 → 유관 주위 조직의 팽대 → 유관의 내경이 좁아지고 폐쇄됨 → 유즙정체, 림프순환 저하 → 종창과 압통 유발

    ㉡ 증상 : 유방의 단단함, 열감, 번들거리고 긴장되어 보임, 통증, 단단한 유륜

    ㉢ 예 방

      • 수유 자주 하기(낮에는 2~3시간 간격, 밤에는 4~5시간 간격)

      • 양쪽 유방 모두 15~20분 동안 수유하거나 한쪽이라도 부드러워질 때까지 수유한다.

    ㉣ 치료 및 간호

      • 종창(Swelling) 감소 : 얼음을 수유 사이에 15~20분 적용한다.

      • 생 양배추 잎을 수유 사이에 15~20분 정도 덮어주는 것이 도움이 될 수도 있다.

      • 수유 전 따뜻한 물로 샤워를 하거나, 온찜질, 열선을 쬐어주는 것은 유방근육의 이완으로 유즙생산을 촉진한다. 그러나 열을 가하는 것은 종창을 촉진시킬 수 있음으로 주의한다.

      • 소염진통제(Ibuprofen) : 종창과 통증 완화

      • 유방 마사지 : 온찜질 후 유관을 손가락으로 단단하게 돌리며 마사지한다.

      • 손통이나 전자동 착유기로 남은 유즙을 짜낸다.

③ 유두 균열(Cracked nipples)

    ㉠ 젖을 물리고 얼마 지나지 않아 약간의 유두 불편감이나 수유를 시작한 후 처음 며칠 간 유두에 가벼운 통증이 있는 것은 정상이다.

    ㉡ 모닐리아 감염(Monilial infection) : 유두가 심하게 쓰라리고, 쑤시고, 번들거리면서 분홍색을 띤다.

    ㉢ 예방 : 올바른 수유 자세(아이를 가까이 안고 유륜까지 깊게 빨린다).

    ㉣ 치료 및 간호

      • 수유자세와 젖 물리는 방법을 교정한다(통증 지속 시 아구창 의심).

      • 수유하는 동안 아기 혀의 위치와 흡입력을 평가한다.

      • 유두에 약간의 쓰라림이 있는 경우 수유를 계속할 수 있으나, 수유 전 얼음을 2~3분간 유두에 적용하면 얼얼한 느낌 때문에 통증이 경감된다.

      • 수유 후 유두는 미지근한 물로 닦아 아이의 침을 제거한 후 유즙 몇 방울을 짜내서 유두에 발라 공기 중에 노출시켜서 말린다.

      • 유두는 공기 중에 자주 노출시켜 두는 것이 좋다.

- 유두 마사지는 유두균열 예방에 도움이 된다.
- 유방 보호대나 유두 덮게를 착용하여 유두 부위의 안위를 증진시킨다.
- 카페인이 함유된 차가운 티백으로 유두를 덮는 것이 도움이 된다.
- 희석한 라놀린을 수유 직후에 바른다(Wool 알레르기, 모닐리아 감염 시 금기).

④ 막힌 유관(Plugged nipple)과 유선염(Mastitis)

막힌 유관
(Plugged
nipple)
	• 원 인
	  – 유방을 충분히 비우지 않았을 때
	  – 수유 시 올바른 자세를 취하지 않았거나 항상 같은 자세만 취할 경우
	  – 너무 꽉 조이는 상의나 브래지어를 했을 때
	• 치료 및 간호
	  – 수유 전 유방 폐쇄를 초래할 수 있는 단단한 부분과 유두를 온찜질한다.
	  – 유방을 완전히 비울 수 있도록 유두균열을 치료한다.
	  – 수유를 더 자주하고, 1회 수유 시간을 길게 가진다.
	  – 매 수유 시마다 다양한 자세를 취해 본다.

유선염
(Mastitis)
	• 정의 : 아기의 입에 있는 포도상구균(Staphylococcus Aureus)에 의해 초래되는 흔한 감염증이다.
	• 원인 : 유두 균열, 유관 폐쇄, 유방의 상처(부적절한 수유 자세, 아기의 깨물기 등)
	• 증상 : 유방의 통증과 발적, 열, 오한, 전신 근육통 등의 유행성 감기 증상
	• 치료 및 간호
	  – 필요시 10일간의 항생제 치료 처방
	  – 휴식, 수분섭취 증가, 비처방성 진통제 및 해열제 투여
	  – 수유를 자주하고 수유 전 온찜질을 적용한다.
	  – 수유 시 심한 통증이나 효과적인 유방 비우기가 어렵다면 전자동 유축기를 사용한다.

⑤ 불충분한 유즙 공급

ㄱ 원 인
- 수유가 하루에 8회 미만으로 부족하거나 수유 시 유방을 충분히 비우지 못할 경우
- 부적절한 수유 자세로 인해 아이가 충분히 빨지 못할 경우
- 수유시간이 짧거나 젖을 빠는 힘이 부족한 경우
- 유방 울혈, 유두 균열, 임신, 경구용 피임약 복용

ㄴ 증 상
- 아기의 체중 감소 또는 증가 속도 지연
- 아기 기저귀 교체 횟수 6~8회 미만, 대변보는 횟수 2회 미만, 수유 후 아기의 불만족

ㄷ 치료 및 간호
- 수유 시간과 횟수를 증가시키고, 자는 아이를 깨워서라도 먹이도록 한다.
- 아기를 유방에 밀착하고 흡입력을 사정한다.
- 수유부는 충분한 휴식과 수분을 섭취한다.
- 유방 마사지, 이완요법, 심상요법 등 시행

⑥ 황달, 미숙아

생리적 황달 (Physiologic jaundice)	• 출생 후 24시간~3일 이내에 가장 심하며, 정상아는 1주일 후, 미숙아는 3~4주 후면 자연 소실되므로 특별한 치료가 필요 없다. • 신생아 간의 미숙으로 인해 인공수유나 모유수유 아기에게 정상적으로 나타난다. • 예방 : 빌리루빈은 98%가 장을 통해 배출되므로 출산 후 잦은 수유로 태변배출을 도와 빌리 루빈 수치를 저하시킨다.
모유 황달 (Breast milk jaundice)	• 병리적인 원인이 없으면서 출생 후 2주경에 발생하는 황달은 모유 속 효소가 빌리루빈 수치 를 증가시켜서 발생한다. • 중재 : 모유수유를 12~24시간 일시적으로 중단하고 분유를 먹인다.
미숙아	모유수유 권장 : 미숙아를 분만한 여성의 유즙이 만삭아 분만 여성보다 아기 성장에 필요한 성분을 더 많이 포함하고 있기 때문이다.

출제유형문제 최다빈출문제

2-1. 유두균열 시 간호로 옳지 못한 것은?

① 수유 후 유두는 미지근한 물로 닦아 아기의 침을 제거한다.
❷ 유두 마사지는 유두균열을 악화시킬 수 있다.
③ 수유자세와 젖 물리는 방법을 사정하고 수유자세를 교정한다.
④ 카페인이 함유된 차가운 티백으로 유두를 덮는 것이 도움이
될 수 있다.
⑤ 유두는 공기 중에 자주 노출시킨다.

해설
유두 마사지는 유두균열 예방에 도움이 된다.

**2-2. 모유수유 중인 산부의 유방에 통증과 전신 근육통이 있을
경우 올바른 교육은?**

① 유방을 단단히 묶는다.
② 수분을 제한한다.
❸ 수유를 더 자주한다.
④ 모유수유를 잠시 중단한다.
⑤ 유축기 사용을 금지한다.

해설
수유를 더 자주하고 수유 전에 유방에 온찜질
을 적용한다.

안심Touch

3 모유수유의 방법

(1) 모유수유의 시작

분만 1시간 내에 하는 것이 가장 좋다(유즙분비 촉진).

(2) 수유자세

요람식 자세	• 방법 : 팔꿈치 안쪽에 아기 머리를 안고 팔뚝으로 아기 등을 받쳐 주고 손으로 엉덩이나 허벅다리를 감싼다. • 장점 : 가장 일반적인 자세로 젖 물리기가 쉽고 수유하기 좋은 자세이다. • 단점 : 어머니가 아기의 머리를 충분히 조절할 수 없다.
미식축구공 잡기 자세	• 방법 : 아기의 몸을 어머니의 팔과 평행하게 하고 아기의 어깨를 받쳐 주고 귀 밑의 머리쪽을 잡으며 다리는 어머니의 옆구리에 감듯이 앉는다. • 장 점 　－ 아기의 머리를 지지하기가 용이해 큰 유방, 납작한 유두, 함몰 유두, 빠는 힘이 약한 미숙아에게 잘 맞는다. 　－ 제왕절개 분만 시 수술부위 압력을 가하지 않고 젖을 먹일 수 있다.
옆으로 누워서 먹이기	야간이나 휴식 시, 회음부 불편감과 부종이 있을 때 좋은 자세이다.

(3) 젖 물리기

아기가 유방 가까이 오도록 하여 입안 깊숙이 젖을 물어 유륜까지 빨게 한다.

(4) 수유 간격과 방법

① 아이가 원하는 시간에 충분히 먹이고 1일 8~12회 이상의 수유가 필요하다.
② 젖을 먹일 때는 먹던 쪽의 젖을 끝까지 먹이고, 다른 쪽의 젖을 먹인다.
③ 전유(Foremilk) : 수유를 시작할 때 먹는 젖으로, 양은 많으나 유당이 높고 지방이 적다.
④ 후유(Hindmilk) : 수유를 마칠 무렵 먹는 젖으로, 양은 적지만 유지방 함량이 높은 젖으로 칼로리가 높고 포만감을 준다.
⑤ 전유만 먹고 유지방을 먹지 못하면 장운동이 빨라져 변이 묽어지므로 충분한 시간 동안 수유하도록 한다.
⑥ 수유 후 트림 : 가스 제거, 기도 흡인 예방
⑦ 유즙생성 및 분비를 촉진하기 위해서 남은 젖은 짜서 유방을 비운다.

(5) 수유에 영향을 미치는 요인

　산모의 불안, 근심, 걱정, 통증, 긴장, 약물 등

(6) 모유수유의 금기

　음주, 약물 남용, HIV 감염, 만성감염, 활동성 결핵, 갈락토스 혈증

출제유형문제 최다빈출문제

수유 후 남은 유즙을 짜서 유방을 비우는 이유는 무엇인가?

① 다음 수유 시 신선한 모유제공을 위해

② 유두균열 방지를 위해

❸ 유즙의 분비를 촉진시키기 위해

④ 모유 황달의 위험 때문에

⑤ 감염예방을 위해

해설

수유 후 남은 젖은 짜서 유방을 비워 유즙의 생성 및 분비를 촉진시킨다.

안심Touch

고위험 산욕 간호

제 3 장

1 산후출혈(Postpartum hemorrhage)

(1) 산후출혈의 개요

① 분만 후 산도를 통하여 500mL 이상의 출혈이 있는 경우나, 제왕절개 분만 후 1,000mL 이상의 출혈이 있는 경우

② 과도한 출혈로 인해 현기증, 허약감, 심계항진, 발한, 혼돈과 같은 증상이나 저혈압, 빈맥, 핍뇨, 95% 이하의 산소포화도와 같은 증상이 있는 경우

③ 산후출혈은 발생 시기에 따라 전기 산후출혈과 후기 산후출혈로 구분된다.
　㉠ 전기 산후출혈 : 분만 후 첫 24시간 이내에 발생하는 출혈로 양이 많고 이환율이 높다.
　㉡ 후기 산후출혈 : 분만 24시간 이후부터 6주 사이에 발생하는 출혈

(2) 전기 산후출혈(Early Postpartum Hemorrhage)

① 자궁이완(Uterine atony)
　㉠ 정의 : 자궁근의 긴장이 부족한 것을 말하며, 산후 출혈의 가장 흔한 원인이다.
　㉡ 원 인
　　• 거대아, 다태임신, 양수 과다 등으로 인한 자궁의 과다팽만(가장 중요한 위험인자)
　　• 급속분만 혹은 지연분만
　　• 분만 촉진을 위한 옥시토신 사용
　　• 다산부
　　• 마취제, 황산마그네슘, 칼슘통로차단제, 자궁수축제제의 사용
　　• 융모양막염, 자간전증, 전치태반
　　• 분만 시 격렬한 자궁수축이나 저긴장성 수축에 의한 자궁근육의 피로
　　• 자궁이완증의 기왕력
　㉢ 증 상
　　• 출혈의 양상은 천천히 지속적으로 혹은 갑자기 다량으로 나타날 수 있다.
　　• 임신으로 인한 정상적인 과혈량증으로 심각한 혈액 손실이 발생하기 전까지 산모의 V/S의 변화가 없다.
　　• 복부 촉진 시 부드럽고 물렁물렁한 자궁이 만져진다.
　　• 자궁의 크기가 커지고 부드러우며, 요통과 골반 중압감을 느낀다.

ⓔ 치료 및 간호
- 자궁저부 마사지, 양손 자궁압박
- 보존적 요법
  - 자궁수축제 사용 : 옥시토신, 에르고타민, 프로스타글란딘
  - 미소프로스톨 : 옥시토신이 출혈 조절에 실패한 경우 사용, 직장으로 빠르게 흡수되어 수분 내 자궁을 수축시킨다.
- 수술적 중재 : 보존적 방법으로 출혈이 조절되지 않을 때 자궁충전술, 자궁압박봉합술, 자궁결찰 등의 방법이 있으며, 임신을 원하지 않을 경우 마지막으로 자궁적출술을 시행한다.
- 모유수유 권장 : 자궁수축 자극

② 산도열상
  ㉠ 정의 : 산후 출혈의 두 번째 주요 원인으로 만출된 태반에 결손 부위가 없고, 자궁수축이 잘 진행되는데 선홍색의 동맥혈성 출혈이 지속된다면 열상에 의한 출혈을 의심한다.
  ㉡ 원 인
    - 미산부
    - 옥시토신 사용, 경막외 마취
    - 급속분만, 겸자분만, 흡입분만, 거대아 분만, 제왕절개 분만 후 손상
    - 모체 연산도의 선천적 이상
    - 감염이나 수술 등으로 인한 반흔, 회음절개(특히 중외측 회음절개)
  ㉢ 분 류

구 분	증 상	치료 및 간호
회음열상	• 가장 흔한 하부 생식기 열상 • 회음부 통합성 손상, 자궁탈출, 방광류, 직장류 발생 가능 • 출혈의 양상은 천천히 지속적이며, 특히 중외측 회음절개는 출혈의 위험을 증가시킨다.	• 분만 후 바로 봉합한다. • 더운 물 좌욕, 배열전구 건열요법 적용
질 열상	회음부나 자궁경관 열상을 동반하며 요도 인접 부위의 열상이 흔하다.	출혈이 많으면 봉합하고 배뇨곤란이 예상되면 도뇨관을 삽입한다.
경관열상	• 겸자분만이나 자궁경관이 충분히 개대되기 전에 힘주기를 한 경우에 흔하다. • 경관 외구 측면에서 발생하며 대부분 얕고 출혈은 적다. • 심한 열상은 질벽이나 자궁하부까지 확장될 수 있다. • 음순과 음핵 위의 많은 혈관 분포는 열상 발생 시 과다출혈을 초래로 혈종이 발생할 수도 있다.	• 즉시 봉합한다. • 출혈이 없더라도 난산 후에는 반드시 자궁경관을 관찰한다.

③ 잔류태반(Retained placental fragment)
  ㉠ 산후 출혈의 세 번째 요인으로 자궁수축을 방해한다.
  ㉡ 태반 만출 시간이 10분 경과하면 산후출혈 위험성 2배 증가한다.
  ㉢ 태반 만출 전 자궁마사지는 태반의 부분적 분리로 인해 태반조각을 남게 하므로 금기
  ㉣ 태반 만출 후에 태반을 세심히 관찰하여 태반 분엽의 결손을 반드시 확인한다.
  ㉤ 초음파 : 태반 조각의 유무를 진단하기 위해 사용된다.

④ 산후 혈종(Hematoma)

ㄱ 정의 : 출산 시 외상으로 인한 혈관 손상의 결과로 외음이나 질점막 아래의 결합조직 등에 혈액이 축적되는 것

ㄴ 원 인

- 절개나 열상의 복구 부위에서 부적절한 지혈
- 기계분만(겸자분만, 흡입분만), 급속분만, 거대아 분만
- 초산, 분만 2기의 지연
- 음부 마취제, 회음절개술
- 외음 정맥류의 과거력

ㄷ 증 상

- 회음부에 심한 통증, 팽륜 및 압통
- 직장 압박, 배뇨곤란(요관과 요도 압박)
- 복막하 혈종 : 저혈량성 쇼크, 골반통, 옆구리 통증, 복부 팽만

ㄹ 치료 및 간호

- 혈종이 5cm 이하 : 얼음팩과 진통제로 치료하면 며칠 후 흡수된다.
- 혈종이 5cm 이상 : 절개 후 혈액을 배출시키고, 혈관을 결찰하며 상처를 봉합하고 감염과 농양을 예방하기 위해 광범위 항생제를 투여한다.
- 외과적 관리 후 소변 배설이 어려우면 유치도뇨관을 삽입한다.
- 혈종 예방 : 분만 후 첫 1시간 동안과 이후 8~12시간 동안 간헐적 얼음팩을 적용한다.
- 예방적 행위에도 불구하고 작은 혈종이 생겼다면 분만 12시간 이후에 출혈이 멈춘 후 좌욕(Hot sitz bath)으로 혈액의 흡수를 돕고 안위를 증진한다.

(3) 후기 산후출혈(Late postpartum hemorrhage)

① 원 인

ㄱ 퇴축 부전과 잔류태반(가장 흔한 원인)

ㄴ 생식기 감염, 면역불질 부족, 제왕절개 분만

② 증 상

ㄱ 적색 오로가 산후 2주 이상 지속

ㄴ 감염 : 백대하, 요통, 악취나는 오로

ㄷ 양손촉진으로 확장되고 정상보다 부드러운 자궁이 촉진된다.

③ 치료 및 간호

ㄱ 24~48시간 동안 매 3~4시간마다 0.2mg 메틸에르고노빈 구강 투여

ㄴ 감염 의심 시 항생제 투여

ㄷ 다른 치료가 비효과적일 경우 소파술 시행

(4) 산후출혈 간호

① 간호사정

㉠ 자궁수축 정도 사정

㉡ 오로 사정 : 양, 색(적색→갈색→백색), 냄새 확인

㉢ 활력징후 사정 : 혈압저하와 맥박 상승은 출혈의 징후

㉣ 방광팽만 사정 : 산후 4~6시간 이내 자연배뇨를 권장한다.

- 과다한 오로, 자궁출혈, 방광부위 동통 과민
- 요실금, 잔뇨증, 150mL 이내의 소변을 자주 본다.
- 자궁저부가 제와부 위로 상승, 중앙선에서 옆으로 밀린다.
- 치골결합 위로 방광이 밀려 올라온다.

② 간호중재

㉠ 자궁 마사지

- 자궁저부가 수축될 때까지 마사지한다. 자궁은 마사지를 하는 동안은 잘 수축되지만, 중단하면 바로 이완되므로 출혈이 없어질 때까지 자궁저부에 손을 얹고 지속적으로 마사지한다.
- 강하고 계속적인 마사지는 자궁근의 피로를 조장하여 자궁이완을 촉진시키고 과다한 출혈을 초래하므로 자궁수축이 잘되면 마사지를 중단한다.

㉡ 양손 자궁압박법(Bimanual uterine compression)

- 장갑을 끼고 주먹을 쥔 다음 전질원개에 놓고 자궁전벽을 향해 밀고 다른 손은 산모의 복벽에서 손바닥으로 자궁의 후벽을 마사지한다.
- 옥시토신을 투여하기 전에 사용할 수 있으며, 자궁 마사지보다 2배로 자극을 줄 수 있다.

㉢ 약물요법

- 자궁수축제 투약 후 1~2시간 동안 10~15분 간격으로 자궁저부 수축 정도와 출혈량을 사정한다.
- 혈압은 자궁수축제 투약 후 1시간 동안 최소 15분 간격으로 확인하고, 이후 안정 시까지 30~60분 간격으로 확인한다.
- 옥시토신 : 나선동맥을 수축시키고, 자궁의 혈류를 감소시켜 자궁근층의 상부조직을 리드미컬하게 수축시킨다.
- 메틸에르고노빈
  - 평활근을 수축시키는 엘고트 알칼로이드로 자궁 상부와 하부를 강하게 수축시킨다.
  - 혈압을 상승시키므로 고혈압이나 심혈관질환, 자간전증이 있는 산모에게는 금기이다.
- 프로스타글란딘
  - 옥시토신이나 메틸에르고노빈에 반응하지 않는 출혈일 경우 사용한다.
  - 자궁수축성을 증가시키고 혈관수축을 일으키며, 기관지 수축작용이 있어 고혈압이나 천식 환자에게는 금기이다.
  - 투약 후 매 1~2시간마다 체온을 측정하고 열이 나면 해열제를 투약한다.
  - 호흡계 부작용 확인을 위해 호흡음을 청진한다.

㉣ 저혈량성 쇼크 예방과 치료
- 16~18G로 2개의 정맥주입로를 확보한다.
- 수축기 혈압 90mmHg 이상을 유지한다.
- Hb, Hct 수치 : 입원 시보다 10% 이상 감소된 경우 의사에게 보고한다.
- 소변량 : 수액요법의 적절성과 신장관류를 확인하기 위해 모니터하고 시간당 30mL 이하인 경우 의사에게 보고한다.
- 피로, 창백, 두통, 갈증, 맥박과 혈압의 기립성 변화와 같은 빈혈 증상 평가와 혈액학적 검사결과를 검토한다.
- 처치 : 측위, 하지상승, 정맥주입속도 증가, 산소제공(8~10mL/min)

출제유형문제 최다빈출문제

산후출혈에 대한 내용이다. 옳지 못한 것은?

① 질 분만 후 산모의 자궁이 오른쪽으로 기울어져 있을 경우 방광 팽만을 사정한다.
② 산후혈종의 크기가 7cm이라면 절개 후 배농시키고 항생제 치료를 한다.
③ 자궁이완 시 모유수유가 도움이 된다.
❹ 전기 산후출혈의 가장 흔한 원인은 태반잔류, 후기 산후출혈의 가장 흔한 원인은 혈종이다.
⑤ 자궁이 부드럽고 적색 오로가 지속적으로 나온다.

해설
전기 산후출혈의 가장 흔한 원인은 자궁이완, 후기 산후출혈의 가장 흔한 원인은 퇴축부전과 잔류태반이다.

② 산후(산욕)감염

(1) 산후감염의 개요

① 정의 : 출산 이후 생식기의 세균성 감염으로서, 산욕감염(Puerperal infection)의 동의어로 산욕패혈증(Puerperal sepsis), 산욕열(Puerperal fever or child bed fever)이라 한다.

② 지 표

　㉠ 분만 후 첫 24시간 이후부터 10일 동안에 구강으로 1일 4회 측정하여 38℃ 이상의 체온 상승이 2일 이상 지속되는 경우

　㉡ 산후 언제라도 39℃ 이상 체온이 상승하거나 38℃ 이상의 열이 분만 24시간 이후 4시간 간격으로 2회 이상 나타나는 경우

(2) 산도감염

① 발생요인

전신적 요인(산전 요인)	분만 중 요인	수술적 요인	산후요인
• 빈혈, 영양결핍, 비만 • 산전관리의 부족 • 낮은 사회경제적 수준 • 양막 파열 후 성관계 • 면역억제	• 지연분만, 파막 후 분만지연 • 융모양막염 • 자궁 내 태아 모니터 조작 • 분만 중 질 내진 횟수 • 출 혈	• 제왕절개술, 응급수술 • 겸자분만 • 전신마취 • 수술조작 시 상처 • 태반 용수 박리 • 회음절개, 열상	• 산후출혈 • 태반잔류

② 원 인

　㉠ 질 내 정상 상주균인 혐기성균과 호기성균이 자궁 내로 전파되어 증식

　㉡ 가장 흔한 균은 연쇄상 구균(Streptococcus species)과 혐기성 그람음성균(Bacteroides species)이고, β형 용혈성 연쇄상 구균은 무균법의 발달로 감소되었다.

③ 종 류

　㉠ 회음, 외음의 감염

　　• 원인 : 회음절개, 회음열상

　　• 증 상

　　　- 봉합부위 발적, 부종, 통증, 열감

　　　- 봉합 부위의 이개와 장액성, 농성분비물 배출, 배뇨 시 통증

　　　- 체온(38℃ 이상) 상승, 맥박 상승

　　• 치료 및 간호

　　　- 절개배농과 배액증진, 상처부위 청결 유지

　　　- 회음패드를 자주 교환한다(교환 전·후로 손 위생).

　　　- 좌욕, 회음등 적용(통증경감, 배액증진)

　　　- 항생제 투여

　　　- 수분공급 : 2,000mL 이상/일, 체온유지 : 38.4℃ 이하

　㉡ 경관염 : 경관은 세균의 은신처로 경관열상 시 감염 호발, 골반 주위 조직으로 파급이 잘된다.

(3) **자궁내막염(Endometritis)**

① 정의 : 가장 흔한 산후 감염으로 개방된 상처에 세균이 침입되어 발생한다(오로나 괴사 조직이 좋은 배지 역할).

② 원인

ㄱ 지연분만, 지연된 조기파수

ㄴ 빈번한 내진으로 인한 자궁하부의 감염 기회 증가

ㄷ 내부 태아 모니터

③ 증상

ㄱ 골반감염의 중요한 원인이 되기도 하고 골반감염의 70~80%에서 동반된다.

ㄴ 분만 후 48~72시간 사이 38°C 이상의 체온 상승과 함께 발현

ㄷ 염증반응 : 하복통, 자궁의 민감성(커진 자궁), 악취나는 분비물, 빈맥, 백혈구증가증

ㄹ 주관적 증상 : 오한, 권태감, 식욕부진, 두통, 요통, 심하고 지연된 산후통

ㅁ 오로

• 암갈색, 다량, 농성 또는 거품, 악취

• 용혈성 연쇄상구균에 의한 감염인 경우 악취가 없다.

④ 치료 및 간호

ㄱ 파울러 체위(좌위, 반좌위) : 상행성감염 방지, 오로배출 용이

ㄴ 비경구적 항생제 투여

• 세팔로스포린(광범위 2~3세대), Semisynthetic 페니실린

• 24~36시간 지속 투여 시 체온이 정상으로 회복된다.

• 증상이 없더라도 39~48시간 지속하는 것이 좋다.

ㄷ 자궁수축제(옥시토신, 에르고노빈, 메틸에르고노빈) 투여 : 자궁수축과 오로배출 증진

ㄹ 수액공급은 하루에 3,000~4,000ml로 한다.

ㅁ 식이 : 고단백, 고비타민 등 영양가 높은 음식을 섭취한다.

ㅂ 산모가 휴식을 취할 수 있도록 격리한다.

ㅅ 감염 전파 예방, 정서적 지지, 산모와 가족에게 필요한 교육 실시

ㅇ 중증일 경우 모유수유를 일시적으로 중단한다.

(4) 골반연조직염(Pelvicellulitis)과 복막염

① 원인 : 혈관, 림프관을 따라 감염이 파급된 것으로 감염원은 경관열상, 자궁내막염이다.

② 증 상

  ㉠ 39.5~40℃의 고열, 오한, 권태감

  ㉡ 빈맥, 백혈구 증가

  ㉢ 침범부위 촉진 시 심한통증, 압통 → 활동에 제한

  ㉣ 커진 자궁(자궁이완)과 민감성 증가

  ㉤ 골반 농양형성 → 복막염

③ 치료 및 간호

  ㉠ 오로의 호기성 배양 : 원인균 색출(혐기성 배양은 질내 세균총의 획득이 어려워 신뢰성이 없음)

  ㉡ 항생제, 진통제(불편감 완화), 약한 진정제(안절부절못함, 염려 완화) 투여

  ㉢ 수분공급과 안정, 섭취와 배설 및 생리적 징후 측정

(5) 혈전성 정맥염(Thrombophlebitis)

① 정의 : 산욕기 동안 혈액의 응고요인들의 상승으로 혈관 벽에 응고물(혈전)이 부착되어 염증을 초래하거나 혈관을 부분적으로 폐쇄하는 것이다(1% 이내).

② 원 인

  ㉠ 정맥저류로 인한 혈액정체와 호르몬의 영향으로 인한 혈액 응고력의 증대(백혈구(WBC), 혈소판(Platelet), Fibrin의 합성물 응고)

  ㉡ 침상안정

  ㉢ 외상성 분만 : 제왕절개, 겸자분만

  ㉣ 혈전성 정맥염의 과거력, 정맥류

  ㉤ 흡연, 비만, 빈혈, 유전적 위험요인

  ㉥ 최근에 심한 감염성 질환을 앓은 경우

  ㉦ 유즙분비 억제제로 에스트로겐을 사용한 경우

③ 종 류

  ㉠ 대퇴혈전성 정맥염(Femoral thrombophlebitis)

    • 가장 흔하고 분만 10~20일 사이에 발생된다.

    • 침범부위 : 하지의 대퇴정맥(Femoral vein), 오금정맥(Popliteal vein), 복재정맥(Saphenous vein)

  ㉡ 골반혈전성 정맥염(Pelvic thrombophlebitis)

    • 침범 부위 : 난소정맥(Ovarian vein), 자궁정맥(Uterine vein), 하복부정맥(Hypogastric vein)

④ 증 상

  ㉠ 특징적인 증상 : 장딴지나 대퇴부위 통증, 부종, 경직, 창백한 피부

  ㉡ 권태, 오한, 발열감

  ㉢ 백고종(Milk leg) : 감염부위의 피부는 종창이 있고 하얗게 윤이 난다.

ㄹ 급성 증상은 수일에서 1주일 정도 지속되고 서서히 호전되며, 질병경과는 4~6주가 소요된다.

ㅁ Homan's sign : 다리를 뻗쳐 발목을 배굴시켰을 때 장딴지 부위에 극심한 통증이 있다.

ㅂ 합병증

- 폐경색 : 분만 2주경에 나타나는데, 오한이 반복되고 급격한 체온 상승이 온다.
- 그 외 폐농양, 폐렴 및 신장농양이 합병될 때에는 예후가 나쁘다.

④ 치료 및 간호

ㄱ 예방 : 조기이상 권장(초기 급성기는 안정), 탄력스타킹 착용(취침 시 제외)

ㄴ 안정을 취하고 침범된 다리를 상승시킨다(다리 꼬지 않기).

ㄷ 진통제(통증완화), 혈전 형성 예방을 위한 항응고제(헤파린, 디쿠마롤), 광범위 항생제(농양, 감염 예방)를 투여한다.

ㄹ 이피가(Cradle) 적용 : 침구에 의한 압박감 해소

ㅁ 정맥귀환과 혈액순환을 촉진하기 위해 따뜻하고 습한 팩 적용

ㅂ 혈괴가 떨어져 나와 색전(Emboli)이 될 우려가 있어 침범된 부위의 마사지는 금한다.

ㅅ 외과적 치료 : 증상이 심하거나 내과적 치료에 반응이 없을 경우 침범된 혈관을 절개하고 응고물을 제거한 후 봉합한다.

(6) 유방(유선)염(Mastitis)

① 정의 : 산욕기와 수유기의 젖샘조직에 오는 급성 감염으로 3~4주 후에 나타난다.

② 원인

ㄱ 황색 포도상 구균(가장 흔함), 용혈성 연쇄상구균

ㄴ 유두, 젖무리의 열상이나 미란이 있을 때 피하조직의 림프관에 균이 침범되어 발생한다.

ㄷ 유관폐쇄로 인한 울혈(세균 성장)

ㄹ 신생아의 비강, 인후에 존재하는 병원균 또는 산부의 손에 있는 균이 열상된 유두의 피부로 침투되어 감염이 발생한다.

③ 증상

ㄱ 통증, 체온상승, 오한, 권태감, 전신 근육통

ㄴ 염증이 유방소엽의 국소부위에 국한되거나 유방엽 전체로 확산되면 유방의 경결, 민감성, 발적이 나타난다.

ㄷ 항상 편측에 발생하고 전조증상으로 심한 울혈이 나타난다.

④ 치료 및 간호

ㄱ 유두열상의 예방과 치료

ㄴ 유두 주위 경한 열상과 미란 : 라놀린 크림을 바르고 유두덮개를 이용하여 치료한다.

ㄷ 항생제 : 유방염의 원인균은 페니실린 저항성 포도상 구균이 많으므로 옥사실린이나 클록사실린, 세팔로스포린, 반코마이신 사용 → 10일간 지속적으로 투여, 치료 24~48시간 내에 감염이 조절된다.

ㄹ 모유수유는 지속하되 농양이 형성되면 중지한다.

ㅁ 2~4시간마다 젖을 짜내어 감염된 유방을 비워 울혈을 완화시킨다.

ⓗ 모유분비를 촉진시키기 위해 2~3시간 간격으로 유방을 비워 줄 것을 권장한다.

ⓢ 감염부위의 순환 증진을 위한 온찜질을 적용하고, 통증완화를 위해 진통제를 투여한다.

ⓞ 심한 유방울혈 시 통증감소를 위해 일시적으로 냉찜질을 적용하고, 농양으로 진전되는 경우 항생제를 투여하고 외과적 절개를 실시하여 배농시킨다.

⑤ 유방염 예방을 위한 교육

㉠ 깨끗한 물로 유두를 자주 씻고, 비누사용을 금한다.

㉡ 유방패드를 자주 교환하고, 유두를 공기에 자주 노출시킨다.

㉢ 젖이 유두에 말라붙은 것을 억지로 제거하지 않는다.

㉣ 수유 시나 유방을 만질 때 손 씻기를 한다.

(7) 비뇨기계 감염

① **잔뇨증** : 배뇨 후 5분 이내 인공도뇨하여 남아 있는 소변량이 50mL 이상일 경우

㉠ 원인 : 방광근 이완, 소변정체

㉡ 증상 : 1회 300mL 이하의 잦은 배뇨, 방광팽만, 치골상부 불편감

㉢ 치료 및 간호 : 매 배뇨 후 인공도뇨를 하거나, 정체도뇨관 삽입

② **요폐증**

㉠ 시기 : 잔뇨증과 함께 분만 후 방광의 2대 합병증으로, 산욕 12시간 내에 발생

㉡ 원인 : 겸자분만, 흡입분만, 제왕절개, 마취제와 진통제 사용, 인공도뇨

㉢ 치료 및 간호 : 온찜질, 분만 6시간 이내 자연배뇨 유도, 8시간 경과 시 인공도뇨 실시

③ **방광염** : 방광의 염증

㉠ 원인 : 상처받은 방광에 소변이 정체되거나 요도나 방광에 병원균이 존재할 경우

㉡ 증상 : 미열, 긴급뇨, 빈뇨, 배뇨 시 통증, 방광부위의 압통과 불편감

㉢ 진단 : 소변을 세균검사하여 백혈구, 세균, 농 세포가 발견되면 방광염으로 확정

㉣ 치료 및 간호 : 수분공급(3,000mL/day) 및 항생제 치료

④ **신우염** : 방광염이 수뇨관과 신우를 통하여 신장조직으로 퍼지는 상행성 감염

㉠ 위험요인 : 경산모 < 초산모, 난산, 유치도뇨관의 지속적인 삽입

㉡ 원인균 : 대장균(90%), 연쇄상구균, 포도상구균

㉢ 증 상

　• 고열(39~40℃), 긴급뇨, 빈뇨, 하복부 통증, 백혈구 증가, 오한, 침범 신장의 통증

　• 산성을 띤 소변, 현미경으로 소변 속의 농세포 발견

㉣ 치료 및 간호 : 수분공급(3,000mL/day) 및 항생제 치료

출제유형문제 최다빈출문제

2-1. 유선염에 대한 간호로 옳지 않은 것은?

① 유두를 공기 중에 자주 노출시킨다.

❷ 모유수유를 중단할 필요는 없다.

③ 유방울혈 시 통증감소를 위해 일시적으로 냉찜질을 적용한다.

④ 2~4시간 마다 젖을 짜내어 유방울혈을 완화시킨다.

⑤ 유두에 경한 열상이 있을 경우 유두덮개를 이용한다.

해설
모유수유는 농양이 형성될 경우에는 중단하도록 한다.

2-2. 산후감염에 대한 설명으로 맞지 않은 것은?

① 대퇴혈전성 정맥염은 주로 분만 후 10~20일 사이에 발생한다.

② 유방염에 감염된 경우라도 농양이 없다면 모유수유를 지속해도 무방하다.

③ 산후감염 중 가장 흔한 것은 자궁내막염이다.

❹ 산도감염의 가장 흔한 균은 β형 용혈성 연쇄상 구균이다.

⑤ 자궁내막염일 경우 반좌위를 취하도록 한다.

해설
산도감염의 가장 흔한 균은 연쇄상 구균과 혐기성 그람음성균이다.

3 출산 후 관련 합병증

(1) 자궁퇴축부전(Subinvolution of uterus)

① 정의 : 자궁퇴축 진행이 정지하거나 퇴행하는 것으로 자궁이 임신 이전의 상태로 복구되기가 어려워지는 것

② 요 인

㉠ 자궁근 탄력성 저하

㉡ 탈락막의 탈락이 안 되거나, 태반조직이나 태아막의 잔류가 있을 때

㉢ 자궁내막염, 골반염증성 질환, 자궁근종

③ 증상 및 징후

㉠ 오로 배출지연, 불규칙 혹은 과량의 오로, 냄새나는 질 분비물(감염), 출혈 동반

㉡ 정상 산욕기간에 비해 크고 부드러운 자궁

㉢ 복통, 요통, 골반중압감, 미열, 피로, 불안

④ 치료 및 간호

㉠ 자궁수축제(에르고노빈)나 메틸진 0.2mg을 3~4시간마다 24~48시간 동안 투여

㉡ 태반조직 잔류 : 소파수술(D&C)

㉢ 자궁내막염 : 항생제 투여, 조기이상

(2) 폐색전증(Pulmonary embolism)

① 개 념

㉠ 모성 사망의 주된 원인 중 하나로 혈전이 정맥순환에 의해 오른쪽 심장으로 운반되어 일어나는 것으로 심부정맥혈전증으로 인한 치명적인 합병증이다.

㉡ 혈전은 자궁 또는 골반정맥에서 발생하며, 우심실에서 폐로 정맥혈이 순환될 때 색전이 폐혈관을 막아 발생한다.

㉢ 대부분 제왕절개술 후에 발생하며 분만 후 48시간 이내에 가장 많이 발생한다.

② 위험요소

㉠ 임신으로 인한 혈액응고인자의 증가 및 혈액정체

㉡ 감염과 혈전증, 심한 출혈, 쇼크 이후

㉢ 수술과 폐색전증 과거력

㉣ 임신성 고혈압, 35세 이상 고령임신, 3회 이상의 출산력

㉤ 빈혈, 비만(BMI > 30)

③ 증 상

㉠ 갑작스러운 호흡곤란, 저혈압, 청색증, 혈액 섞인 점액의 객출

㉡ 중증의 폐색전 : 강한 흉통, 심한 호흡곤란, 공기기갈 등, 수분 혹은 수 시간 내 사망

㉢ DIC : 갑작스러운 호흡곤란, 빈백, 저혈압, 청색증, 출혈, 쇼크, 의식불명, 혈액응고이상

㉣ 폐청진음 : 나음(Rale), 마찰음

④ 진단 검사

　　㉠ 흉부 X-ray, 심전도, 동맥혈 가스검사

　　㉡ 폐 스캔(Lung scan), 폐혈관조영술(Pulmonary angiography)

⑤ 치료 및 간호

　　㉠ 목적 : 항응고제 사용과 즉각적인 심폐기능의 지지

　　㉡ 색전이 발생하면 신속한 환자사정과 응급처치를 통하여 저산소증과 쇼크를 예방한다.

　　㉢ 정맥수액요법 시작, 산-염기 불균형 치료

　　㉣ 혈전용해제 투여 : Streptokinase, Urokinase

　　㉤ 항응고제 투여 : 헤파린 정맥 투여(혈전 생성 예방, 존재하는 혈전의 색전화 감소)

　　㉥ 심장혈관의 허탈(Collapse) 증상 : 심폐소생술, 산소투여

　　㉦ 모르핀이나 메페리딘(데메롤) 투여 : 환자의 염려나 통증 완화

⑥ 급성기 관리

　　㉠ 환자를 혼자 두지 않는다.

　　㉡ 호흡, 맥박, 체온, 혈압을 5분마다 측정한다.

　　㉢ 정맥 내 수액 공급 : Dextran, Defibrinating 제제(Streptokinase, Urokinase 등) 절대안정을 통해 에너지 소비량을 감소시킨다.

　　㉣ 피부색, 호흡곤란, 경정맥 팽대 관찰

　　㉤ 흉곽 청진 : 수포음, 마찰음, 무기폐 사정

　　㉥ 색전의 재발을 방지하기 위해 헤파린이나 와파린을 지속적으로 투여하고, 투여 시 나타날 수 있는 과민성 반응과 독성 반응 및 출혈증상을 감시한다.

　　㉦ 아스피린 : 혈액응고인자의 합성을 방해하여 응고시간 지연과 출혈의 위험성을 높이므로, 항응고제 치료를 받는 여성에게는 투여하지 않는다.

　　㉧ 환자의 상태, 진단, 치료에 대한 정보제공과 정서적 지지

(3) 출산 후유증

① 산후 외음부종(Pudendal edema)

　　㉠ 드문 증후로 대개 치명적이며, 발생 시기는 대개 분만 후 2일이다.

　　㉡ 대칭성 외음부종과 미열, 백혈구 수의 증가를 동반한다.

　　㉢ 치료 : 광범위 항생제, 국소적 치료, 항혈액응고제 스테로이드, Crystalloid 주입

② 자궁후방전위(Retrodisplacement of uterus)

　　㉠ 산욕 초기에 오로 자궁 정체증(Lochiometra)과 경미한 복구부전증이 동반될 때 발생한다.

　　㉡ 증상 : 이상출혈, 대하증

③ 방광 질 누공(Vesicovaginal fistula)

　　㉠ 원 인

　　　• 아두와 골반 사이에서 방광이 오랫동안 압박을 받았을 때

　　　• 자궁경관 완전개대 후 방광을 비우지 않고 겸자분만을 하였을 때

　　　• 방광열상 : 분만 시 자궁 내에서의 처치(개두술, Craniotomy)

○ 증 상
- 천공 : 분만 직후부터 요실금
- 조직 외상 : 분만 5~10일이 되면 괴사조직에 누공 발생

© 치 료
- 분만 지연과 외상을 예방
- 누공이 생겼더라도 크지 않으면 2~3주간 계속 도뇨관을 유치시키면 회복될 가능성도 있다.

출제유형문제 최다빈출문제

산후 폐색전증이 발생한 환자에게 필요한 간호중재가 아닌 것은?

① 반좌위
② 쇼크와 산 염기 불균형 치료
③ 항응고제 및 모르핀투여
④ 산소공급, 경정맥 팽대 관찰
❺ 침상안정

해설
침상안정은 혈전색전증의 유발요인이다.

MEMO

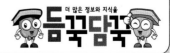

기출유형
문제

간호사 국가고시

모성간호학

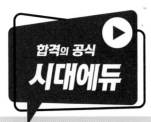

기출유형문제

01 여성건강간호의 목적으로 옳은 것은?

① 여성의 생식기 건강문제를 중심으로 간호하는 것이다.

② 가임기와 관련된 간호를 하는 것이다.

③ 여성 개인의 정신적 건강에 초점을 맞추는 것이다.

④ 임신, 분만, 출산 과정에서의 어머니 역할에 중점을 두어 간호하는 것이다.

⑤ 여성 개인과 가족 중심 관점으로 포괄적 간호를 하는 것이다.

해설

출산, 모성역할, 생식기계 건강문제뿐만 아니라 총체적인 인간으로서 여성과 가족의 건강유지, 증진 및 안녕을 관리하고 탐구하는 학문이다.

02 성폭력에 관한 개념으로 옳은 것은?

① 젊은 여자에게만 일어난다.

② 부부간에는 성립되지 않는다.

③ 대부분 낯선 사람에 의해 행해진다.

④ 타인의 성적자율권을 침해하는 폭력행위이다.

⑤ 가해자의 폭행과 피해자의 강한 저항이 있어야 한다.

해설

성폭력

• 개 념

　– 성을 매개로 상대방의 동의 없이 피해자에게 가해지거나 강요하는 모든 신체적, 정신적, 언어적 폭력을 포괄한다(음란전화, 스토킹, 성추행, 성희롱, 성기노출, 강간미수 등).

　– 성적자기결정권의 침해 : 개인에게 부여되는 성과 관련된 행복추구권이자 인권으로, 적극적으로는 자신이 원하는 성생활을 스스로 결정하고, 소극적으로는 원하지 않는 사람과의 성행위를 거부할 수 있는 권리를 의미한다. 성적 자기 결정권은 〈헌법 제10조〉를 근거로 인정되는 '자기결정권'에 포함되는 권리로써, 이에 따라 어느 누구의 성적 자기결정권도 침해되어서는 안 된다.

03 성경험이 있는 20세 여자가 자궁경부암 검사에 대해 질문하였다. 자궁경부암의 조기발견을 위해 추천하는 선별검사는?

① 원추 생검　　　　　　　　　　② 초음파 검사

③ 조직 생검　　　　　　　　　　④ 실러 검사

⑤ 자궁경부질세포진 검사

자궁경부세포진검사(Papanicolaou smear test)
- 자궁경부암 조기발견을 위한 가장 빠른 정기검사
- 검사결과에 따라 정상일 경우 1년마다 반복
- 편평원주상피세포 접합부, 후원질개, 자궁경부내에서 세포를 채취
- 호발부위인 편평원주상피세포 접합부 부위의 세포를 반드시 채취
- 검사 전 24시간 동안 질 세척과 성교 금지, 윤활제 사용 금지
- 생리 중엔 실시하지 않는다.

보충학습

자궁경부암(Carcinoma of the cervix)의 진단검사

자궁경부세포진검사 (Papanicolaou smear test)	• 자궁경부암 조기발견을 위한 가장 빠른 정기검사 • 검사결과에 따라 정상일 경우 1년마다 반복 • 편평원주상피세포 접합부, 후원질개, 자궁경부내에서 세포를 채취 • 호발부위인 편평원주상피세포 접합부 부위의 세포를 반드시 채취 • 검사 전 24시간 동안 질 세척과 성교 금지, 윤활제 사용 금지 • 생리 중엔 실시하지 않는다.
실러검사 (Schiller test)	• 조직 생검이 필요할 경우 병소를 정확히 확인하고 싶을 때, 질확대경을 이용할 수 없을 때, 자궁 절제술 후 보조진단 목적으로 이용된다. • 아이오딘 용액을 도포하면 경부와 질 상피세포의 글리코겐과 반응하여 염색되는 원리 • 정상세포 : 적갈색(음성), 정상세포는 글리코겐을 함유하여 아이오딘과 반응 • 암세포 : 겨자빛 노란색(양성, 이 부위 생검), 암세포는 글리코겐이 없거나 적어서 반응 하지 않는다.
질확대경검사 (Colposcopy)	• 적응증 　- 자궁경부세포진검사(Pap Smear)상 비정상 소견을 보일 때 　- 접촉성 출혈의 과거력, 인유두종 바이러스 감염의 진단 　- 외음이나 질에서 의심스러운 병소가 있을 때 • 자궁경부 조직의 변화를 확인하여 이상소견의 종류, 정도, 범위를 파악하는 것 • 세포진검사와 병행 • 3~5% 초산을 경부에 적용하여 질확대경을 통해 병변 확인 : 흰색으로 변하면 이상소견
조직생검 (Biopsy)	• 비정상 질확대경 소견 시 최종 진단을 내리기 위해 경부조직 일부를 떼어 내어 검사하는 것 • 경부암 확진검사
원추절제술 (Conization)	• 원추생검과 거의 동의어로 사용된다. • 일반적으로 진단과 치료를 겸한 목적으로 시행 • 냉나이프와 CO_2 레이저 이용 • 시술 후 통증이 적고 치유가 빠름 • FIGO의 자궁경부암 임상적 병기 분류

04 초경에 관한 교육내용으로 옳은 것은?

① 배란은 초경시작부터 이루어진다.

② 월경주기는 초경 2년 후부터 규칙적이 된다.

③ 초경은 유방 봉우리 발현 전에 시작된다.

④ 초경은 생식기의 생리적 성숙도를 의미한다.

⑤ 비만한 여자는 초경의 시작 시기가 늦어진다.

해설

초경의 의미와 태도

• 초경은 여성의 성(내부생식기) 성숙도를 나타내는 지표이다.

• 평균 13세경에 시작되나 민족, 경제수준, 환경과 문화권에 따라 다양하게 나타난다.

• 우리나라 사춘기 여성의 초경은 평균 12세로 40년간 2년 이상 빨라졌다.

• 불규칙적, 무통성, 무배란성인 경우가 많다.

• 초경 전 초경에 대한 적절한 준비와 교육을 하면 좀 더 긍정적인 경험으로 받아들일 수 있다.

• 초경은 질병이 아니라 정상적인 생리적 변화라는 것을 교육한다.

05 월경이 규칙적이던 가임기 여성이 3개월 동안 월경이 없어 병원에 내원하였다. 우선적인 간호사정은?

① 임신 유무

② 배란 유무

③ 요실금 유무

④ 알레르기 여부

⑤ 2차 성징의 발현 유무

해설

생리적 무월경 : 자연 폐경, 임신여성(16~45세)에서 가장 흔한 일

06 51세 여자에게 폐경(완경) 이행과정에 관한 교육내용으로 옳은 것은?

① "난소의 크기가 커집니다."

② "난포 소실이 가속화됩니다."

③ "에스트로겐 분비량이 증가됩니다."

④ "난포자극호르몬 분비량이 감소됩니다."

⑤ "프로게스테론의 분비량이 증가됩니다."

해설

난소 및 호르몬의 변화

구 분	기 전
폐경 이행기	• 난소의 크기와 무게, 난포 수 감소 • 에스트로겐과 인히빈 분비 저하 • 인히빈의 시상하부-뇌하수체에 대한 음성 되먹임 기전 약화 • 난포자극호르몬(FSH)과 황체형성호르몬(LH) 상승 ※ LH보다 FSH 증가가 더욱 현저하다(FSH : 30~40배, LH : 2~3배 증가). • 상승된 FSH에 의해 난포기가 짧아짐에 따라 월경주기 단축(23~25일형) • FSH 증가가 난소를 자극하여 에스트라디올(E₂)은 정상 수준 유지 • 난포가 완전 고갈됨에 따라 에스트라디올 급격히 감소→LH surge 유발 안 됨→배란 중단 또는 불규칙→황체기 단축 • 배란성과 무배란성 월경 혼재→불규칙하지만 생식생리 상태로 임신 가능
폐 경	• 배란 중단 • 최종 월경 후 1년 동안 월경이 없으면 완전한 폐경으로 간주
폐경 후	• 난소에서 LH에 의해 테스토스테론과 최소한의 에스트론(E₁)/에스트라디올(E₂)을 분비 • 에스트로겐의 수치는 생식기능엔 부족하나 에스트로겐 의존 장기(Estrogen-dependent organ)를 유지하는데 충분하다. • 에스트로겐의 대부분은 E₁이며 이는 E₂의 2~4배

06 ② **정답**

07 양성 기형종으로 치아, 머리카락, 피부, 뼈 등이 발견되는 난소종양은?

① 유피낭종
② 장액성 난소종양
③ 점액성 난소종양
④ 브레너 종양
⑤ 자궁내막양 종양

해설

생식 세포성 난소종양

유피낭종	• 정의 : 낭종에 외배엽, 중배엽, 내배엽에서 유래된 성숙된 조직을 함유하고 있는 양성기형종 • 특 징 – 낭종 내 피부모낭과 털, 피지선, 땀 분비선, 치아 등 외배엽에서 유래된 조직이 관찰된다. – 드물게 잘 성숙된 위장관계, 호흡기계 및 신경조직이 발견되기도 한다. – 어린이나 젊은 여성에게 호발 • 증상 : 대부분 무증상, 염전이나 파열될 경우 급성통증과 오심구토 유발 • 합병증 : 육경의 염전으로 괴사를 초래한다. • 치료 : 종양적출로 완치
미분화 배세포종	• 악성 기형종 • 어린이와 젊은 여성에서 볼 수 있고 80%가 10~30세 사이에 발견된다. • 증상 : 하복부 증대, 통증, 임신 중 우연히 발견, 무월경, 림프절 전이가 빈번하다.

보충학습

상피세포성 악성종양(Carcinoma of the ovary, 난소암)의 종류
• 장액성 난소암, 점액성 난소암
• 자궁내막양 난소암
• 투명세포암, 악성 브레너 종양
• 미분화 세포암, 비분류(성) 난소암

08 월경이 규칙적이던 38세 여자가 난소낭종으로 한쪽 난소절제술을 받았다. 이 대상자에게 예측되는 생식적 변화는?

① 무배란
② 무월경
③ 매달마다 배란, 매달마다 월경
④ 두 달마다 배란, 두 달마다 월경
⑤ 두 달마다 배란, 매달마다 월경

해설

난소절제술의 종류 및 생식생리 변화

수술명	절제부위	생식생리 변화
설상절제술	난소 조직의 1/3 또는 그 이상을 쐐기모양으로 절제	• 원인적 난소질환 치료 • 배란과 월경주기 회복(82%) • 난소 호르몬 분비 • 임신 가능(63%)
한쪽 난소절제술	한쪽 난소 전체를 절제	• 정상 배란과 월경주기 • 난소 호르몬 분비 • 임신 가능
양쪽 난소절제술	양쪽 난소 전체를 절제	• 무배란과 무월경 • 난소 호르몬 분비가 없다. • 외과적 폐경 • 불 임

09 45세 여자가 농성점액이 섞인 끈적한 대하, 성교통, 성교 후 점성출혈, 골반통과 요통을 주호소로 내원하여 만성경관염 진단을 받았다. 이 대상자에 대한 중재는?

① 냉동치료
② 자궁내막생검
③ 전자궁절제술
④ 자궁내막 소파술
⑤ 에스트로겐 투여

해설

만성 자궁경관(경부)염(Cervicitis)의 치료 및 간호

냉동치료법(Cryotherapy)	• 상피조직을 냉동하여 염증부위 파괴 • 항균성 질 크림이나 질정 투여 • 질 분비물이 있는 동안 성교 금지
소작법(Electrocauterization)	• 외경부 전체 소작, 7~8주 후 완치 • 항균성 질 크림이나 젤리 도포 • 2주간 성교 금지 • 온수 찜질 • 경관 모양의 변형 관찰
원추절제술(Conization)	• 점막 전체를 원추형으로 절제 • 입원하여 시행(가벼운 마취)

10 30세 여자가 자궁내막증을 진단받았다. 치료를 하지 않을 경우 발생할 수 있는 건강문제에 대해 질문하였을 때 간호사의 설명으로 옳은 것은?

① 난임의 원인이 될 수 있다.
② 월경량이 적어질 것이다.
③ 완경증상이 나타날 것이다.
④ 질에 염증이 잦아질 것이다.
⑤ 질이 위축될 수 있다.

해설

자궁내막증(Endometriosis) 증상 및 진단
• 통증 : 주로 월경과 함께 또는 월경 직전에 초래되는 골반통이다.
• 불임증 : 환자의 30~50%에서 동반되는데, 50~60%가 원발성 불임이다.
• 자궁내막의 성장과 발달이 에스트로겐의 자극에 영향을 받기 때문에 초경 이전에는 발견되지 않는다.
• 진단검사 : 병력청취, 골반검진, 초음파, MRI, 복강경 및 시험적 개복술

11 73세 여자의 생식기 시진 시 자궁경부가 질 밖에서 보였다. 이 상황과 관련되어 이 여자에게서 나타날 수 있는 증상은?

① 두 통
② 안면홍조
③ 오심, 구토
④ 상복부 압통
⑤ 질의 생식기 하수감

해설

자궁탈출증(Prolapse of uterus)의 증상
• 경미한 압박감, 질을 통한 생식기 하수감, 경한 요통, 하복부의 중압감
• 누워 있으면 편해지고 오후에 심해진다.
• 탈출증은 0~4 등급으로 나누며 등급이 올라갈수록 정도가 심해짐을 의미한다.

12 난임의 원인 검사 중 난관의 문제를 발견하기 위한 검사방법은?

① 난관결찰술
② 기초체온 검사
③ 자궁난관조영술
④ 자궁경관점액 검사
⑤ 자궁내막조직 검사

해설

자궁난관조영술(Hysterosalpingography)
• 목적 : 경관으로 조영제를 주입하여 자궁, 난관의 크기, 모양, 유착 및 난관 개방 여부를 관찰하여 임신에 영향을 미치는 요인을 확인한다.
• 검사 시기 : 난자의 감수분열 1기전은 방사선 영향을 덜 받고, 자궁내막이 증식하기 전은 조영제 소통이 원활하므로 월경이 끝난 2~3일 후가 이상적이다.
• 치료적 효과 : 조영제가 난관을 통과할 때 난관을 씻어 주고 섬모운동을 자극하며, 가벼운 유착이 용해되는 효과가 있다.

13 정상임신에서 수정란이 착상되는 부위는?

① 난관채
② 자궁내막
③ 자궁경관 외구
④ 난관 간질부
⑤ 난관 팽대부

해설

수정 후 7일에 영양막의 일부분인 합포영양막(Syncytiotrophoblast)이 자궁내막으로 파고들어 착상을 시작한다.

난관(Fallopian tube)의 구조

간질부	자궁의 근층에 포함되어 있다.
협 부	지름 2~3mm로 가장 좁은 부위이다.
팽대부(55%)	지름 5~8mm로 가장 크고 수정이 이루어지는 곳이다(자궁 외 임신의 호발 부위).
채 부	깔때기 모양의 부위, 복강 내에서 자유롭게 운동하며 가장 긴 채부 하나는 난소를 향해 뻗어 있어 배란 시 난자를 끌어당긴다.

14 임신 13주 된 임부를 면담한 결과, 5년 전 임신 39주에 첫 아이를 출산하였고, 2년 전 임신 12주에 유산이 되었다. 3년 전 임신 35주에 쌍둥이를 출산하였다. 첫아이를 포함한 쌍둥이들은 모두 건강하게 자라고 있다. 이 임부의 산과력(T-P-A-L)은?

① 1-1-1-3
② 1-2-1-3
③ 1-2-2-3
④ 2-1-1-3
⑤ 2-2-1-4

해설

산과력 기술방법

• G(Gravida) : 출산과 관계없이 현재 임신을 포함한 총 임신 수
• T(Term birth) : 37주 이후 만삭분만(Term birth)의 수
• P(PretErm birth) : 20주 이후~37주 사이의 조산(PretErm birth)의 수
• A(Abortion) : 자연유산 또는 치료적 유산과 상관없는 유산(Abortion)의 수
• L(LIving child) : 현재 살아있는 아이(Living child)의 수
  - 출산력에서 1회 분만에서 둘 이상의 아기(쌍둥이)를 출산하여도 한 번으로 계산한다.
  - 임신력에는 현재의 임신도 포함한다.

임신력(Gravidity)/ 출산력(Parity)		신생아 생존력과 관계없이 임신(G)과 출산(P)의 횟수를 요약해서 사용한다. 예 처음 임신한 여성(미산부)→1/0 ※ Gravidity = Term birth + Preterm birth + Abortion Parity = Term birth + Preterm birth
숫자 체계	4자리 숫자체계	T(총 만삭분만 수) - P(조산 수) - A(유산 수) - L(현재 살아 있는 아이 수) 예 6번 임신에 4번의 만삭분만, 1회의 조산, 1회의 유산, 현재 5명의 자녀가 있다→4-1-1-5
	5자리 숫자체계	G(총 임신횟수) - T(총 만삭분만 수) - P(조산 수) - A(유산 수) - L(현재 살아 있는 아이 수) 예 6번 임신에 4번의 만삭분만, 1회의 조산, 1회의 유산, 현재 5명의 자녀가 있다→6-4-1-1-5

13 ② 14 ① **정답**

15 임신 36주인 초임부가 정기검진을 위해 내원하였다. 이 임부의 정상적인 자궁바닥의 위치는?

① 배꼽 부위

② 치골결합 바로 위

③ 칼돌기(검상돌기) 부위

④ 치골결합과 배꼽 사이

⑤ 배꼽과 칼돌기(검상돌기) 사이

해설

임신여성의 자궁저부의 높이(Height of fundus, HOF)

• 임신 주수 측정이 가능하다(22~34주까지 정확, 주수 = 길이 ±2cm).
• 12주 : 치골결합 상부로 올라와 오른쪽으로 기울어진다(복강 내의 직장과 S자 결장이 왼쪽에 위치하기 때문).
• 20주 : 제와 아래 혹은 치골결합 위 15cm 높이
• 24주 : 제와 위 혹은 치골결합 위 20cm 높이
• 28주 : 검상돌기에서 3손가락 폭 아래 혹은 치골결합 위 24cm 높이
• 36주 : 치골결합 위 30cm 높이로 검상돌기와 맞닿게 된다(자궁저부가 가장 상승하는 시기).
• 38주 : 34주의 높이로 다시 내려간다(임부는 하강감(Lightening)을 경험).

16 철분제를 복용하는 임부의 철분 흡수를 돕는 음식은?

① 홍 차

② 커 피

③ 우 유

④ 제산제

⑤ 오렌지 주스

해설

비타민 C와 Heme 철분(육류)은 철분보충제의 흡수를 증가시킨다.

17 임신 1기의 초임부에게 제공해야 할 간호교육 중 가장 적절한 것은?

① 함몰유두 관리

② 부모역할 적응

③ 출산준비 교육

④ 신생아 눈 관리

⑤ 임신 중 생리적 변화

해설

①~④는 임신 3기부터 출산 후 관리이다.

18 쌍둥이 임신에서 나타날 수 있는 가장 흔한 태아 측 문제는?

① 조 산 ② 거대아

③ 과숙아 ④ 포상기태

⑤ 양수과소증

해설

다태임신 중의 건강문제

모체 측 건강문제	• 혈액량 증가로 인한 심맥관계 부담 • 태아의 철분요구량 증가로 인한 빈혈 발생 • 현저한 자궁증대와 인접장기, 골반혈관계 압박 • 전치태반, 태반조기박리 • 양수과증, 자간전증 • 과도한 자궁증대로 인한 자궁기능부전
태아 측 건강문제	• 선천성 기형 발생률이 일란성인 경우 단태아보다 2배 높다. • 태아위치 이상(대부분은 둘 다 두정위) • 신생아 호흡곤란증 • 조산 : 다태아의 대표적 주산기 사망의 원인

19 자간전증을 진단받은 임산부에게 적극 권장해야 하는 식이요법은?

① 저단백 식이 ② 고단백 식이

③ 고염분 식이 ④ 저섬유질 식이

⑤ 고탄수화물 식이

해설

임신성 고혈압

경증 자간전증	• 좌측위 : 대정맥이 눌리지 않도록 하여 혈류량을 증가시킨다. • 균형 잡힌 식이 섭취, 단백질 섭취 증가 • 적당량의 염분 섭취 : 6g/1일, 짠 음식과 무염식이 제한 • 이뇨제 제한 • 혈압 측정 : 4회/1일 • 체중 측정 : 매일 • 단백뇨 검사 : 매일 • 24시간 소변검사 : 총단백과 크레아티닌 확인 • CBC : 혈소판 수치 확인을 위해 1회/2일 • 크레아티닌, 요산, 간기능(AST, ALT, Bilirubin)검사 : 주 1회 혹은 2회 • 무자극검사(NST)나 태동 기록, 양수천자(태아 폐성숙 확인), 초음파(3~4주)

중증 자간전증	• 침상안정 : 경련을 일으킬 수 있는 자극 최소화 • 식이 : 의식이 명료하고 오심, 경련 증상이 없으면, 고단백식이와 적절한 염분이 함유된 식이를 제공한다. • 항경련 제 - 황산마그네슘(MgSO$_4$) 투여 － 기전 : 중추신경계 억제→경련조절, 혈관확장→혈압하강 － 투여 중지 : 호흡 수 12~14회/min 이하, 맥박과 혈압 저하, 심부건 반사 소실 － 중추신경계 반응 사정 － 심부건 반사 확인 : 지속적 투여 시 4시간마다, 간헐적 투여 시는 투여 직전 － 독성 반응 관찰 : 갑작스런 저혈압, 소변량 감소(25mL/1h, 100mL/4h 이하), 호흡수 감소(12회/min 이하), 심정지 • 10% 글루콘산 칼슘(Calcium gluconate) : 황산마그네슘의 중화제, 독성반응으로 호흡이나 심정지가 나타날 때 천천히 정백 주입한다. • 혈압하강제(Hydralazine) － 이완기 혈압이 110mmHg 이상인 경우 투여 － 치료적인 수준 : 90~100mmHg 사이 • 스테로이드 제제 : 분만 24~48시간 전에 태아의 폐성숙을 위해 투여한다. • 수분, 전해질 조절, 진정제(Diazepam)투여
자간증	• 경련 발생 시 － 기도의 개방성과 흡인방지를 위해 머리를 옆으로 돌린다. － 황산마그네슘(MgSO$_4$), 디아제팜(Diazepam), 딜란틴(Dilantin) 투여 • 경련 후 － 기관 삽관과 분비물 흡인 － 산소공급(비강 캐뉼러), 임부의 V/S 측정(5분 간격) － 지속적인 태아심음 관찰 － 이뇨제(폐부종 치료), 강심제(순환장애 치료) 투여

20 임신 34주인 초임부가 빈혈이라고 진단을 받았다. 근거가 되는 혈액검사 결과는?

① 공복혈당 80mg/dL

② 헤모글로빈 9.0g/dL

③ 백혈구 13,000/mm^3

④ 헤마토크리트 45%

⑤ 혈소판 200,000/mm^3

해설

임신 시 빈혈 기준
• 임신 초기 : Hb 11g/dL, Hct 37% 이하
• 임신 중기 : Hb 10.5g/dL, Hct 35% 이하
• 임신 말기 : Hb 10g/dL, Hct 33% 이하

21 임신 40주인 산부에게 유도분만을 수행하며 전자태아감시기로 확인한 결과, 모니터에 후기하강(Late deceleration)이 반복적으로 나타났다. 임상적 의의는?

① 제대 압박이 의심된다.

② 태아가 건강한 상태이다.

③ 분만이 임박했음을 의미한다.

④ 태반관류가 저하된 상태이다.

⑤ 태아의 아두가 압박받는 상태이다.

해설

후기 하강(Late deceleration)

• 양상 : 자궁수축이 최고정점에 도달했을 때 하강이 시작되어 수축 후에도 회복이 즉시 되지 않는 경우

• 원인 : 자궁과 태반의 혈액순환 부적절에 의한 태아가사(태아곤란증) 상태

• 임상적 의의 : 태아저산소증, 산혈증, 낮은 아프가점수와 관련된 비정상적 양상

• 치료 및 간호
 – 산부의 체위 변경(좌측위)
 – 다리 상승으로 모체 저혈압 교정
 – 산소 공급(10L/분)
 – 정맥주입속도 증가, 옥시토신 투여 중단
 – 교정되지 않는 경우 즉시 제왕절개

22 임신 39주 된 임부가 통증을 호소하며 내원하였다. 진진통이라고 판단할 수 있는 간호사정 내용은?

① 자궁수축이 불규칙적이다.

② 자궁경관 개대가 시작되지 않았다.

③ 자궁수축의 간격이 점차 길어진다.

④ 자궁수축의 기간과 강도가 점점 증가한다.

⑤ 걷거나 물을 마시면 자궁수축이 사라진다고 한다.

해설

진진통과 가진통의 비교

항 목	가진통	진진통
자궁수축의 규칙성	불규칙적	규칙적
수축간격	변화 없다.	점점 짧아진다.
수축 기간과 강도	변화 없다.	점점 증가한다.
통증 부위	• 주로 복부에 국한 • 걸으면 완화 • 휴식을 취하면 통증이 감소된다.	• 허리 부분에서 시작하여 복부로 방사 • 걸으면 더욱 심해진다. • 휴식을 취해도 통증이 감소되지 않는다.
자궁경부의 개대와 소실	변화 없다.	진행된다.

21 ④ 22 ④ **정답**

23 태아가 안면위인 경우 태향을 확인하기 위한 준거지표는?

① 코　　　　　　　　　　　　② 턱

③ 천 골　　　　　　　　　　　④ 전정부

⑤ 후두골

해설

태향(Fetal position) : 태아의 선진부와 모체 골반의 전후-좌우면과의 관계로, 선진부와 골반과의 상호관계를 말한다.

• 선진부 지적부위(Denominator)

　– 두정위 : 후두골(Occiput, O)

　– 안면위 : 턱(Mentum, M)

　– 둔위 : 천골(Sacrum, S)

　– 견갑위 : 견갑골(Scapula) 'Sc' 혹은 견봉(Acromion) 'A'

24 분만 진행 중 관장을 할 수 있는 시기는?

① 질출혈이 있는 경우

② 태위가 횡위인 경우

③ 발로 현상이 나타나는 경우

④ 분만 1기 잠재기에 태아가 두정위인 경우

⑤ 분만 1기 이행기에 배변감을 호소하는 경우

해설

관장 : 대장을 비워 선진부 하강을 돕고, 분만 시 오염방지와 분만을 촉진해 주는 이점이 있어 분만초기(잠재기)에 시행한다.

※ 분만 1기의 분만 진행 과정 : 잠재기 → 활동기 → 이행기

25 태향이 우측방두정위이다. 질 분만 과정에서 태아의 아두가 고개를 들면서 질 밖으로 통과하는 단계는?

① 진 입　　　　　　　　　　　② 굴 곡

③ 신 전　　　　　　　　　　　④ 내회전

⑤ 외회전

해설

신전 : 골반저의 저항과 질구를 향한 기계적인 움직임에 의해 아두가 신전하게 되어 치골결합 아래쪽을 통과하게 된다. 이러한 자세 변화에 의하여 후두, 이마 순으로 질 밖으로 배출이 이루어지게 된다.

26 질분만 과거력이 있는 산모가 둘째를 출산하기 위해 내원하였다. 이 산모는 5분 간격으로 진통이 있고, 질내진 결과 자궁경관 개대 5.5cm, 소실 80%이었다. 이후 4시간 동안 자궁수축 간격이 10분 이상으로 길어지며 불규칙한 수축양상을 보여 사정한 결과, 자궁경관 개대 6cm이며, 자궁수축 시 강도 25mmHg 이었다. 이 산부의 건강문제는?

① 태아가사 증후
② 급속 분만 진행
③ 정상 분만 진행
④ 저긴장성 자궁기능부전
⑤ 고긴장성 자궁기능부전

해설

자궁기능부전

구 분		고긴장성 자궁기능부전 (Hypertonic uterine dysfunction)	저긴장성 자궁기능부전 (Hypotonic uterine dysfunction)
원 인		• 자궁저부의 수축력 < 자궁체부 중간부의 수축력(약 1%) • 각 자궁각에서 기인된 전기적 수축 흥분의 불일치	• 분만 시작 후에 자궁수축의 강도와 긴장도 감소(약 4%) • 자궁의 과도신전(다태임신, 양수과다증) • 아두골반 불균형(Cephalopelvic disproportion, CPD) • 이상태위
발생 시기		• 분만 1기의 잠재기	• 주로 분만 1기의 활동기 • 때로는 분만 2기에 발생 가능
임신력		• 주로 초산부	• 초산부 및 경산부
증 상		• 비효과적이며 중등도 이상의 강한 수축으로 자궁긴장의 증가와 비정상적인 수축압 • 이완기에 자궁내압이 15mmHg 이상으로 증가 • 비효과적 자궁 경관개대	• 불규칙적이고 약한 수축 • 최고도의 자궁수축기에 자궁내압이 25mmHg 이하로 감소 • 자궁저부가 부드럽다. • 비효과적인 자궁 경관개대
태아 질식		• 초기부터 저산소증 발생	• 늦게 발생
통증 유무		• 심한 통증	• 약한 통증/없음
치료 및 간호		• 휴식과 수분공급 • 모르핀 5~10mg : 산부의 휴식과 이완 • 단기성 진정제 : 휴식 증진 • 진통억제제(리토드린) 투여 • 정맥 내 수액 공급 : 수분과 전해질 균형 유지 • 옥시토신 투여 : 과도자궁수축, 통증 악화로 절대 금기 • 제왕절개분만 : 호전되지 않고 태아질식 징후가 나타날 경우	• 자주 내진하고, 협골반 유무를 파악한다. • 제왕절개분만 : 현저한 아두골반 불균형(CPD), 교정할 수 없는 이상태향, 태아질식 • 자연분만 : 인공파막, 옥시토신 투여, 관장으로 돕는다(자궁수축 자극). • 진정제는 도움이 안 된다.
합병증		• 태아저산소증 및 태아질식 징후 • 태반 조기박리 • 파막 후 분만지연 시 자궁 내 감염 유발	• 산부의 탈수 및 탈진 • 자궁 내 감염의 위험 • 산후 자궁근무력(Uterine atony) : 산후출혈 초래 • 태아질식 징후 : 신생아 패혈증 초래

27 조기진통으로 조산이 우려되는 임부에게 덱사메타손이 투여되는 주된 이유는?

① 임부의 체중 증가
② 태아의 감염 예방
③ 임부의 부종 완화
④ 태아의 폐 성숙 도모
⑤ 임부의 자궁수축 억제

해설

태아 폐성숙을 위한 약물 투여
- 호흡부전증(Respiratory distress syndrome, RDS), 초자양막질환(Hyaline membrane disease, HMD) : 신생아에서 흔한 문제로 태아 폐성숙을 위하여 산부에게 글루코코르티코이드제제(Betamethasone, Dexamethasone)를 투여하여 개선할 수 있다.
- 약물투여는 임신 33주 이전에 하며, 최소한 분만 24시간 전에 투여하고 7일 이내에 분만이 되지 않았으나 조산의 우려가 있을 때 다시 투여한다.

28 조산의 위험이 있는 산부가 조기진통으로 리토드린을 투여 받고 있다. 이 산부에 관한 우선적인 간호사정은?

① 요단백
② 심부건반사
③ 자궁수축 상태
④ I&O
⑤ 상복부 통증 여부

해설

조기진통관리
- 좌측위로 안정을 취하고 수분공급(소디움이 포함된 수액)을 통한 자궁의 혈액 증가를 유도한다.
- 진통 억제제(Tocolytic drug) 투여

종 류	• Ritodrine hydrochloride(Yutopar), Magnesium sulfate, Atosiban(Tractocile)
전제조건	• 양수 파막이 되지 않았고, 경관개대 4cm 이하, 경관소실(거상) 50% 이하일 때 • 자궁수축 : 20분에 3~4회 정도로 강하지 않을 때 • 태아가 생존력이 있고, 태아 질식의 증세가 없을 때 • 임상검사에서 내과나 산과적으로 임신을 지속할 수 없는 이상이 발견되지 않을 때 • 임부가 지시를 잘 이행할 수 있을 때

약리작용	• 리토드린
	  – 자궁의 평활근과 혈관, 기관지 평활근의 β_2 수용기 활성화→세포 내 유리칼슘(Free Ca) 감소→자궁의 수축력 감소
	  – 심장과 소장의 β_1 수용기를 동시에 자극하여 저혈압과 빈맥 유발
	• 황산마그네슘(Magnesium sulfate, $MgSO_4$) : 칼슘의 길항제→근육수축력 약화(해독제 : 칼슘글루코네이트)
	• 아토시반(트랙토실) : 옥시토신 길항제로 옥시토신 수용체를 차단하여 자궁을 이완시킨다.

금 기	응급분만이 요구되는 산전출혈, 자간증이나 중증의 자간전증, 자궁 내 태아사망, 조기파수, 융모양막염, 심맥관계 질환, 고혈압, 갑상샘기능항진증, 당뇨병 및 이상체질, 임신 34주 이후

부작용	• 임신 34주 이후에는 사용하지 않는다.
	• 리토드린
	  – 저혈압(60mmHg 이하), 빈맥(110회/분), 부정맥이 나타나면 약물을 중단하거나 용량을 줄인다.
	  – 흔한 부작용(두통, 오심, 구토 등)의 경우는 투여를 중지하지 않는다.
	  – 기타 : 불안, 가슴통증, 두통, 진전(Tremor), 오심, 구토, 신경과민, 호흡곤란, 저칼륨혈증
	  – 필요 시 길항제인 프로프라놀롤(Propranolol, 인데랄)을 투여한다.

간호중재	• 앙와위성(체위성) 저혈압증후군의 예방, 구토흡인 방지를 위해 좌측위를 취한다. • 태아감시기로 자궁수축상태와 태아 심박동을 사정한다. • 적절한 수분공급 : 2,500mL/일, 자궁의 혈액증가 유도 • 혈액검사 : BST, K, Na, Hb/3~6시간 • Propranolol(Inderal) : 치료상의 유익성이 위험성 보다 클 경우에만 투여한다(수유 시 금기).

29 분만 중에 회음절개술을 하는 목적으로 옳은 것은?

① 방광염을 예방한다.

② 제대의 손상을 막는다.

③ 자궁경관의 열상을 예방한다.

④ 분만 2기를 단축한다.

⑤ 자궁근 이완을 예방한다.

해설

회음절개술
• 정의 : 질 입구를 확장하기 위한 절개로 분만 2기 동안 아두만출을 돕기 위한 방법
• 목 적
  – 불규칙적인 회음열상 방지
  – 외과적 절개로 교정과 치유 촉진
  – 조산아의 경우 아두의 용이한 만출로 뇌손상 감소
  – 심장병 산부, 태아에게 서맥이 나타날 때 분만 2기 단축
  – 둔위, 기계분만 시 질강 확대
  – 방광이나 직장을 지지해 주고 있는 근육이 늘어나는 것을 방지해 방광류 또는 직장류 발생 예방

30 모유수유 산모의 유두균열을 예방하기 위한 수유방법 교육으로 옳은 것은?

① 수유 전후 유두를 비누로 씻도록 한다.

② 수유 시 열상이 시작된 유방부터 물리도록 한다.

③ 수유할 때 매번 같은 쪽 유방부터 젖을 빨리도록 한다.

④ 수유 후에 유방을 압박붕대로 단단히 고정하도록 한다.

⑤ 수유 시 아기 입속에 유륜까지 완전히 들어가는 자세를 취하도록 한다.

해설

유두 균열(Cracked nipple)
- 젖을 물리고 얼마 지나지 않아 약간의 유두 불편감이나 수유를 시작한 후 처음 며칠간 유두에 가벼운 통증이 있는 것은 정상이다.
- 모닐리아 감염(Monilial infection) : 유두가 심하게 쓰라리고, 쑤시고, 번들거리면서 분홍색을 띤다.
- 예방 : 올바른 수유 자세(아이를 가까이 안고 유륜까지 깊게 빨린다).
- 치료 및 간호
  - 수유자세와 젖 물리는 방법을 교정한다(통증 지속 시 아구창 의심).
  - 수유하는 동안 아기 혀의 위치와 흡입력을 평가한다.
  - 유두에 약간의 쓰라림이 있는 경우 수유를 계속할 수 있으나, 수유 전 얼음을 2~3분간 유두에 적용하면 얼얼한 느낌 때문에 통증이 경감된다.
  - 수유 후 유두는 미지근한 물로 닦아 아이의 침을 제거한 후 유즙 몇 방울을 짜내서 유두에 발라 공기 중에 노출시켜서 말린다.
  - 유두는 공기 중에 자주 노출시켜 두는 것이 좋다.
  - 유두마사지는 유두균열 예방에 도움이 된다.
  - 유방 보호대나 유두 덮개를 착용하여 유두 부위의 안위를 증진시킨다.
  - 카페인이 함유된 차가운 티백으로 유두를 덮는 것이 도움이 된다.
  - 희석한 라놀린을 수유 직후에 바른다(Wool 알레르기, 모닐리아 감염 시 금기).

31 분만 후 산모가 조기이상을 했을 때 예방될 수 있는 질환은?

① 유방울혈

② 사구체신염

③ 자궁경부염

④ 산후 우울

⑤ 혈전성 정맥염

해설

혈전성 정맥염(Thrombophlebitis)의 치료 및 간호
- 예방 : 조기이상 권장(초기 급성기는 안정), 탄력스타킹 착용(취침 시 제외)
- 안정을 취하고 침범된 다리를 상승시킨다(다리 꼬지 않기).
- 진통제(통증완화), 혈전 형성 예방을 위한 항응고제(헤파린, 디큐마롤), 광범위 항생제(농양, 감염 예방)를 투여한다.
- 이피가(Cradle) 적용 : 침구에 의한 압박감 해소
- 정맥귀환과 혈액순환을 촉진하기 위해 따뜻하고 습한 팩 적용
- 혈괴가 떨어져 나와 색전(Emboli)이 될 우려가 있어 침범된 부위의 마사지는 금한다.
- 외과적 치료 : 증상이 심하거나 내과적 치료에 반응이 없을 경우 침범된 혈관을 절개, 응고물을 제거한 후 봉합한다.

32 분만 후 2일째인 산모가 지난 밤에 땀이 많이 나서 옷이 흠뻑 젖었다고 하며 왜 그런지 문의하였다. 산모의 체온은 36.8℃였다. 간호사의 중재로 옳은 것은?

① "분만 스트레스로 인한 현상입니다."

② "산후 피부의 과민반응인 것 같습니다."

③ "자궁근 이완 증상이므로 치료가 필요합니다."

④ "서맥인 경우 나타날 수 있으니 확인하겠습니다."

⑤ "임신 중 증가된 체액이 배출되는 과정에서 나타납니다."

해설

발 한

• 임신 중 축적된 수액이 배설되는 수분대사 과정, 피부를 통한 노폐물의 배설로 산욕 초기에 땀을 많이 흘리게 된다(주로 밤에 심함).

• 중재 : 오한이 나지 않도록 보호하고, 피부청결을 위한 배려를 해준다.

33 당뇨병 산모가 쌍태아를 분만한 지 1시간 후 자궁을 촉진한 결과 자궁저부가 부드럽고 물렁하며, 자궁을 압박하니 다량의 질출혈이 있다. 이 산모의 건강문제는?

① 질혈종

② 자궁파열

③ 자궁이완

④ 자궁내번증

⑤ 자궁내막염

해설

자궁이완(Uterine atony)의 증상

• 출혈의 양상은 천천히 지속적으로 혹은 갑자기 다량으로 나타날 수 있다.

• 임신으로 인한 정상적인 과혈량증으로 심각한 혈액 손실이 발생하기 전까지 산모의 V/S의 변화가 없다.

• 복부 촉진 시 부드럽고 물렁물렁한 자궁이 만져진다.

• 자궁의 크기가 커지고 부드러우며, 요통과 골반 중압감을 느낀다.

34 임신 39주에 분만한 고혈압 산모의 자궁수축을 돕기 위해 투여하는 약물은?

① 에르고빈(Ergonovine)

② 옥시토신(Oxytocin)

③ 메덜진(Methergine)

④ 히드랄라진(Hydralazine)

⑤ 마그네슘황산염(Magnesium sulfate)

> **해설**
>
> 자궁수축을 위한 약물투여

대상자	• 자궁근무력 경험이 있는 경우 • 분만 1, 2기 지연이 있었던 경우 • 자궁수축제를 이용하여 유도 분만 한 경우 • 고령의 다산부 • 임신 중 고혈압 문제가 있었던 경우 • 양수과다, 다태임신, 거대아 등으로 자궁이 과다하게 신장된 경우 • 분만을 위해 과다하게 진통제나 마취제를 사용한 경우
Ergonovine, Methergine	• 두 약제는 거의 같은 유도체로 정맥, 근육, 경구 투여가 가능하고 투여 즉시 효과를 나타낸다. • 태반 만출 직후에 사용한다. • 부작용 : 두통, 흉통, 심계항진, 호흡곤란 등 • 금기 : 고혈압 산부(말초혈관수축 → 혈압상승), 태아 분만 전(지속적 경련성 자궁수축을 자극) • 주입 전, 주입 5~15분 후 혈압측정, 140/90mmHg 이상인 경우 투여
옥시토신 (Pitocin)	• 임신 말기, 분만 직후에 정맥 용액에 희석하여 사용한다. • 구강 투여는 효과가 없고, 근육 투여하면 30분~1시간 정도 효과가 지속된다. • 부작용 : 항이뇨 작용(투여를 중지하면 수분 내 사라짐), 저혈압, 빈맥 유발

35 자궁내막염이 있는 산모의 오로 배출을 돕는 간호중재는?

① 회음부에 냉찜질을 해준다.

② 산모가 외롭지 않도록 가족과 함께 있도록 한다.

③ 수분섭취를 제한하도록 한다.

④ 반좌위 자세를 유지하도록 한다.

⑤ 베개를 이용하여 무릎을 올리도록 한다.

> **해설**
>
> 자궁내막염(Endometritis)의 치료 및 간호
> • 파울러 체위(좌위, 반좌위) : 상행성감염 방지, 오로배출 용이
> • 비경구적 항생제 투여
>   – 세팔로스포린(광범위 2~3세대), Semisynthetic 페니실린
>   – 24~36시간 지속 투여 시 체온이 정상으로 회복된다.
>   – 증상이 없더라도 39~48시간 지속하는 것이 좋다.
> • 자궁수축제(옥시토신, 에르고노빈, 메틸에르고노빈) 투여 : 자궁수축과 오로배출 증진
> • 수액공급은 하루에 3,000~4,000mL로 한다.
> • 식이 : 고단백, 고비타민 등 영양가 높은 음식을 섭취한다.
> • 산모가 휴식을 취할 수 있도록 격리한다.
> • 감염 전파 예방, 정서적 지지, 산모와 가족에게 필요한 교육 실시
> • 중증일 경우 모유수유를 일시적으로 중단한다.

참 / 고 / 문 / 헌

- Guyton & Hall(2000). 10th Edition Textbook of Medical Physiology. Sounders

- 강남미 역(2016). 제6판 모성·여성건강간호학 1, 2. 정담미디어

- 고재승(2002). 제6판 인체발생학. 범문사

- 대한가정의학회 편저(2015). 제4판 가정의학 일차진료지침서. 의학출판사

- 대한가정의학회 편저(2015). 제4판 가정의학 총론. 의학출판사

- 박영주 외(2020). 제5판 여성건강 간호학 I, II. 현문사

- 안효섭 외(2016). 제11판 홍창의 소아과학. 미래엔

- 여성건강간호 교과연구회 편(2018). 제9판 여성건강간호학 I, II. 수문사

- 이경혜(1998). 여성건강간호학의 정체성. 여성건강간호학회지 4권 1호

- 전북대학교 의과전문대학원 학술편찬위원(2017), 제13판 파워 부인과학. 군자출판사

- 전북대학교 의과전문대학원 학술편찬위원(2017), 제13판 파워 산과학. 군자출판사

좋은 책을 만드는 길
독자님과 함께하겠습니다.

도서나 동영상에 궁금한 점, 아쉬운 점, 만족스러운 점이
있으시다면 어떤 의견이라도 말씀해 주세요.
SD에듀는 독자님의 의견을 모아 더 좋은 책으로 보답하겠습니다.

www.sdedu.co.kr

간호사 국가고시 모성간호학

개정 1 판 1 쇄	발행	2022년 07월 05일 (인쇄 2022년 05월 12일)
초 판 발 행		2021년 11월 05일 (인쇄 2021년 09월 03일)
발 행 인		박영일
책 임 편 집		이해욱
편 저		성혜정
편 집 진 행		윤진영 · 김달해
표 지 디 자 인		권은경 · 길전홍선
편 집 디 자 인		심혜림 · 박동진
발 행 처		(주)시대고시기획
출 판 등 록		제10-1521호
주 소		서울시 마포구 큰우물로 75 [도화동 538 성지 B/D] 9F
전 화		1600-3600
팩 스		02-701-8823
홈 페 이 지		www.sdedu.co.kr
I S B N		979-11-383-2566-0(14510)
		979-11-383-2563-9(세트)
정 가		22,000원

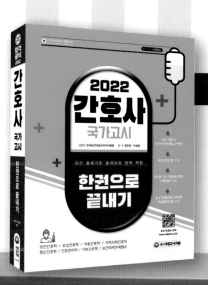
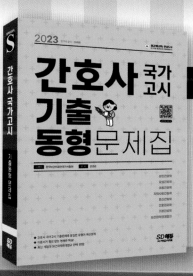

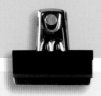
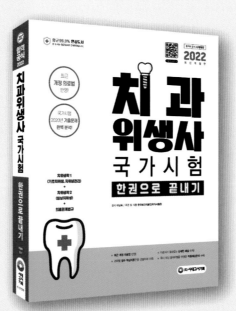

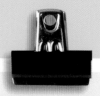

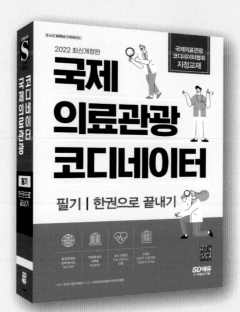

2023

합격의 공식 *시대에듀*

www.sdedu.co.kr

합격을 위한 동반자,
시대에듀 동영상 강의와
함께하세요!

합 격 을 위 한 필 수 선 택 !

간호사
국가고시
동영상 강의

HD 고화질 동영상	+	1:1 맞춤 학습	+	모바일 강의
강의 제공		문의 서비스 제공		무료 제공

수강회원을 위한 **특별한 혜택**

HD 고화질 동영상 강의 제공
보다 선명하고 뚜렷하게 고화질로 수강

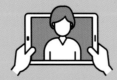

모바일 강의 무료 제공
언제 어디서나 자유롭게 강의 수강

1:1 맞춤 학습 Q&A 제공
온라인 피드백 서비스로 빠른 답변 제공